W0366098

LES 100 MEILLEURS ALIMENTS
POUR VOTRE SANTÉ
ET LA PLANÈTE

Paru dans Le Livre de Poche :

TOUT SAVOIR SUR LES ALIMENTS

DOCTEUR LAURENT CHEVALLIER

Les 100 meilleurs aliments pour votre santé et la planète

FAYARD

© Librairie Arthème Fayard, 2009.
ISBN : 978-2-253-13156-4 – 1re publication LGF

Introduction

S'il existe de nombreux guides sélectionnant les restaurants ou les vins, il n'en existe aucun donnant des informations pratiques aisément utilisables et intégrant l'ensemble des données sur la chaîne de production de fabrication des aliments. Nous avons voulu combler ce vide à partir d'une grande enquête. Voici donc « le grand guide conso » dans lequel des centaines de produits ont été examinés à la loupe, goûtés, et les prix analysés. Parallèlement, nous avons éliminé de ce guide les produits alimentaires contenant des ingrédients peu recommandables comme les additifs les plus controversés (E 320, certains colorants, etc.), mais aussi l'huile de palme qui entraîne des méfaits pour la planète par la destruction des écosystèmes.

N'oubliez pas que, individuellement, vous devez tout faire pour manger moins gras, moins salé et moins sucré. Il est possible d'agir, immédiatement, pour mieux se nourrir, même si certains règlements visant à lutter contre des ingrédients nocifs ou suspects de l'être tardent souvent à se mettre en place, comme le démontre par exemple la proposition de loi n° 1015 (Assemblée nationale) à propos de certains corps gras présents dans les aliments : les acides gras appelés trans. « La France a tardé à réagir et à mettre en place une réglementation adaptée aux enjeux de santé publique », même si « plusieurs études ont révélé que ces acides gras trans ont de graves conséquences sur la santé du consommateur », analysent des parlementaires.

Ne vous laissez pas abuser par de nombreux aliments industriels aux mentions santé discutables, ou faussement présentés comme « naturels ». Certains produits sont bons, voire très bons, à partir de produits cultivés de façon harmonieuse, mais comment les reconnaître lorsqu'on n'est pas un spécialiste de la nutrition ? Ce guide vous propose une « Sélection santé et saveur » par catégorie d'aliments, réalisée avec le souci permanent du meilleur rapport qualité/prix. Les aliments ou produits alimentaires sélectionnés ont un à deux soleils : un soleil signifie que le produit répond à nos critères de sélection et sont savoureux, deux soleils correspondent à des coups de cœur gustatifs.

Concernant les produits à éviter, nous vous donnons des clés spécifiques pour les reconnaître à la lecture des étiquettes.

Toute ma reconnaissance va à Éric Cellier, chef à la Maison de la Lozère à Montpellier, qui nous a confié avec beaucoup de générosité quelques-uns de ses savoureux secrets culinaires ; suivez bien ses conseils dans la rubrique « faites-le vous-même ».

Tous mes remerciements vont à Frédérique Planet, diplômée de Sciences-Po Paris, qui, de la bonne à la mauvaise « bouffe », s'est prise au jeu de l'investigation alimentaire avec une rigueur remarquable pour la première édition.

PREMIÈRE PARTIE
Conseils consommation

Chapitre I

Les 10 principes fondamentaux pour manger moins cher et se comporter en consommateur averti

L'alimentation a plusieurs fonctions essentielles : apporter du carburant, des matériaux de construction pour votre organisme, et vous assurer du plaisir. Le carburant et les matériaux de construction doivent être de qualité, ce qui n'est pas toujours le cas avec une certaine forme d'alimentation industrielle. Le plaisir gustatif, quant à lui, doit retrouver la saveur naturelle des aliments non transformés et ne pas se laisser détourner par des produits possédant moult ajouts d'arômes – de synthèse le plus souvent –, de sel, de sucre ou d'édulcorants –, ce qui n'est pas sans conséquence sur l'émergence de diverses maladies. De nombreux industriels avancent des « études » qui font état d'allégations santé concernant certains produits dont nous verrons que les intérêts santé sont discutables sur le plan scientifique ; de plus, ils sont vendus beaucoup plus cher.

Ce chapitre propose une réflexion sur les produits superflus et par définition inutilement chers. De nombreux Français n'en sont d'ailleurs même plus au stade du superflu, compte tenu de la baisse du pouvoir d'achat, mais cherchent à se nourrir le plus correctement possible avec un budget de plus en plus limité. En réduisant par exemple la consommation de nombreux produits industriels transformés avec différents ingrédients ajoutés et de certaines boissons industrielles, cela permet de faire des économies et d'acheter des produits de base de qualité, parfois un peu plus chers. Quelques conseils comportementaux vous aideront également à faire des économies.

ÉVITER D'ACHETER LES MARGARINES, PRODUITS LAITIERS ET AUTRES ENRICHIS EN VITAMINES, STÉROLS, OMÉGA 3, ETC.

Tous les produits – desserts lactés, margarines, etc. – dans lesquels on rajoute des vitamines ou des stérols végétaux, des oméga 3..., sont d'un intérêt discutable sur le plan scientifique. Le niveau de preuve de l'efficacité de nombreux produits transformés, censés améliorer votre santé, paraît souvent bien insuffisant. Pourquoi ? Parce que, d'une part les études sont faites sur un nombre limité de personnes et pendant de courtes périodes. D'autre part, elles font appel à des méthodes d'analyse insuffisamment consensuelles sur le plan scientifique, même si des médecins ou universitaires y participent. Cela n'assure pas un niveau de preuves suffisant. Enfin, selon le témoignage d'une consœur médecin ayant travaillé pour de grands groupes agroalimentaires, ajoutons que, « pour des intérêts économiques on a coulé des programmes de recherche pour ne pas que certaines choses se sachent[1] ». Les associations de consommateurs ne s'y sont pas trompées, en indiquant que « les bénéfices sont très difficiles à évaluer : c'est le cas de ceux [les produits] qui disent participer aux défenses immunitaires. Mais quelle preuve puisque aucune réglementation n'encadre leur expertise scientifique[2] » ? Quant aux autorités publiques, elles envisagent de mieux réglementer les allégations, mais dans un délai non précisé, même si certains textes existent déjà. D'ici là, il est possible pour vous d'agir immédiatement individuellement en étant mieux avertis.

Donnons quelques exemples concrets. Que penser des « bienfaits de l'Actimel » ? Dans une publicité parue dans différents journaux en 2008, le niveau des bienfaits est annoncé « cinq preuves à l'appui[3] », parmi lesquelles une « étude menée pendant six semaines sur 155 étudiants en période d'examens [...], période d'affaiblissement des défenses naturelles ». On ne savait pas que passer des examens était si dangereux (!), et il est bien hasardeux sur le plan scientifique de tirer des « preuves » à partir de ce genre d'approche, statistiquement insuffisamment significative.

Que penser aussi de la formulation d'une autre « preuve » : est affirmé dans la publicité que « l'AFSSA (Agence française de sécurité sanitaire des aliments) a estimé qu'"Actimel participe à renforcer les défenses naturelles..." ; avis de l'AFSSA du 23 janvier 2004 ». Allez

1. Propos tenus par le Dr Dominique Lanzeman au cours du documentaire « Alerte dans votre assiette », présenté sur Canal + le 12 janvier 2009 (Dissident production, réalisé par Philippe Borrel).

2. Propos d'Olivier Andrault (UFC – Que choisir) rapportés dans le *Midi libre* du 29/1/2007 (propos recueillis par Lise Valette).

3. Publicité parue dans différents journaux, dont *Sciences et vie* en avril 2008.

sur le site de l'AFSSA, vous ne trouverez jamais mentionné le nom d'une quelconque marque ! Les journalistes du *Canard enchaîné* – le « Professeur Canardeau » est toujours très vigilant – ont interrogé le groupe Danone qui n'a pas souhaité répondre[1]. L'AFSSA, pour sa part, précise dans son rapport concernant certaines études présentées sur la souche de ferment *Lactobacillus casei* DN-114 001 présent dans Actimel : « Les résultats cliniques sont parcellaires et insuffisants pour démontrer l'effet du produit sur le système immunitaire ; qu'en conséquence, les allégations telles que : "aide à la régulation du système immunitaire", "contribue au bon fonctionnement du système immunitaire" et "aide à renforcer le système immunitaire intestinal", sont en l'état inacceptables. » Il faut donc mettre en garde les consommateurs sur une certaine forme de marketing accompagnée d'études insuffisamment approfondies qui se multiplient, réalisées sous l'égide « de comités d'experts indépendants ». Qu'entend-on par ces mots ? Quels sont les critères pour être expert, quelle définition retient-on pour « indépendants » ? En avril 2010, Danone a retiré auprès de l'Europe sa demande d'allégation au motif invoqué : « le manque de visibilité dans l'application du règlement européen sur les allégations santé ». L'Agence européenne répondait que les « règles sont claires depuis 2006 ».

L'utilité des produits transformés avec l'ajout de divers ingrédients reste donc à être démontrée différemment, avec un encadrement scientifique ne souffrant aucune contestation. Les associations de consommateurs aux États-Unis sont bien plus vigilantes que les nôtres pour réfuter certaines mentions et n'hésitent

---

1. *Le Canard enchaîné*, 11/6/08.

pas à attaquer en justice les firmes agroalimentaires. Quant au coût d'achat des produits transformés présentés comme pouvant améliorer votre santé, il est généralement fort élevé, les industriels de l'agroalimentaire en profitant pour faire des marges extrêmement substantielles sur ces produits. Si ce ne sont pas des produits de mauvaise qualité en soi, les promesses annoncées ou suggérées ne deviennent-elles pas crédibles essentiellement par le matraquage publicitaire qui les entoure ? La question mérite d'être posée (voir le chapitre sur les allégations, p. 81). Par ailleurs, un autre problème de fond peut être soulevé, celui d'une dérive qui consiste à vouloir présenter des aliments transformés comme des médicaments, c'est-à-dire des « alicaments ».

On a compris l'intérêt qu'ont les industriels de conquérir des parts de marché et de faire de fortes marges sur ces produits, mais pourquoi ne pas réserver votre argent à l'achat de produits de base de qualité ? Des fruits et légumes tout simplement correctement cultivés, des produits laitiers sans additifs et sans substances ajoutées, des huiles de colza et de noix pour avoir un apport en acides gras oméga 3, et, pour renforcer vos défenses immunitaires, rien de mieux que de manger la croûte du fromage, celle du camembert traditionnel au lait cru, par exemple.

Les margarines enrichies en tel ou tel produit – vitamines, oméga 3, stérol – sont annoncées pour certaines d'entres elles comme permettant de lutter contre l'excès de cholestérol dans le sang ; vous pouvez éviter de payer jusqu'à 50 % plus cher des produits dont l'Agence de santé européenne (EFSA) a estimé qu'il n'y avait pas de preuve directe que les stérols ajoutés aient un impact sur la « mortalité coronarienne[1] ». Par ailleurs, avez-vous été suffisamment informé des éventuels effets négatifs de certaines margarines enrichies ? Par exemple, de la diminution possible du taux d'antioxydants dans le sang, qui sont pourtant des éléments protecteurs des cellules – effets confirmés par le comité scientifique européen de l'alimentation dès 2002 selon le journal *60 millions de consommateurs*[2] –, ou de la présence d'acides gras trans (p. 53) tant décriés – à des doses il est vrai de moins en moins élevées.

Pour l'avenir, de grands groupes ont annoncé qu'ils étaient en train de mettre au point des boissons anti-Alzheimer, c'est-à-dire des boissons enrichies en nutriments, suggérant qu'elles pouvaient améliorer la mémoire. Heureusement, cet effet d'annonce a surtout renforcé la vigilance des autorités sanitaires. Le secrétaire général de l'association France Alzheimer dénonce tout simplement « cette exploitation mercantile de la maladie[3] ».

On pourrait multiplier les exemples d'annonces sans fondement, notamment au sujet des produits présentés ou suggérés comme permettant de contrôler le poids... Dès lors, il ne faut pas s'étonner des conclusions de l'enquête du Centre de recherche pour l'étude et l'observation des conditions de vie (Credoc), parues en sep-

---

1. Avis émis par l'EFSA en août 2008, à partir de données présentées par la firme Unilever. Il indique également que « les patients sous hypolipémiant [médicament anticholestérol] devraient consommer ces produits [margarines enrichies en stérol] uniquement sous supervision médicale. [...] Les produits auxquels les phytostérols sont ajoutés devraient être consommés seulement par les personnes qui ont besoin de diminuer leur cholestérolémie ».

2. *60 millions de consommateurs*, n° 370.

3. *60 millions de consommateurs*, n° 431.

tembre 2008, indiquant que les Français ont « moins confiance dans les marques[1] » pour 55 % d'entre eux, et ne les considèrent pas comme un gage de qualité alors que l'image des agriculteurs et petits commerçants progresse.

Ne tombez plus jamais dans le piège des « alicaments », aliments présentés comme ayant des vertus quasi « médicamenteuses ». « Il est urgent de fournir un socle solide à la déontologie de l'expertise et mettre fin à la confusion des genres entre marketing et santé publique. » Voilà ce que je signais en avril 2010 dans un grand quotidien national avec le toxicologue André Cicolella.

Règle numéro 1 : faire des économies en évitant des produits transformés industriellement présentés avec des mentions santé. Achetez en priorité des produits de base de bonne qualité et bien cultivés. Il y a de très bons produits à des prix raisonnables, comme nous le démontrons en deuxième partie de ce livre, avec notre « Sélection santé et saveur ».

LIMITER L'ACHAT DES BOISSONS « RAFRAÎCHISSANTES » SANS ALCOOL

Les multiples sodas, qu'ils soient sucrés ou *light*, les jus divers industriels avec ou sans sucre ajouté, les thés glacés, les eaux aromatisées sont, dans le jargon industriel, des boissons « rafraîchissantes » sans alcool ou

1. Credoc, synthèse du baromètre sur l'alimentation 2008 (téléchargeable).

BRSA ; leur consommation pose de nombreux problèmes. D'une part, elles n'ont de rafraîchissante que l'appellation puisque c'est leur fraîcheur en bouche, lorsqu'elles sont servies glacées, qui donne cette sensation. Goûtez-les à température ambiante : pour beaucoup d'entre elles elles sont infectes. Par ailleurs, pour les sodas, jus de fruits, thés glacés, leur charge en sucre est le plus souvent fort élevée. Le taux moyen d'une bouteille d'un litre pour les jus de fruits équivaut à 20 morceaux de sucre (lire l'étiquette : 10 g de glucides pour 100 ml correspond à 2 sucres) et un verre – 200 ml – à 4 morceaux. Quant aux produits *light* (avec édulcorants), ils sont d'une efficacité non prouvée pour contrôler le poids. Des études montrent même l'inverse à moyen et long termes, nous y reviendrons. Ces boissons qui ne sont pas physiologiquement utiles entraînent une confusion comportementale entre le boire et le manger, et expliquent en partie l'explosion du surpoids et de l'obésité. Le supposé plaisir engendré est en grande partie conditionné par le biais des publicités. Pour certaines boissons, même sans sucre, comme les colas, de nombreuses personnes décrivent des comportements de type addictif. Pourquoi les pouvoirs publics ne diligentent-ils pas d'études approfondies sur ce sujet ? On en reste donc à des témoignages.

Toutes ces boissons sont chères pour le consommateur, mais aussi pour la collectivité avec le problème du coût de la destruction des bouteilles vides qui sont le plus souvent en plastique. Si, occasionnellement, vous voulez prendre des jus de fruits en apéritif, pourquoi pas, mais cela doit rester rare et vous devez choisir de préférence ceux qui sont dans des bouteilles en verre ; nous en avons sélectionné pour vous en deuxième partie (p. 359).

Réfléchissez et calculez les économies que nombre d'entre vous pourriez faire, sur un mois, un an, dix ans, en évitant d'acheter ces boissons ! Ce seront également des économies pour votre dos, ainsi que, dans certains cas, pour votre santé. En effet, outre les troubles du comportement alimentaire qu'elles peuvent entraîner et le risque de surpoids en fonction des quantités consommées, de très nombreuses boissons, surtout parmi les sodas, contiennent divers additifs dont les interactions entre eux sont mal connues car insuffisamment étudiées en terme d'impact sur la santé. Attention, certaines étiquettes mentionnent « sans conservateurs » : cela ne signifie pas nécessairement sans additifs ; elles peuvent être bourrées de colorants, d'arômes de synthèse et de divers autres produits.

Règle n° 2 : boire de l'eau, seule boisson vraiment désaltérante. La consommation des boissons à la saveur sucrée n'est pas illicite lorsqu'elle n'est qu'occasionnelle. Nous en avons choisi pour vous parmi les plus recommandables.

Limiter l'achat des eaux en bouteille

Les eaux embouteillées minérales coûtent en moyenne 0,40 euro la bouteille de 1,5 l (les moins chères valent 0,28 euro) alors que l'eau du robinet revient à moins de 0,05 euro pour une quantité équivalente. Il faut bien se rendre compte que le vrai luxe est de boire de l'eau du robinet, un luxe planétaire que d'avoir de l'eau potable presque partout en France. Certes il existe encore des imperfections (impact des dérivés chlorés de certaines eaux, résidus de médicaments parfois imparfaitement filtrés...) mais les eaux embouteillées posent différents problèmes : le plastique n'est pas un produit neutre (p. 75), même s'il est surveillé par les autorités, et certains de ses éléments peuvent passer dans le contenant, heureusement de façon limitée.

Par ailleurs, la fabrication des plastiques, notamment la synthèse des PET, exige de l'antimoine comme catalyseur, ce qui n'est pas anodin. Ils cherchent un catalyseur moins problématique. En l'état actuel de nos connaissances, les plastiques qui semblent poser le moins de problème sont ceux ayant les numéros 2, 4 et 5 inclus dans un petit triangle imprimé sur les emballages plastiques. Les 3, 6 et 7 peuvent contenir des bisphénols A, perturbateurs endocriniens. Le 1, des phtalates assouplissant des plastiques, également perturbateurs endocriniens, mais différentes analyses effectuées récemment par un laboratoire de référence ont montré que le contenu n'en avait pas sur les échantillons choisis. Un ami et confrère médecin avait été sollicité pour être goûteur d'eau il y a quelques années ; il arrivait les yeux fermés à déterminer celle qui provenait de bouteilles en plastique. De plus, comme pour les BRSA, en termes écologiques, le coût de fabrication à partir du pétrole et celui de destruction des milliards de bouteilles en plastique sont insuffisamment pris en compte dans le prix de la bouteille, et assurés par la collectivité.

L'eau du robinet a parfois un goût, c'est souvent le reproche entendu. Effectivement, tous les Français ne boivent pas de l'eau de source et une partie de l'eau est traitée avant consommation pour éviter la propagation d'impuretés. Dans ce cas, il suffit généralement de la laisser reposer un peu, on obtient ainsi un goût plus neutre. Il y a néanmoins quelques restrictions à la consommation de l'eau du robinet ; lorsqu'il existe encore des canalisations en plomb dans les immeubles anciens, ou si le pourcentage en nitrates est trop élevé (dose admissible de nitrates : 50 mg/l). Si c'est le cas, les mairies le signalent, la qualité de l'eau étant en effet très régulièrement contrôlée. La question souvent posée est aussi celle de l'utilité des filtres à eau. Compte tenu de l'efficience des contrôles, ils ne paraissent pas nécessaires. Il ne faut pas non plus négliger leur coût d'achat, d'autant qu'il est indispensable de les changer assez fréquemment, ne serait-ce que pour des raisons d'hygiène afin de ne pas laisser les bactéries s'y développer.

Il existe quelques situations spécifiques dans lesquelles les eaux minéralisées en bouteille peuvent être utiles :

– les eaux faiblement minéralisées (Évian®, Volvic®, Mont-Roucous®) conviennent aux biberons ;

– les eaux fortement minéralisées (Saint-Yorre®, Célestins®) sont utiles en cas de forte sudation, notamment pour ceux qui pratiquent une activité physique par forte chaleur, ou pour les personnes âgées l'été, en fonction de leur sudation ;

– les eaux riches en magnésium (Hepar®, Rozana®) sont conseillées en cas de constipation ;

– les eaux riches en calcium (Contrex®, Hepar®) assurent un bon apport en calcium bien assimilable par l'organisme, nécessaire d'autant plus qu'il y a une faible consommation de produits laitiers.

En fonction des troubles ou de la prévention de ceux-ci, il convient de boire un ou deux verres par jour des eaux citées et d'employer une des eaux faiblement minéralisées pour les biberons.

Règle n° 3 : boire en priorité l'eau du robinet.

Biscuits, divers produits céréaliers : ne pas se laisser piéger

Lorsque vous faites vos courses, lors de l'achat de vos fruits, légumes, poissons, après avoir rapidement analysé l'aspect de la denrée, votre regard se porte ensuite immédiatement vers le prix. Vous trouvez souvent que c'est trop cher, ce qui n'est pas faux, mais votre comportement a tendance à se modifier lorsque vous arrivez au rayon épicerie. Avec les biscuits, les barres de céréales, les céréales du petit déjeuner... vous êtes tellement attirés par le visuel de l'emballage, le packaging, que vous avez finalement tendance à moins prêter attention au prix et au contenu pas toujours très recommandable (présence possible de divers additifs, d'acides gras trans, etc.). Une des stratégies essentielles du marketing est l'élaboration d'un packaging attractif, c'est même l'« élément clé du succès des ventes », l'innovation dans le domaine étant considérée comme un vecteur de modernité. Et si on recommandait aux industriels de s'intéresser davantage au contenu et moins au contenant ?

Le marketing omniprésent des produits industriels de grandes marques pousse à l'achat, c'est d'ailleurs l'unique fonction de la publicité, et les emballages colorés, si sophistiqués, sont, il faut bien le reconnaître, attirants. Finalement, avec l'achat de ces belles boîtes colorées, tout se passe comme si le consommateur devait avoir l'impression de se faire un cadeau ou de faire un cadeau à ses enfants ; du coup il fait moins attention au prix et au contenu.

Il est peut-être maintenant immédiatement possible pour vous de modérer l'achat de tous ces produits. Les biscuits ou les gâteaux, quatre-quarts par exemple, ne devraient-ils pas être faits maison pour réaliser des économies et bien choisir les ingrédients de base ? Évidemment, je devine votre réflexion à ce stade : et si je n'ai pas le temps de préparer tout cela ?

La première possibilité est de choisir les produits les plus recommandables que nous avons sélectionnés dans la 2e partie, c'est-à-dire sans ajouts inconsidérés de produits chimiques ; la deuxième, la plus judicieuse, est de s'octroyer du temps et de proposer à vos enfants ou petits-enfants de se lancer dans la confection de pâtisserie maison, notamment le week-end. Il s'agit d'un acte culturel, qui ne peut être assimilé à une perte de temps, et qui est transmissible de génération en génération. Trouvez-leur des recettes simples et laissez leur imagination et leur créativité se développer, vous ne pourrez qu'être agréablement surpris.

Règle n° 4 : s'habituer à moins consommer les biscuits et diverses céréales transformées sucrées. Mieux les choisir et préparer autant que faire se peut soi-même ses pâtisseries.

Faire ses courses le ventre plein

Vous avez remarqué que, lorsqu'on fait ses courses le ventre plein, on est beaucoup moins tenté d'acheter des produits superflus et inutiles. Ainsi, faire ses courses en début de matinée ou d'après-midi permet de réaliser des économies ! Cela vous évite d'acheter bien des produits, notamment ceux attirants par leurs beaux emballages et avec des ingrédients chimiques ajoutés. Un phénomène dit « alliesthésie » se met en place après le repas (le rassasiement rend peu désirables des aliments qui le sont en cas de faim), d'où une moindre sensibilité à ce marketing, avec des pulsions d'achat réduites.

Règle n° 5 : allez à l'essentiel dans vos achats en faisant vos courses plutôt en début de digestion, ce sera meilleur pour vos finances et votre santé ainsi que celle de vos proches.

Préparer les menus pour la semaine

Pourquoi ne pas prendre le temps de composer par écrit vos menus pour la semaine ? Ce semainier que vous réalisez vous-même et rapidement (une quinzaine de minutes suffit) a plusieurs avantages : il vous permettra de mieux équilibrer vos repas grâce à la réflexion que vous mènerez sur les achats alimentaires à venir et vous fera aller à l'essentiel. Ainsi, vous aurez un canevas simple lorsque vous ferez vos courses. C'est aussi un bon moyen d'économiser de l'argent et de faire plaisir à tout le monde. Enfin, on gagne ainsi du temps car, bien organisés, avec une liste établie à l'avance, vous irez plus vite lors de vos achats. Une telle approche laisse bien sûr la place à des digressions en fonction des goûts et des envies qui peuvent fluctuer, selon l'offre et les saisons.

Règle n° 6 : facilitez-vous la vie, faites des économies en élaborant un semainier familial pour vos achats alimentaires.

Diminuer les portions de viande

La surconsommation de viande pose des problèmes au niveau de la planète, coûte cher et n'est pas souhaitable pour votre santé. Aussi est-il judicieux de limiter les portions de viande à environ 100-120 g, 3 ou 4 fois par semaine ; néanmoins, les besoins varient en fonction de l'âge. Cette règle de limiter les portions de viande est la plus adaptée de nos jours, en bâtissant les repas autour des légumes, à l'inverse de ce qu'il est coutume de faire. Associez pour le plat principal deux légumes cuits dont un féculent pris au sens large, c'est-à-dire contenant de l'amidon (les légumes secs bien sûr, mais aussi les céréales comme le riz) ; par exemple, du riz avec des carottes cuites et des oignons. À partir de cette base de légumes, vous choisirez une viande, du poisson ou un œuf en accompagnement, en fonction des désirs de chacun.

Règle n° 7 : inverser l'ordre de l'agencement des mets, les légumes devenant l'élément central de la composition des repas.

Favoriser l'achat en « circuit court ». De quoi s'agit-il ?

Les circuits courts sont des circuits de distribution d'un genre différent, sans intermédiaire, directement des producteurs aux consommateurs. Cette pratique se développe de plus en plus, un peu partout en France, même dans les grandes villes. Les AMAP (Association pour le maintien d'une agriculture paysanne) entrent dans ce cadre avec leurs points de vente directs souvent tenus à tour de rôle par des familles d'agriculteurs ou des agriculteurs eux-mêmes. Cela permet des échanges, de se renseigner sur les modes de fabrication. Il est aussi tout à fait possible de se rendre sur les exploitations pour voir les modes de production. On peut ainsi se fournir dans ces circuits courts en produits bio, mais aussi conventionnels (non bio), de nombreux agriculteurs se rapprochant de la culture bio, même s'ils n'en respectent pas strictement le cahier des charges.

Les circuits courts permettent de faire des économies et limitent la pollution. Nous avons réalisé un pointage de prix entre des produits conventionnels de grande surface et des produits de producteur bio.

Relevé de prix

	Produits conventionnels – non bio –, super et hypermarchés	Directement chez un producteur bio*
Ail 3 têtes	1,99 €	1,23 €
Betteraves sous vide/500 g	1,00 €	1,20 €
Échalotes/250 g	2,19 €	1,15 €
Oignons jaunes/1 kg	2,79 €	2,15 €
Courge muscade/500 g	2,65 €	1,50 €
Céleri rave pièce	3,40 €	2,00 €
Brocolis/1 kg	2,99 €	3,60 €
Poireaux botte/1 kg	3,49 €	3,70 €

Choux-fleur petite pièce	3,49 €	2,00 €
Poires/1 kg	3,49 €	3,35 €
Pommes de terre Ditta/1 kg	1,50 €	1,80 €

* Producteur bio livrant à domicile pour 1 euro de plus.

S'il existe des différences entre certains articles, on s'aperçoit que, globalement, lorsqu'on achète du bio en circuit court, cela revient au même prix, voire moins cher, que des produits conventionnels en grande surface avec le risque de présence de résidus de pesticides en moins.

Les personnes achetant à proximité de leur domicile ont un nouveau nom : les « locavores », de local bien sûr ; le mot a d'ailleurs été élu mot de l'année par le dictionnaire américain Oxford.

Règle n° 8 : rechercher et s'habituer à acheter en circuits courts.

PRÉPARER SOI-MÊME LE PLUS POSSIBLE DE PRODUITS : YAOURTS, PAINS, SAUCES, ETC.

Contrairement à ce que certaines personnes peuvent penser, il n'y a rien de plus simple que de faire soi-même certains produits comme les yaourts, mais également le pain et quelques autres préparations. Le chef Éric Cellier vous propose diverses recettes originales dans la deuxième partie de l'ouvrage : pain au cumin, recette de poisson, etc. Nous avons fait quelques comparaisons de prix. Sur les yaourts réalisés à la maison par rapport aux industriels, à quantités égales, vous pouvez faire jusqu'à 45 % d'économie, sur les carottes en purée 70 %, sur le pain 20 %. Il est ensuite aussi possible de congeler un certain nombre des préparations réalisées.

Retrouver le plaisir de cuisiner donne des satisfactions et, pour ce qui nous intéresse dans ce chapitre, permet de faire de réelles économies, tout en améliorant votre santé. De multiples petits robots aident dans cette démarche et permettent un gain de temps considérable.

Un dernier mot sur les plats cuisinés industriels, prêts à consommer : leur qualité est très inégale. Certains sont bourrés d'additifs, de gélifiants, de sel qui alourdissent le produit et donnent une valeur nutritionnelle médiocre ; d'autres sont bien préparés, nutritionnellement corrects, tant sur le plan calorique que sur celui des ingrédients utilisés.

Les prix sont éminemment variables et ce n'est pas parce qu'un produit est cher qu'il est bon, mais les bons produits sont souvent assez chers. L'idéal est donc d'avoir quelques-uns de ces produits chez soi en cas de besoin ; nous en avons sélectionné parmi les meilleurs en terme de qualité nutritionnelle, avec le ratio qualité/prix le plus adapté.

Règle n° 9 : élaborer le plus possible de produits vous-même grâce aux multiples petits robots qui facilitent la tâche et permettent un gain de temps.

Finir son assiette !

Finir son assiette n'est pas synonyme de manger plus que de raison ou d'une quelconque approche morale. Il s'agit d'ajuster les achats en fonction des besoins et d'utiliser les restes. Des millions de tonnes d'aliments non avariés sont jetés chaque année dans nos pays occidentaux, ce qui est un véritable scandale au niveau de la planète compte tenu de la malnutrition touchant des millions de personnes et de l'accumulation des déchets inutiles. Parallèlement, jeter des produits non avariés a un coût et représente une dépense indirecte bien inutile.

Règle n° 10 : on ne jette aucun produit comestible, on utilise les restes et on adapte le contenu de l'assiette en fonction des besoins qui varient selon l'âge et les goûts.

Si vous suivez ces conseils, vous pourrez, selon nos estimations et vos habitudes antérieures, faire des économies de l'ordre de 30 %.

Il n'est pas inutile non plus de comparer les prix entre magasins, même si l'on se rend généralement dans les magasins de proximité. L'important est de commencer par éliminer tout ce qui est superflu comme nous vous l'avons proposé. Ne croyez pas que dans les épiceries fines où les produits sont souvent plus chers, ceux-ci soient tous meilleurs que dans les magasins *hard discount*. Nous avons été surpris du nombre de produits contenant des colorants, additifs indésirables dans les différents types de magasins, comparaison faite entre deux extrêmes : la Grande épicerie du Bon Marché à

Paris, très chic, et un Lidl en région, moins chic. On a néanmoins trouvé heureusement, dans les deux types de magasins, de bons produits, davantage dans l'épicerie fine, mais à des prix bien élevés. Dans les Lidl et différents super et hypermarchés que nous avons visités, il fallait du temps pour trouver les meilleurs produits à un prix raisonnable. Finalement, lors de nos investigations, ce sont dans les magasins bio que nous avons trouvé les produits dont la qualité est la plus satisfaisante, avec en plus des vendeurs toujours prêts à vous aider, tout comme sur les marchés ; en revanche, sur les marchés, il faut faire confiance à son marchand de fruits et légumes car les produits sont proposés en vrac avec un nombre d'informations limité.

Enfin, un des problèmes de fond est celui de la politique agricole, qui dépasse le cadre de ce livre, car la question de l'orientation des subventions agricoles mérite d'être posée. En effet, ne faudrait-il pas mettre en place rapidement des mécanismes beaucoup plus efficaces afin d'aider les productions bio et celles de tous les maraîchers et éleveurs pour faire baisser les prix, notamment des fruits et légumes ?

CHAPITRE II

Des produits à boycotter ?

Suivons les conseils du ministre de la Santé qui, en juillet 2008, appellait à « boycotter par précaution[1] » une boisson. Cette boisson, pour laquelle les autorités de santé ont émis un avis défavorable en termes de santé, est néanmoins commercialisée en France (p. 74). Ne faudrait-il pas étendre le conseil du ministre de la Santé à un certain nombre de produits pour lesquels des doutes subsistent quant à leur innocuité, « par précaution », pour reprendre ses propres termes. Des doutes sur l'innocuité peuvent dépendre du degré de consommation, et sont de surcroît parfaitement inutiles sur le plan nutritionnel. N'ayons plus la naïveté de croire que si des ingrédients alimentaires étaient nocifs, ils seraient interdits. Régulièrement, des produits présents dans l'alimentation sont retirés du marché. Le cas est édifiant pour le colorant E 128[2] pour lequel les autorités ont mis

1. *Le Figaro*, 16/7/2008 : « "Le Red Bull est une boisson qui n'a aucun intérêt en termes énergétiques, qui n'a aucun intérêt nutritionnel et qui a des dangers importants." Roselyne Bachelot persiste et signe. Sur LCI, ce matin, elle a été jusqu'à appeler les parents "à boycotter le Red Bull, par mesure de précaution". »

2. *Que choisir*, n° 452.

trente ans à s'apercevoir de sa nocivité. Autre exemple, le député Georges Colombier et ses collègues, dans leur proposition de loi d'août 2008 relative aux acides gras trans présents dans de nombreux aliments, ont écrit : « La France a tardé à réagir et à mettre en place une réglementation adaptée aux enjeux de santé publique[1]. » Nous pourrions multiplier les exemples.

On constate une augmentation du nombre de diabètes, de cancers, de troubles mentaux... dont l'origine est certes plurifactorielle, mais, dans bien des cas, les facteurs alimentaires sont au premier plan. N'attendons pas plus de vingt ans, comme pour l'amiante ou le plomb, pour avoir des preuves irréfutables. Il est possible d'agir individuellement, nous vous donnons des conseils tout au long de ce livre.

Comment en est-on arrivé à la situation actuelle ? Le fait difficile – très difficile – à faire admettre à certains experts français et européens est que l'on n'a pas besoin d'un niveau de preuve très élevé pour avoir le devoir absolu d'être prudent. Les « lanceurs d'alerte » ne demandent pas autre chose que plus de science. Ce sont les carences scientifiques dans l'analyse de tel ou tel produit, notamment l'absence d'études portant sur les interactions entre différents éléments de synthèse, qui sont dénoncées ; par ailleurs, le degré d'innocuité de nombreux produits chimiques de synthèse devrait être bien plus souvent réévalué.

De nombreux « experts » écoutés des pouvoirs publics, quel que soit leur domaine de « compétence », manquent souvent tout simplement de bon sens. En cas de doute sur un produit, on ne doit pas attendre que la

---

1. Proposition de loi n° 1015. Assemblée nationale, XIIIe législature, août 2008, Commission des affaires économiques.

nocivité soit totalement démontrée, mais que l'innocuité ne soit jamais scientifiquement prise en défaut. L'innocuité d'un produit doit être toujours scientifiquement établie ou réévaluée en fonction de nouvelles données indépendantes. Aux pouvoirs publics de veiller à cela et aux politiques de prendre les décisions adaptées afin de ne pas risquer de mettre en danger, sur le moyen terme, la vie d'autrui, mais aussi celle de leurs proches ou la leur. Cette capacité à s'imaginer qu'eux-mêmes – « experts » et décideurs – ne seront jamais les victimes de produits suspects présents dans l'environnement et dans nos assiettes est assez extraordinaire. L'histoire récente de la dioxine est à cet égard un exemple à méditer où « la recherche du profit à tout prix anesthésie les esprits tendus vers un seul objectif : faire de l'argent » (*Le Monde selon Monsanto*, p. 26[1]).

Heureusement, certains experts n'ont pas ces travers, mais il arrive fréquemment qu'ils ne soient pas écoutés – ou insuffisamment – ou, à l'instar de Pierre Meneton dénonçant l'excès de sel dans l'alimentation industrielle, qu'ils soient traînés en justice ! Étrange cette société où on s'attaque d'abord à ceux qui dénoncent les risques plutôt qu'à ceux qui sont suspects de les engendrer...

Soyez donc prudents sur la composition de votre assiette et sur celle de vos proches et enfants. De nombreux produits ne devraient plus y figurer, d'autres ne devraient pas être pris en excès, certains enfin devraient être bien moins consommés tout simplement pour sauver la planète. Nous avons volontairement restreint la liste. Prenez votre destin et celui de la planète en mains

1. M.-M. Robin, *Le Monde selon Monsanto*, Paris, La Découverte/Arte édition, 2008.

immédiatement, nous vous donnons des éléments pour vous guider.

NON MERCI

- *Le BHA (E 320)*

BHA ou E 320

Additif de la famille des antioxygènes.

Présence possible dans de nombreux produits avec matières grasses, notamment certains plats transformés, mais aussi dans les chewing-gums.

Effets indésirables

Classé « cancérogène possible pour les humains » par les instances internationales.

Comment se fait-il que cette substance, le BHA ou, de son nom complet, butylhydroxyanisole, compte tenu des affirmations émises par le Centre international de recherche sur le cancer (CIRC), figure encore dans l'alimentation ? Heureusement, on la trouve moins souvent, preuve d'ailleurs que l'on peut s'en passer, mais nous avons détecté sa présence dans de nombreux produits transformés, notamment ceux à base de matières grasses, ainsi que dans plusieurs marques de chewing-gums, mais aussi, par exemple, dans des purées industrielles.

Le E 321 ou buthylhydroxytoluène (BHT) est une substance proche de la précédente, au sujet de laquelle il existe aussi des doutes quant à son potentiel cancérigène. Il pourrait en plus provoquer des allergies et serait suspecté de favoriser le dépôt de graisses dans les artères. Lisez bien les étiquettes pour les éviter.

Au vu de ces connaissances et de ces doutes sur ce type de produits, on comprend mal la réglementation actuelle. Il semble que l'on soit dans une logique purement économique à court terme, car ces produits (BHA, BHT) sont faciles à élaborer, peu chers, et de puissants lobbies continuent peut-être à les défendre en arguant du fait qu'il n'y a actuellement pas d'alternative, ce qui est faux. Il est par exemple possible d'incorporer dans les préparations alimentaires des huiles de bonne qualité comme les huiles d'olive ou de noix qui sont naturellement riches en agent conservateur (vitamine E, polyphénol). Évidemment, cela aurait un coût, mais sur le moyen et long termes, que de bénéfices...

Il est plus simple pour les autorités européennes de se contenter de fixer des limites d'utilisation de « sécurité », mais que penser de ces vues à court terme ? Le bon sens ne serait-il pas, sur le plan sanitaire, d'interdire ces produits et également d'autres conservateurs ? Sur le plan strictement économique – sans parler des facteurs humains –, est-il pertinent de prendre le risque de laisser potentiellement se développer des maladies (en fonction des doses ingérées) qui grèvent et grèveront les budgets des différentes sécurités sociales des pays européens ?

Les sociétés modernes, à l'inverse de celles décrites par Claude Lévi-Strauss, manquent cruellement de sagesse et de sages. Néanmoins, il est possible d'inverser certaines tendances, d'aller vers plus de raison. Différents types d'action se mettent aussi en place, comme la veille citoyenne et scientifique du Réseau Environnement Santé.

• *Acrylamide*

Acrylamide

Substance apparaissant à la suite de la cuisson, entre 120 et 150°C, de denrées de faible épaisseur.

Présent dans des produits fins et cuits comme les chips.

Effets indésirables

Formation d'acrylamide suspect, non mentionnée car liée à des procédés de fabrication. Pourtant, il est classé « probablement cancérogène pour l'homme » par les instances internationales.

Dans la classification émise par le CIRC, il y a, en plus du BHA, des substances bien suspectes dont l'acrylamide, classé comme « probablement cancérogène pour l'homme ».

« L'acrylamide (cancérogène pour le rat) apparaît à la suite de la transformation de pommes de terre en chips. Cela peut également concerner beaucoup de produits de faible épaisseur qui font l'objet d'une cuisson entre 120 et 150° », selon le rapport parlementaire présenté par Claude Saulnier (n° 1543, Assemblée nationale – n° 267, Sénat, p. 62 et 63).

D'une manière plus générale, les auteurs du rapport parlementaire appellent à une plus grande vigilance concernant les procédés industriels de cuisson, induisant la formation de produits néoformés toxiques « pouvant favoriser l'apparition de substances mutagènes dont certaines sont cancérogènes ». Dont acte, mais peu d'actions publiques ont été menées depuis.

Produits pouvant contenir de fortes concentrations d'acrylamide[1]

Aliments	Concentration maximale d'acrylamide observée (µg/kg = ppd)
Frites	12 000
Chips de pomme de terre	3 700
Biscuits – crakers	3 200
Bière, malt, orge	3 070
Céréales du petit déjeuner	1 346

Certaines tables mettent aussi en avant la concentration d'acrylamide dans le café, la chicorée, mais les taux varient en fonction des produits et du mode de torréfaction.

• *Ferrocyanure*

Ferrocyanure ou E535
Il s'agit d'un additif antiagglomérant.
Présent dans certains sels fins pour éviter l'agglutination des grains entre eux.

Effets indésirables
Un dérivé du cyanure dans vos aliments, qui n'a heureusement pas le degré de toxicité du cyanure. On l'appelle aussi ferronitrile.

1. J.-M. Lecerf, « Cuisson et cancers : quel impact ? », *Nutrition et endocrinologie*, 6, n° 37, septembre-octobre 2008.

Le E 535 est encore un produit totalement inutile et pourtant bien présent dans de nombreux sels fins de table. Le ferrocyanure sert d'antiagglomérant. Il n'a heureusement pas la toxicité du cyanure, mais que fait-il dans nos assiettes ? D'autant qu'une fois de plus, on manque d'études sur les interactions entre le ferrocyanure et les autres additifs. On sait en revanche qu'il peut provoquer des allergies, comme d'ailleurs de nombreux (autres) additifs. Pourquoi ne pas éviter tout simplement la consommation des sels contenant ce fameux E 535 ? De nombreux sels de table n'en renferment pas, nous en avons sélectionné pour vous.

Un nouveau problème surgit, la possibilité de trouver des nanoparticules (1 milliardième de mètre) comme antiagglomérant alors que les études d'impact sur la santé sont insuffisantes.

• *« Extraits végétaux »*

« Extraits végétaux », sans autres explications mentionnées sur les étiquettes.

De quelles plantes s'agit-il ? Présents notamment dans les boissons à type de colas : Coca-Cola, Pepsi-Cola...

Effets indésirables

Surprenant le fait de ne pas mieux informer le consommateur. Il est légitime de connaître la liste des ingrédients d'une préparation, même à la « formule secrète », en particulier pour les personnes allergiques et qui présentent divers troubles ou maladies.

L'absence d'information concernant la nature des produits portant la mention « extraits végétaux » est tellement anachronique que vous devriez y répondre de façon adaptée, c'est-à-dire en les évitant tant que de plus amples informations ne sont pas fournies sur l'étiquetage. Parmi les autres composés (additifs) des colas, on trouve indiqué :

– acide phosphorique. Selon les Fiches internationales de sécurité chimique, l'acide phosphorique ou orthophosphorique n'est pas un produit anodin. L'Institut national de recherche et de sécurité (INRS) indique qu'il sert au traitement des eaux usées, comme produit de nettoyage, pour le traitement de surface des métaux, etc. ; que l'acide phosphorique « réagit violemment avec les nitrates, les chlorates, le carbure de calcium [...], attaque la plupart des métaux ». Ainsi, on se servait à l'armée des boissons de type colas pour nettoyer les gourdes et vous pouvez l'utiliser pour nettoyer des pièces de monnaie. Il est autorisé sous forme d'additif alimentaire (E 338) avec une réglementation (voir *infra.*). Coca-Cola l'utilise « pour le goût [1] » selon leur propre expression.

– caramel (E 150 d). Ce colorant brun au sulfite d'ammonium peut avoir plusieurs origines dont celle d'être issu d'OGM ! Et, surprise, Greenpeace Canada a mis le Coca-Cola sur leur « liste rouge », c'est-à-dire issu de « fabricant ne garantissant pas que ses produits proviennent de sources sans OGM, il est possible qu'ils en contiennent [2] ».

Comme des journalistes et des patients ayant écrit à

---

1. Document Coca-Cola, « Informations nutritionnelles », distribué aux médecins endocrinologues et nutritionnistes en novembre 2008.

2. Greenpeace, *Guide des produits avec et sans OGM. Pour le droit de savoir.* Téléchargeable sur www.greenpeace.ca.

Coca-Cola France sans jamais obtenir de réponses jusqu'à ce jour, l'Agence française de sécurité sanitaire des aliments (AFSSA) a été interrogée par nos soins sur le sujet des colas. Les questions portaient sur les risques d'allergie, l'attitude à adopter concernant les personnes ayant une insuffisance rénale : « Dans un souci de transparence, est-il compatible avec la réglementation actuelle de proposer des produits de consommation alimentaire courante sans la mention des ingrédients (à propos de la nature des extraits végétaux) ? Est-il possible d'avoir connaissance des études toxicologiques concernant les colas ? En analysant l'étiquetage des colas, on trouve également mentionnée la présence d'acide phosphorique. De quel type d'acide phosphorique s'agit-il ? À quelle dose ? Des dosages vérifiant leur concentration sont-ils fréquemment réalisés ? Merci de me donner aussi votre avis sur le produit "caramel", colorant E 150 d, également présent dans ces boissons. Sur une autre boisson, le Red Bull, est juste mentionné "caramel" sans autre précision ; pourriez-vous me donner des éléments d'information supplémentaires ? »

J'ai obtenu la réponse suivante *in extenso* : « En réponse à votre courrier du 30 octobre 2008, relatif à la présence d'acide phosphorique dans une boisson soda, nous vous confirmons que l'acide phosphorique (E 338) est un additif alimentaire autorisé dans plusieurs denrées au niveau européen. Ces autorisations ont été accordées après évaluation rigoureuse de son innocuité pour le consommateur dans les conditions d'emploi retenues.

« Des études expérimentales chez l'animal ont montré que lorsqu'il est consommé à des fortes concentrations, l'acide phosphorique peut provoquer des problèmes rénaux à la suite d'une perturbation de l'équilibre calcique de l'organisme. Une dose journalière admissible (DJA) de 70 mg/kg poids corporel/jour, bien inférieure à toute dose susceptible de provoquer ces problèmes, a été établie pour cet acide et les doses qui sont permises dans ce type de boisson doivent maintenir l'exposition des consommateurs inférieure à cette DJA.

« Par rapport à votre interrogation sur les allergies, la législation européenne a établi une liste d'ingrédients identifiés comme fortement allergènes dont la mention est obligatoire. Toutefois, on ne peut pas exclure l'apparition d'allergies individuelles particulières à n'importe quel ingrédient, y compris d'origine naturelle.

« Enfin, concernant vos questionnements sur l'étiquetage, la réglementation et les vérifications des concentrations des additifs alimentaires autorisés qui sont employés dans la fabrication des denrées, nous vous suggérons de contacter la Direction générale de la concurrence, de la consommation et de la répression des fraudes (DGCCRF) qui a la charge de la mise en place des mesures de gestion relatives à ces substances. »

On n'a donc pas la liste des ingrédients ; on ne demandait pourtant pas la formule, mais juste les ingrédients des colas et la nature du mode de fabrication du colorant, OGM ?

Certains organismes ont cherché à en savoir plus. La Cour suprême en Inde[1], par exemple, a dénoncé le fait que la boisson contenait un taux de pesticide 24 fois supérieur à leurs normes nationales, la question étant notamment de savoir comment l'eau utilisée était purifiée. Les deux compagnies mises en cause, Coca-Cola et

---

1. *Le Monde diplomatique*, 9/8/2006. « Pesticides in soft drinks » est téléchargeable sur le site www.monde-diplomatique.fr.

Pepsi-Cola, ont, pour leur part, contesté les résultats de ce rapport présenté par le Centre pour la science et l'environnement.

Le journaliste William Reymond a, quant à lui, enquêté sur l'histoire du Coca-Cola [1]. Il ne nous révèle pas non plus la composition, mais voici ce qu'il écrit : « John S. Pemberton [le concepteur du Coca-Cola] était un inventeur de pilules magiques et autres mixtures étranges [...]. L'essentiel de son chiffre d'affaires provenait des élixirs [...]. Des produits miracles [...] possédant une seule vertu attestée : leur coût de fabrication ridiculement bas et des marges importantes. » Et d'ajouter : « Coca-Cola désigne d'abord ses deux composants principaux. J.-C. Mayfield, le dernier associé de Pemberton, expliquait que les lois sur les marques déposées exigeaient [à l'époque] que le produit contienne ce que l'étiquette indiquait », c'est-à-dire « cocaïne et extraits de Kola » [2].

Il poursuit : « Le premier président de The Coca-Cola Compagny a ordonné [...] la destruction complète des archives liées aux premières années de la société. » Enfin, quant à la formule qui a bien sûr évolué, il explique « le secret, ici, est une arme commerciale. Pratique, il offre une aura magique à la légendaire formule de Pemberton ».

La société Coca-Cola France, elle, affirme dans un document envoyé aux médecins que « le principal ingrédient est l'eau » ! Mais il y a un manque d'information sur les « extraits végétaux », si ce n'est que « tous

1. W. Reymond, *Coca-Cola, l'enquête interdite*, Paris, J'ai Lu, 2007.

2. Source citée par William Reymond : *The Coca-Cola Compagny v. The Koke Compagny of America*, 1913-1920.

les ingrédients sont parfaitement conformes à la réglementation et leur innocuité établie ». Mais de quels ingrédients s'agit-il ? On n'en saura pas plus.

Par ailleurs, on est intrigué par la mention concernant la caféine. Nous avons constaté que sur certaines cannettes est indiqué « caféine », sur d'autres « arôme caféine ». On se perd en conjectures et on souhaiterait que la concentration en caféine soit tout simplement bien indiquée pour tous. En effet, des études ont montré que la consommation de caféine peut avoir des effets à ne pas négliger, même à faible dose, en cas de grossesse. Elle peut notamment affecter la croissance du fœtus, d'où la recommandation aux femmes enceintes des auteurs d'une étude anglaise publiée en 2008 [1] de faire tout ce qu'elles peuvent pour réduire leur consommation de caféine avant et pendant la grossesse. Un message insuffisamment relayé. On savait déjà que la caféine pouvait majorer le risque de fausse couche [2] et que les boissons au cola, contenant de la caféine, pouvaient être associées au risque d'hypertension chez les femmes, selon une autre étude [3]. Soulignons aussi le fait qu'une étude américaine [4] a mis en avant le fait que de consommer au moins un soda par

1. Konje *et al.*, « Maternal caffeine intake during pregnancy and risk of fetal growth restriction », *BMJ*, 337, 2008.

2. De-Kun Li *et al.*, « Maternal caffeine consumption during pregancy and the risk of miscarriage », *Am. J. Obstet. gynecol.*, 198 (3), mars 2008, p. 279, 1-8.

3. W.C. Winkelmayer *et al.*, « Habitual caffeine intake and the risk of hypertension in women », *JAMA*, 294 (18), novembre 2005, p. 2330-5.

4. R. Dhingra *et al.*, « Soft drink consumption and risk of developping cardiometabolic syndrome in middle aged adults », *Circulation*, 116 (5), juillet 2007, p. 480-8.

jour augmentait le risque de maladie cardiaque (syndrome métabolique) chez les adultes de la cinquantaine, et les auteurs de conclure : « Ces données observationnelles soulèvent la possibilité que des mesures de santé publique pour limiter la consommation croissante de sodas pourraient être associées à une diminution du fardeau des facteurs de risque métabolique chez les adultes ». Pourtant, aucune mention de tous ces effets potentiels n'est indiquée sur les différentes boissons à base de caféine et les différents sodas. Un oubli ou une carence de la réglementation, un problème à résoudre rapidement, car peut-on affirmer que tous les sodas assurent les garanties sanitaires auxquelles un consommateur est en droit de s'attendre ? On s'étonne des difficultés à obtenir des informations et du peu de transparence.

Un avant-dernier conseil : évitez d'associer le Coca-Cola avec les bonbons de type menthos, car si l'on en croit de nombreux films visualisables sur le net et sur Canal + le 12 février 2009 (« Le grand journal »), associés entre eux, un véritable geyser se forme. Tapez sur Internet : Coca-Cola menthos, vous verrez par vous-même (mise de menthos dans cette boisson).

Le dernier conseil : la meilleure attitude n'est-elle pas de ne consommer que le principal ingrédient du Coca-Cola et des divers sodas, l'eau ?

• *Parabens*

P-Hydroxybenzoates, E 214 à E 219

Des conservateurs utilisés pour de nombreux produits alimentaires et non alimentaires.

Présents dans certains produits aussi divers que des

viandes transformées, charcuteries ou des pâtes, mais aussi certaines confiseries (bonbons).

Effets indésirables

Encore un conservateur de synthèse bien suspect : les parahydroxybenzoates ou parabens. Suspectés d'être un perturbateur endocrinien, voire un produit cancérogène. Une partie de la classe est interdite en Australie mais pas en Europe[1] ! Est-ce qu'elle n'aurait pas la même dangerosité en France ?

Les parahydroxybenzoates (parabens) devraient s'éloigner de vos assiettes. Sous surveillance par les pouvoirs publics, on préférerait qu'ils ne soient plus utilisés. La suspicion porte sur leurs effets comme perturbateurs endocriniens, c'est-à-dire pouvant entraîner des modifications du système hormonal et des risques de stérilité. Il y aurait aussi de possibles effets cancérogènes[2]. Déjà présents dans les cosmétiques, voilà qu'en plus on peut les ingurgiter par le biais des additifs alimentaires, c'est bien surprenant compte tenu de tous les doutes qui les entourent ! Certains rétorqueront que ces produits consommés en petite quantité sont rapidement métabolisés, c'est-à-dire transformés... Cependant, on est en droit d'exiger plus de travaux scientifiques portant notamment sur leurs effets cumulatifs avec d'autres produits de synthèse ajoutés aussi bien dans les aliments que dans d'autres sources (cosmétiques),

1. Enquête réalisée par la journaliste Laurence Wittner.

2. Plusieurs études existent, dont celles du groupe Burdock de D. Dabre et P.W. Harvey, et sont publiées dans diverses revues internationales de toxicologie.

et n'oublions pas que certaines substances, même avec des vies courtes – pour reprendre un jargon technique : une durée de présence brève dans l'organisme –, peuvent provoquer de sérieux dégâts.

Lisez tout simplement les étiquettes. Les parabens sont faciles à repérer, leur présence est obligatoirement mentionnée pour tout ce qui est vendu en emballage individuel.

• *Arôme*

« Arôme »

« Arôme » seul mentionné sur l'étiquette ou suivi d'un mot du type « arôme myrtille », par exemple, signifie le plus souvent arôme de synthèse.

Présent dans un grand nombre de préparations, allant de divers plats cuisinés à de nombreux desserts lactés, en passant par les boissons et de multiples autres produits transformés industriellement.

Effets indésirables

Pas de dangerosité démontrée, mais les arômes pourraient perturber les commandes du cerveau, agissant comme des leurres pouvant favoriser les troubles du comportement alimentaire.

Nous vous proposons, dans la deuxième partie, des produits sans arôme de synthèse (sauf si les fabricants en ont mis à notre insu en les mélangeant à des arômes naturels). Une sélection difficile, tant ils sont présents dans l'alimentation.

Parmi les arômes, voilà comment vous y retrouver :

Mentions	Explications
« Arôme » ou arôme suivi d'un nom (vanille, myrtille, etc.)	Il s'agit d'arômes de synthèse dans la très grande majorité des cas.
« Arôme naturel » ou arôme naturel suivi d'un nom (vanille, myrtille, etc.)	Il s'agit d'arômes issus de procédés biologiques industriels (bactéries, microchampignons, bois...).
« Arôme naturel **de** » vanille, myrtille, etc.	Les arômes proviennent bien des produits mentionnés (vanille, myrtille, etc.).

Que de complexité pour s'y retrouver, comme si la confusion était savamment entretenue ; on regrette que la réglementation concernant l'étiquetage n'ait pas encore évolué. Qui plus est, jusqu'à peu il était encore possible pour un industriel de mélanger deux types d'arômes, de synthèse et naturel, et d'annoncer seulement l'un d'eux, le naturel bien sûr. Normalement, ils ne le peuvent plus, il faut pour mentionner un arôme naturel qu'il soit présent à 95 %.

La chimie industrielle arrive à produire des molécules odorantes sans origine naturelle et des combinaisons d'arômes donnant une illusion d'authenticité. Plusieurs milliers d'arômes sont disponibles sur le marché. On espère que les contrôles sur les modes de fabrication sont suffisants, pour la santé de tous et aussi pour la planète, notamment en ce qui concerne l'emploi et le devenir des solvants (en termes de déchets).

Des arômes, il y en a donc dans une multitude de produits transformés industriellement. Il faut dire que ces derniers sont souvent tellement fades que les arômes en sont les cache-misère, tout comme le sel qui, en plus, retient l'eau et alourdit artificiellement le produit. « L'arôme de bœuf ? On n'y trouve pas un microgramme de bœuf, évidemment ! », dit en riant un aromaticien [1]. Il en est ainsi pour la plupart des produits industriels, même pour des croissants au goût de beurre.

- *Édulcorants*

Substituts du sucre encore appelés édulcorants

E 950 : acésulfame K

E 951 : aspartame

E 955 : sucralose

Ce sont des édulcorants dits intenses, très présents dans de nombreuses boissons et divers plats ou friandises industriels, notamment dans des produits présentés comme « sans sucre ajouté ».

Effets indésirables

Trop de doutes entourent ces produits quant à leur innocuité réelle, notamment l'aspartame, particulièrement pour la femme enceinte et son bébé. L'intérêt en terme de contrôle du poids n'est pas démontré ; au contraire, selon certaines études (p. 98), les produits *light* pourraient à terme favoriser le surpoids.

Si tous les édulcorants ne sont pas à considérer de la même manière, ici aussi on est en droit de demander plus de science et de nouvelles études d'innocuité. Des études d'impact ont été réalisées depuis sa commercialisation, par les sociétés Searle et Monsanto notamment, à partir de données dites épidémiologiques, mais l'ensemble des problèmes, comme les interactions des

1. Propos rapportés par la journaliste Doan Bui dans *Le Nouvel Observateur* du 11/12/2008.

additifs entre eux ou avec des médicaments, n'a pas été abordé. Qui plus est, les études portent sur des populations qui n'ont pas été exposées à l'aspartame pendant la gestation. De même, le débat est ouvert sur les méthodes scientifiques d'évaluation de l'innocuité du produit. L'aspartame n'est pas un produit neutre puisque dans son rapport, l'Agence française de sécurité sanitaire des aliments (AFSSA) indiquait que certains effets « en particulier de crises convulsives [...] pourraient dans certains cas être le reflet d'une hypersensibilité de certains individus à l'aspartame ou à ses métabolites ». Le manuel Merck, ouvrage de référence pour les médecins, indique pour sa part : « l'absorption modérée d'aspartame pendant la grossesse ne semble entraîner qu'un faible risque fœtal », on aurait préféré pas de risque du tout.

Les différents types d'édulcorants sont :

– les polyols, dont les principaux sont : sorbitol, mannitol, xylitol, isomalt. Ils ne présentent pas de dangerosité démontrée, sauf des troubles digestifs possibles.

– les édulcorants intenses, dont les principaux sont : acésulfame K, aspartame, sucralose, cyclamate, saccharine, thaumatine.

L'aspartame serait nocif en fonction des quantités absorbées. Une étude italienne[1] démontre le risque pour le fœtus de développer par la suite un cancer (leucémie, lymphome et tumeurs mammaires) lorsque la mère a consommé de l'aspartame pendant sa grossesse,

1. Soffritti *et al.*, « Life spanexposure to low doses of aspartame beginning during prenatal life increases cancer effects in rats », *Environ. Health Perspect.*, 115 (9), septembre 2007, p. 1293-7.

en fonction des doses. Si l'étude a été réalisée sur les animaux et qu'elle demande à être confirmée, la moindre des précautions est tout de même d'en tenir compte, et surtout d'informer.

Lors d'une émission sur France 5 avec André Cicolella, « Le Magazine de la santé », cette étude a été portée à l'attention du grand public. J'insistais alors sur deux points essentiels que nous venons d'évoquer : d'une part sur l'inutilité à prendre des édulcorants pour contrôler son poids, et ce même pour les personnes ayant un diabète (p. 99) ; d'autre part le degré de toxicité des édulcorants, notamment de l'aspartame, prête à discussion scientifique. Une dose journalière admissible (DJA) est définie, preuve de l'existence d'un certain degré de toxicité. *A priori*, dans l'alimentation courante, il est difficile d'atteindre le seuil de toxicité. Mais il existe des hypersensibilités individuelles, notamment en cas d'épilepsie comme le rapporte l'AFSSA.

Le problème serait donc encore plus aigu pour les femmes enceintes, avec l'extrême vulnérabilité du fœtus. Des témoignages troublants existent. Rappelons-nous que dans l'analyse des méfaits du tabac, tout avait commencé ainsi par des observations inédites entre tabagisme et cancer du poumon. Il est ahurissant qu'il n'y ait pas un système de recueil de données suffisamment efficient pour les additifs, comme celui qui existe pour les médicaments, permettant aux médecins de signaler les effets secondaires ou indésirables observés. Par ailleurs, au-delà des statistiques, que sait-on réellement des consommations individuelles des personnes ? Certaines, notamment des enfants en pleine croissance, absorbent en excès des boissons *light*, des chewing-gums... sans tenir compte des susceptibilités individuelles : à doses égales, les effets seront plus marquants chez certains que chez d'autres. Enfin, de nombreux industriels mélangent maintenant les édulcorants entre eux, aspartame, acésulfame K, sucralose. La toxicité cumulée de toutes ces substances est-elle suffisamment appréhendée ? La prudence ne s'impose-t-elle pas ?

• *Colorants*

Colorants E 1...

Colorants E 1...
E 102 jaune
E 104 jaune
E 110 jaune orangé
E 122 rouge
E 124 rouge
E 129 rouge
Présents dans de multiples aliments, notamment les bonbons.

Effets indésirables

Ces colorants peuvent provoquer des allergies, favoriseraient l'agitation des enfants déjà hyperactifs, la mention de ces effets sera indiquée sur les produits en contenant grâce à une nouvelle réglementation européenne.

Plusieurs de ces colorants sont interdits dans différents pays comme les États-Unis (E 104, 110, 122, 124), la Finlande et la Suisse (E 102)[1]. Dans la Communauté européenne, pas de problème, ils n'auraient pas la même dangerosité !

Les colorants sont sous surveillance et soumis à une réglementation, mais ils sont pour certains d'entre eux

1. Enquête réalisée par la journaliste Laurence Wittner.

de plus en plus observés avec suspicion. Le simple bon sens ne serait-il pas tout simplement, notamment pour tous les colorants azoïques, de ne pas les avoir dans l'assiette ? Lisez les étiquettes, leur présence est obligatoirement mentionnée. Choisissez en priorité les produits sur lesquels l'emballage stipule clairement « sans colorants », en attendant que la réglementation évolue.

• *Acide benzoïque*

Acide benzoïque et les dérivés de E 210 à E 213, dont le très présent E 211

Il s'agit d'additifs de la famille des conservateurs, présents dans de multiples aliments et boissons.

Effets indésirables

Ce conservateur de synthèse est incriminé dans l'apparition d'allergies pour ceux qui y sont sensibilisés ; associé en plus à certains des colorants précités, il pourrait rendre les enfants plus agités, surtout lorsqu'ils sont déjà hyperactifs. Ils sont inutiles et potentiellement problématiques pour la santé.

Encore des produits dont les industriels pourraient en grande partie se passer, surtout lorsqu'ils sont associés aux colorants alimentaires. Leur présence a été dénoncée à plusieurs reprises, ce qui a conduit certains industriels à ne plus en incorporer dans divers aliments. N'est-ce pas une preuve qu'il est possible d'éviter de l'utiliser ? Aux consommateurs de ne pas acheter ceux qui en contiennent, cela incitera les fabricants à les abandonner définitivement.

De nombreux autres additifs n'ont pas révélé tous leurs secrets. Récemment, des chercheurs ont par exemple montré que les phosphates utilisés comme additif alimentaire pourraient accroître le risque de cancer du poumon (expérience chez l'animal)[1]. Ces phosphates – E 450 à E 452 – modifient la texture de nombreux jambons cuits (il en existe sans ces additifs, p. 199), pains et viennoiseries industrielles. Le célèbre chef cuisinier Joël Robuchon déclare quant à lui que les Services sanitaires de l'État « recommandent (pour les restaurateurs) de ne pas utiliser les colorants et autres additifs[2] », une position intéressante...

• *Acide gras trans*

Acides gras trans étiquetés graisses « partiellement hydrogénées »

Présents dans un grand nombre de produits : des margarines à des concentrations variables à divers biscuits, en passant par des pâtes à tarte, certaines pâtes chocolatées à tartiner...

Effets indésirables

Parmi les effets démontrés sur le plan scientifique, ils sont délétères pour le cœur et les vaisseaux, certains sont incriminés dans l'apparition de cancer du sein, de la prostate et, récemment, une étude indiquait qu'ils pouvaient, pour la femme enceinte, être associés au risque de perte fœtale par dérégulation de certains gènes ! Tout dépend des doses ingérées, mais prudence.

1. Étude à paraître dans l'*American Journal of Respiratory and Critical Care Medecine* par le Pr Hua Jin.

2. Propos rapportés par *TGV magazine* de mai 2008.

Les acides gras trans sont néoformés, c'est-à-dire qu'ils proviennent de la transformation industrielle des graisses végétales. Ils peuvent aussi être issus des produits des ruminants (formation dans le rumen ou l'estomac). Pour ces derniers, le niveau de preuve scientifique de leurs potentiels méfaits reste à préciser.

Pourquoi trouve-t-on tant d'acides gras trans d'origine industrielle dans notre alimentation ? Parce que, peu chers, assurant entre autres une meilleure conservation, ils donnent par exemple un certain craquant à divers produits comme les biscuits ou friandises diverses.

Si les industriels ont pris conscience des effets négatifs de ces produits sur la santé, la pression médiatique aidant, c'est bien évidemment leur degré de consommation qui pose problème, ainsi que leur nature, ceux dits « partiellement hydrogénés » ayant une dangerosité accrue. La multiplicité des aliments transformés qui en contiennent inquiète car le niveau exact de consommation individuelle, quotidienne, notamment pour les enfants, est difficile à évaluer. En revanche, des statistiques existent (AFSSA) et ce sont bien les enfants qui y sont les plus exposés par la consommation de divers biscuits et viennoiseries industrielles qui en contiennent. La seule mesure acceptable est tout simplement de les interdire. C'est une proposition reprise dans le rapport parlementaire d'octobre 2008 : « Faire de la lutte contre l'épidémie d'obésité et de surpoids une grande cause nationale » ; proposition 64 : « Interdire les acides gras trans ». Vous les repérez sur les étiquettes sous les termes d'acides gras ou de graisse, ou même d'huiles végétales « partiellement hydrogénées ».

Moins fréquemment dans nos assiettes

• *Huile de palme*

> **Huile de palme**
> Présente dans une multitude de plats cuisinés, de nombreuses sauces, divers produits chocolatés, viennoiseries industrielles, chips. On en trouve aussi malheureusement dans des produits bio qui ont été transformés.
>
> **Effets indésirables**
> La présence en quantité importante d'acides gras saturés a des effets négatifs sur les vaisseaux sanguins. La culture des plantes dont l'huile de palme est issue déséquilibre également les écosystèmes, limitons donc très fortement sa consommation, pour notre santé et celle de la planète.

L'huile de palme est fortement concentrée en acides gras saturés qui, lorsqu'ils sont consommés en excès, ont des effets délétères sur les artères du cœur et du cerveau. Les acides gras saturés contenus dans l'huile de palme et de coprah sont ceux qui ont le plus d'impact sur le taux de cholestérol sanguin, dans le sens de son augmentation. L'industrie agroalimentaire, à cause de son faible coût de production, en met à profusion dans de nombreux produits, notamment de multiples plats prêts à consommer, des pâtes à tartiner, certains biscuits, viennoiseries et même biscottes. Et cela va en croissant afin de se substituer aux acides gras trans tant décriés.

L'huile de palme est facile à extraire, par pression à chaud des fruits d'un arbre appartenant à la famille des palmiers très présents en Asie. Actuellement, on considère qu'une surface forestière équivalant à un terrain de foot est rasée une fois toutes les minutes pour laisser place à la culture de ces palmeraies en Asie et aussi en Amérique du Sud. On fragilise ainsi les écosystèmes à une heure où la planète doit être protégée d'urgence.

Si, pour les populations locales, la consommation de cette huile est une source nécessaire de gras, la déforestation liée à la surconsommation de ce produit par les Occidentaux, et imposée encore actuellement par les firmes agro-industrielles, est une absurdité écologique, et peu recommandable pour la santé.

Malheureusement, la présence d'huile de palme n'est pas nécessairement mentionnée comme telle sur l'étiquette, et encore moins sa concentration. L'indication « acides gras saturés », « matière grasse végétale, MGV », « huiles végétales », sans autre explication sur l'origine du produit, doit vous rendre méfiant. Il s'agit le plus souvent de ces mauvaises graisses. Il faut absolument choisir des produits à base d'huile d'olive, de colza, de noix, de tournesol et, si on doit prendre un peu d'acides gras saturés, consommez tout simplement du beurre de Bretagne, Vendée, Normandie, issu du lait de vache, ce qui limite en plus les dépenses énergétiques de transport, donc des émissions de CO_2.

• *Soja*

Soja

Présent dans beaucoup de plats industriels transformés et directement dans les yaourts et divers autres produits, comme les steaks hachés (mentionné sur l'étiquette).

Effets indésirables

Ce produit a envahi subrepticement nos assiettes. Pourtant, la consommation de soja n'est pas anodine pour les Occidentaux. En excès, elle pourrait favoriser l'apparition du cancer du sein pour les femmes et diminuer la concentration en spermatozoïdes chez les hommes.

Le soja, une plante de la famille des légumineuses, n'est pas métabolisé de la même manière dans le tube digestif des Asiatiques et des Européens, d'où la différence d'effet. Il pourrait, par l'intermédiaire des phytoestrogènes (xénoestrogènes) présents en grande quantité, favoriser l'apparition de cancer du sein chez la femme occidentale et il est contre-indiqué d'en prendre lorsqu'une telle pathologie survient. Pour les hommes d'origine européenne, la consommation d'aliments à base de soja et d'isoflavones de soja est associée à une plus faible concentration en spermatozoïdes : ces faits sont mis en exergue par une étude américaine, présentée au congrès de l'American Society for Reproductive Medicine (ASRM), à Washington, en octobre 2007 [1].

Ainsi, les hommes consommant le plus d'aliments à base de soja avaient 41 millions de spermatozoïdes/ml en moins que ceux qui n'en consommaient pas. Les pesticides sont aussi incriminés dans cette baisse de concentration ; inutile donc de favoriser cette tendance. Parmi les mesures à prendre de manière préventive, l'arrêt de la consommation de soja procède d'une certaine logique tant que les quantités d'isoflavone ne

1. J.E. Chavarro *et al.*, « Soy food and isoflavone intake in relation to semens quality parameters among men from infertility clinic », *Hum. Reprod.*, juillet 2008.

seront pas mentionnées (recommandation officielle : ne pas dépasser la consommation de 1 mg d'isoflavone aglycone par jour et par kilo de poids corporel). En cas de stérilité dans un couple, en dehors de causes connues et identifiées, la première des interrogations est de savoir si l'homme consomme beaucoup de produits à base de soja.

Pour les Asiatiques, la situation est différente. Les réactions enzymatiques de leurs tubes digestifs pour le transformer n'étant pas identiques à celle des Occidentaux, le soja est au contraire considéré comme un protecteur contre le cancer, notamment du sein chez les femmes, et un protecteur de la prostate chez les hommes.

• *Sulfites ajoutés*

Sulfites ajoutés, E 221 à E 228

Conservateurs présents dans le vin, la moutarde et... de très nombreux produits.

Effets indésirables

Un conservateur pouvant provoquer des allergies ; les sulfites ne sont pas toujours bien tolérés, ils sont parfois à l'origine de maux de tête.

Les conséquences d'un excès d'absorption de sulfites sont à notre sens insuffisamment évaluées. Il y en a trop et partout. C'est pourquoi nous avons sélectionné, dans la deuxième partie de l'ouvrage, des produits qui n'en avaient pas ou le moins possible. Il s'agit pour nous d'un des critères de sélection. Si, par exemple, certaines moutardes n'en ont pas, pourquoi d'autres fabricants en mettent-ils ? Pourquoi les vins bio contiennent-ils bien moins de sulfites ajoutés que de nombreux autres vins conventionnels ? N'est-ce pas la preuve qu'il est possible de diminuer leur usage ? Il faudrait à notre sens revoir la réglementation en limitant les taux de concentration admissible. Pour de nombreux produits alimentaires, l'acide citrique – d'origine naturelle – devrait suffire. Il faudrait aussi, comme pour tous les additifs, que leur concentration soit mentionnée sur les étiquettes ou accessible par Internet sur le site des fabricants.

• *Provenance de Chine*

« Made in China »

Prudence avec le « Made in China ». « Il ne se passe pas un jour sans qu'un produit *made in China* ne fasse l'objet d'une alerte en Europe ou aux États-Unis. Mais il y a plus dangereux que la cafetière qui prend feu ou que l'ours en peluche qui perd ses yeux. De nombreux aliments importés de Chine présentent des risques graves pour la santé[1]. »

Effets indésirables

On ne serait pas exhaustif si l'on voulait dresser la liste des produits indésirables trouvés dans certains aliments en provenance de Chine ; citons cependant les colorants interdits, les moisissures cancérogènes, les métaux comme le mercure, les résidus d'antibiotiques[2].

Une avocate spécialiste du droit alimentaire à Bruxelles affirmait il y a peu de temps[2] : « La mise aux normes occidentales ne se fera toutefois pas du jour au

1. C.-E. Haquet et G. Meignan, « Alerte sur les aliments chinois », *L'Expansion*, n° 722.

2. Katia Lentz interviewée par G. Meignan, *L'Expansion*, n° 737.

lendemain. Les difficultés sont nombreuses. Par exemple, l'État chinois a peu de prise sur les agriculteurs qui, localement, utilisent des pesticides interdits. » Elle a récemment ajouté : « Les industriels chinois viennent maintenant nous demander des formations en sécurité », ce qui est plutôt rassurant. En l'état actuel, votre attitude doit être de vous méfier des produits alimentaires provenant de Chine (p. 72). Malheureusement, l'origine des fruits, des légumes et de certains produits alimentaires n'est pas toujours indiquée, notamment pour les conserves de légumes.

Pourtant, « la Commission européenne voulait rendre obligatoire, en 2009, la mention de la provenance géographique des ingrédients. L'industrie agroalimentaire n'a rien voulu savoir[1] ». Pourquoi ? Selon Olivier Andrault de *UFC Que Choisir* : « L'agroalimentaire devient de plus en plus une industrie d'assemblage de produits venus du monde entier. Mais ça devient plus dangereux quand on se fournit dans des pays tels que la Chine, qui n'ont pas les mêmes règles sanitaires[2]. » Citons aussi François Veillerette, président d'une ONG de défense de la sécurité alimentaire (MDRGF) pour qui, « sans faire d'ostracisme, les faits sont là : il y a une pollution majeure en Chine et des retards dans les contrôles ». Une chercheuse de l'Institut français des relations internationales (IFRI) affirme que « la Chine est confrontée à de gros problèmes d'insécurité alimentaire[3] », dus principalement à une pollution en « pro-

1. G. Meignan, *L'Expansion*, n° 737.

2. Propos d'Olivier Andrault rapportés par le *Midi libre* du 30/11/2008.

3. Propos d'Hélène Le Bail rapportés par le *Midi libre* du 30/11/2008.

fondeur » de l'eau. Par ailleurs, certains pesticides interdits en Europe semblent utilisés en Chine.

Quand on sait que 25 à 35 % des concentrés de tomates consommés en France viennent de Chine, une asperge sur deux, des fraises, des champignons déshydratés...

Prudence, prudence, on attend une attitude plus adaptée – pour ne pas dire plus – de la part des représentants de l'industrie agroalimentaire. Dans l'immédiat, orientez vos choix en priorité vers des produits dont la mention d'origine est indiquée, ou à défaut des produits bio. Heureusement, de grands groupes agroalimentaires que nous avons interrogés renforcent leurs propres contrôles, mais comment détecter des produits types insecticides ou pesticides interdits qui n'ont *a priori* aucune raison d'être recherchés ?

• *Gluten*

Gluten

Élément de nature protéique présent dans le blé, le seigle et l'orge, absent du riz, du maïs et du sarrasin. Le gluten semble trop présent dans l'alimentation au-delà des produits de panification.

Effets indésirables

Les intolérants au gluten développent une maladie inflammatoire du tube digestif (maladie cœliaque) avec des douleurs au ventre, des ballonnements, des fatigues inexpliquées... Des surveillances médicales régulières sont indispensables. Le problème actuel est lié à l'existence de formes d'intolérance *a minima*, pas toujours faciles à détecter, se manifestant le plus souvent par un inconfort digestif (ballonnements, gaz, voire douleurs abdominales).

La consommation de produits de panification ne pose pas, en soi, de problème, sauf pour les intolérants au gluten et pour ceux de plus en plus nombreux dont l'amylase digestive (enzyme découpant l'amidon) n'arrive plus à agir sur les amidons transformés appelés « modifiés » sur les étiquettes. Les transformations agronomiques du blé en un produit hyperprotéiné à fort rendement à l'hectare ne sont probablement pas très judicieuses, car la gliadine présente dans le gluten semble à l'origine de bien des réactions digestives indésirables. L'augmentation de la fréquence de ces troubles et de la maladie cœliaque est préoccupante. Il ne s'agit pas de tomber dans une mode antigluten, mais de limiter sa consommation quotidienne à un peu de pain – bien choisi –, à des pâtes occasionnellement, tout comme les autres dérivés du blé à type de semoule, boulgour, etc. Il est préférable d'éviter de trop consommer des plats transformés qui contiennent du gluten ; leur présence est mentionnée sur l'étiquette. La demande de produits plus protéinés vient des boulangers et des fabricants de pâtes pour assurer une meilleure tenue aux produits. Pourquoi ne pas réintroduire comme autrefois des protéines de fève qui n'ont pas les inconvénients de celles issues du blé ?

Il y a bien sûr bien d'autres produits dont il faudrait se méfier, les nitrites par exemple, mais en termes de bénéfice/risque, la balance penche plutôt vers les bénéfices, en empêchant notamment le développement du botulisme dans les charcuteries. Les doses employées sont heureusement limitées, mais cela n'en reste pas moins un produit peu recommandable. Quant au glutamate, on est surpris de la vivacité des réactions des fabricants de glutamate dès que l'on évoque les possibles effets indésirables de ce produit. Pourtant, rien n'est figé quant aux effets secondaires, et on trouve par exemple peu d'informations sur les interactions entre le glutamate et les autres additifs alimentaires, ni entre le glutamate et les médicaments. Même si la réglementation autorise cet additif E 621 à 624, le sujet des effets secondaires n'est pas aussi clos que certains fabricants voudraient le croire, cela étant vrai aussi pour de nombreux autres additifs.

Liste à avoir sur soi pour faire ses courses :

– E 320 ou BHA ; – Colorants E 102, E 104, E 110, E 122, E 124, E 129 ; – E 214 à E 219 ou P-hydroxybenzoates ; – E 210 à E 213 ou acides benzoïques et dérivés (benzoates) ; – Acrylamide.	Innocuité insuffisamment démontrée scientifiquement, notamment en fonction des quantités ingérées et des associations de produits
E 535 ou ferrocyanure.	Inutile, risque d'allergie * ; interaction avec d'autres additifs alimentaires mal évaluée.
– Édulcorant dont aspartame : E 950 à E 955.	Inutile, innocuité insuffisamment démontrée, notamment pour l'aspartame chez la femme enceinte (risque pour le fœtus) en fonction des quantités ingérées. Études à poursuivre.
« Arôme ».	Arôme de synthèse, pas de toxicité démontrée, mais inutile. Pourrait favoriser les troubles du comportement alimentaire.

Ingrédients de nombreux colas : – « Extraits végétaux » ; – Acide phosphorique ; – Colorant « caramel » et E 150 d.	« Extraits végétaux », information incomplète. Admissible ? Additifs : acide phosphorique à forte dose, perturbe la biologie du calcium dans l'organisme (dose *a priori* difficile à atteindre). Colorant E 150 d : mode d'élaboration non précisé. Certains colorants E 150 d pourraient être issus d'OGM.
Acides gras trans.	Risque pour la santé (pour les acides gras partiellement hydrogénés) de mieux en mieux identifié si consommé à forte dose (risque pour le cœur et les vaisseaux, cancer).
Huile de palme.	Risque pour l'environnement : favorise la déforestation et les destructions des écosystèmes de la planète, excès néfaste pour la santé.
– E 221 à E 228 ou sulfite** ; – Soja ; – Gluten***.	L'excès de consommation peut induire divers troubles pour la santé (en fonction des susceptibilités biologiques individuelles).
« Made in China ».	Beaucoup de doutes sur la présence de résidus de composés chimiques parfois interdits en Europe, donc non recherchés. La situation devrait s'améliorer, mais dans quels délais ?

* Ce risque allergique et d'interaction avec d'autres additifs imparfaitement documenté existe aussi avec de nombreux additifs (même naturels).

** Il s'agit de sulfites ajoutés.

*** Les personnes porteuses d'une maladie cœliaque ne doivent pas prendre du tout de gluten ; pour les autres, seul l'excès d'absorption de gluten pourrait être à l'origine de divers troubles digestifs (flatulence, douleurs abdominales...).

CHAPITRE III

Notre sécurité alimentaire est-elle suffisamment bien assurée ?

La réponse est clairement négative. Pourquoi ne l'est-elle pas suffisamment ?

L'État a mis en place des systèmes de contrôles, des agences[1] et des organismes dont les compétences des membres ne sont pas à remettre en cause. L'Europe s'est également dotée de super-agences. Où se situe alors le problème ? Le système répond en fait mal aux attentes légitimes des consommateurs. On déplore un manque de réactivité, parfois de prise en compte d'informations scientifiques pourtant essentielles, de recommandations adaptées de prudence et d'applications du principe de précaution. La coordination entre les diverses agences qui dépendent de différents ministères est aussi à améliorer. Les modes de fonctionnement des outils sont à redéfinir afin d'assurer une meilleure sécurité sanitaire, les pouvoirs publics semblent d'ailleurs en être de plus en plus conscients. Les instances publiques doi-

1. Agence française de sécurité sanitaire des aliments (AFSSA) ; Institut de veille sanitaire (InVs), etc., pas moins de 13 agences sanitaires existent et il a été décidé de créer un Comité d'animation du système d'agence (CASA). Un vrai millefeuille !

vent, par exemple, en urgence diligenter des études sur telle molécule, tel ingrédient ajouté aux aliments ou certains OGM. Comment a-t-on pu laisser se propager dans l'alimentation autant d'additifs alimentaires (plus de 300), sans que les interactions entre eux soient étudiées ? Cela est bien réalisé dans le domaine des médicaments, pourquoi les additifs de synthèse échapperaient-ils à la règle, sans parler de leurs propres interactions avec les médicaments ? La lenteur à réagir à certaines études dérangeantes, la non-prise en compte de propositions de réflexions concernant de nouvelles méthodes d'études de toxicité des produits est également déplorable. Prenons un exemple. Pour savoir si un produit peut se révéler toxique, on l'injecte ou on le fait ingérer à un animal de laboratoire puis, après un laps de temps défini, on le sacrifie pour l'autopsier et évaluer le degré d'atteinte des différents organes ; pourquoi la méthode qui consiste à laisser vivre l'animal et à observer l'évolution d'un produit sur le long terme est-elle systématiquement rejetée ? N'y a-t-il pas là un manque de rigueur et de curiosité scientifique ?

La plupart du temps, le degré d'innocuité des produits est basé sur des rapports fournis par les industriels dont le cahier des charges peut être incomplet au regard de l'évolution des données scientifiques. Il n'est pas rare, en effet, de constater des lacunes scientifiques. Insistons encore sur le fait que ce n'est pas la nocivité d'un composé chimique qui doit être démontrée lorsqu'il existe un doute sur un produit – cela peut être fort long, avec des risques sanitaires parfois insensés en attendant les résultats –, mais bien l'innocuité qui devrait être établie scientifiquement en toute circonstance par les fabricants, et c'est bien cela qui est malheureusement parfois pris en défaut.

Pourquoi aussi, par exemple, à la suite d'une étude sur la dangerosité potentielle de l'aspartame pour le fœtus, publiée en septembre 2007, faut-il attendre le premier trimestre 2009 pour obtenir une réponse officielle ? Si la dangerosité est avérée, ne regrettera-t-on pas – pour ne pas dire plus – que des mesures de précaution vis-à-vis du fœtus de la femme enceinte n'aient pas été prises ? Au moins l'inscription d'une simple recommandation sur les étiquettes.

Des contrôles d'efficacité inégale

Le retard et la mauvaise coordination des actions sont plus fréquents qu'on ne l'imagine. Lorsque, par exemple, la Direction générale de la concurrence, de la consommation et de la répression des fraudes (DGCCRF) s'est aperçue que des blocs de sel chinois destinés au bétail contenaient du cadmium et qu'« au bout de la chaîne alimentaire, ce métal cancérigène se retrouvait dans les boîtes de pâté [...], les services vétérinaires ont mis plus d'un an pour avertir les éleveurs [1] », affirme un proche du dossier.

Continuons à analyser l'action des pouvoirs publics, autant positive que négative, dans le domaine alimentaire avec quelques exemples.

La DGCCRF a imposé, fin 2008, le retrait du marché « des bouteilles d'eau Source des oliviers et de sodas des marques Taillefine, Oasis, Grand Jury agrumes et Cham-

1. C.-E. Haquet et G. Meignan, « Alerte sur les aliments chinois », *L'Expansion*, n° 722. Les vétérinaires (SNISPV) dénoncent une pénurie de moyens de surveillance.

pion agrumes, en raison d'une pollution de l'eau de source les composant ». On apprenait ainsi que de l'eau non potable pouvait se trouver dans des jus de fruits. Cette information n'a pas transité par un réseau d'alerte destiné aux médecins qui auraient alors pu prendre des mesures immédiates vis-à-vis de leurs patients, mais par une information au grand public par le biais d'un journal économique, *Les Échos*[1], qui poursuivait ainsi : « Des autocontrôles réalisés sur le site de la production de Châteauneuf-de-Gadagne (Vaucluse) ont montré que l'eau de source utilisée pour produire » ces bouteilles « contenait de faibles quantités d'un additif habituellement incorporé dans l'essence ». L'origine de la pollution est encore « inconnue ». Rassurant...

Un autre exemple porte sur certaines méthodes de marketing que la DGCRRF n'a pas laissé passer : le 30 janvier 2008, « la société Kellogg's a été condamnée par le tribunal correctionnel de Bobigny à 15 000 euros d'amende pour "publicité mensongère" à propos des teneurs en matière grasse affichées de janvier 2001 à 2004 sur les emballages de sa gamme Spécial K ». « Le leader des céréales du petit déjeuner a également été reconnu coupable de "tromperie" sur une marchandise, révélée le 6 juillet 2005. [...] La DGCCRF déplorait "la persistance de dérivés trompant le consommateur sur la composition du produit". La société était accusée d'avoir [...] utilisé des logos "de nature à induire en erreur". Au cœur du litige, un logo rouge portant la mention "Le petit déjeuner avec Spécial K, 0 % de matière grasse" (1 % pour d'autres produits).

« Pour l'avocat de Kellogg's », est indiquée dans l'étiquetage « la teneur en matière grasse pour 100 g d'un

1. *Les Échos* du 20/10/2008.

bol de céréales pris à l'occasion d'un petit déjeuner complet, et non la teneur en lipides du produit pur. [...] "Vous diluez le produit dans un petit déjeuner comportant peu de matières grasses, c'est un peu facile !", lui avait reproché le représentant de la DGCCRF[1] ». Depuis, les emballages des produits de cette marque ont heureusement évolué.

La DGCCRF est aussi intervenue au sujet de la diffusion d'huile frelatée. Mais il semble que là, la réaction ait été tardive. Rappelez-vous en mai 2008, *Le Canard enchaîné* alerte sur le fait que de l'huile de tournesol frelatée avait été débarquée dans le port de Sète (huile de moteur mélangée à de l'huile de tournesol en provenance d'Ukraine). Elle y serait arrivée fin février dans les installations de l'usine Sofiprotéol. Selon *Le Canard enchaîné*, cette huile frelatée se retrouvait, depuis le 5 mai, dans « des plats cuisinés, de la vinaigrette industrielle, des conserves à l'huile, ainsi que dans la mayonnaise ». La Direction des fraudes et la Commission européenne ont officiellement donné l'alerte, le 26 avril. Tous les produits susceptibles de contenir cette huile frelatée ont, officiellement, été ôtés des rayons. *Le Canard enchaîné*, dans son édition du 14 mai, indiquait : « Questionnée par *Le Canard*, la DGCCRF, autrement dit la Répression des fraudes, explique que "compte tenu du nombre d'entreprises concernées, il est impossible de connaître le nombre exact de produits retirés". »

Chez Sofiprotéol (marque Lesieur), relate le *Midi libre* en mai, « on minimise considérablement l'affaire. [...] La directrice de la communication du groupe a soutenu que c'était l'industriel qui avait détecté la présence de

1. Communiqué AFP du 30/1/2008, transmis par Radio classique.

cette huile de moteur dans une cargaison arrivée dans son usine de Sète : "Nous avons alors alerté la Direction des fraudes [...]. Le pourcentage repéré était infinitésimal[1]" ».

La cargaison a été débarquée fin février et ce n'est que le 26 avril, soit deux mois après, que l'alerte a été « officiellement » donnée aux consommateurs. Qui s'est réellement aperçu que la marchandise était contaminée ? On n'ose imaginer les conséquences pour la santé si ces produits avaient eu un fort degré de toxicité, même en « quantité infinitésimale ». *Le Canard enchaîné*, quelques mois plus tard, se demandait pourquoi il n'y avait pas eu de poursuites. Nous pourrions multiplier les exemples sur des affaires récentes, ce qui fait dire à Pierre Chandon, professeur de marketing à l'Insead : « si elle ne s'autodiscipline pas, l'industrie agroalimentaire court le même risque que celui du tabac » (*Expansion* de mars 2010).

L'inquiétude concernant la sécurité alimentaire de nombreux produits n'est-elle pas parfaitement légitime ? Le personnel de la DGCRRF fait ce qu'il peut avec semble-t-il un manque de moyens et une soumission à un devoir de réserve. Il ne peut s'exprimer publiquement sur certains aspects de ses activités.

---

1. Propos tenus par Florence Doat-Marot, directrice de la communication du groupe Sofiproteol (Lesieur), rapporté par le *Midi libre* du 15/5/2008.

Dossiers sensibles

Le *Made in China*... est bien suspect. Lorsqu'on a su qu'il y avait de la mélamine dans le lait chinois en septembre 2008, tout le monde a eu l'air surpris. Enfin presque, car les autorités sanitaires savent – et savaient – que cette substance est largement utilisée dans les produits exportés. En effet, des protéines de riz qui en contenaient avaient déjà été interceptées en 2007 et on en avait trouvé dans les aliments pour animaux. Cette substance permet de « surprotéiner » les aliments ; on peut ainsi frauder en ajoutant de l'eau au lait, ce qui donne l'illusion que c'est un pur lait.

Mais bien d'autres risques que la mélamine existent. Au Japon, en octobre 2008, un paquet de haricots verts analysé à la suite de malaises d'une femme qui en avait consommé révélait un taux d'insecticide 34 000 fois supérieur (!) au niveau autorisé. D'autres substances inquiétantes sont retrouvées dans les produits chinois : du chloramphénicol, par exemple, un antibiotique interdit, avait été trouvé dans du miel[1].

Que font les autorités européennes et françaises de santé ? Face à la difficulté et à leur incapacité à contrôler l'arrivée de toutes les substances toxiques dans notre alimentation, elles ont décidé, au niveau européen, de renvoyer la responsabilité de la sécurité alimentaire aux importateurs. Or, elles savent que les importateurs, eux-mêmes, peuvent passer par des organismes certificateurs asiatiques qui, pour certains, disparaissent en cas de problème, comme me l'a affirmé oralement un expert auprès de la Commission européenne.

1. *Que choisir*, n° 434.

Par ailleurs, quand un importateur reçoit un lot et s'aperçoit de son caractère défectueux, que fait-il ? S'ils sont nombreux à suivre la réglementation, il n'est pas exclu que certains aient moins de scrupules que d'autres et commercialisent le produit pour ne pas perdre des centaines de milliers d'euros. Malgré divers contrôles qui, certes, se renforcent, combien de lots de produits passent ainsi à travers les mailles d'un filet bien lâche ? Il existe aussi la fraude organisée : « La contrefaçon alimentaire finance de plus en plus les réseaux du crime organisé » en utilisant par exemple « frauduleusement les codes de certification »[1]. L'inefficacité relative des autorités européennes et françaises risque de nous coûter très cher en terme de santé dans les années à venir. La seule solution dans l'immédiat est de s'organiser individuellement avec un mot d'ordre simple : prudence sur les ingrédients chinois, ou si rien n'est mentionné sur la provenance des produits alimentaires, soyez très méfiants.

Les autorités chinoises affirment vouloir se plier aux normes occidentales en matière de sécurité sanitaire. Y parviendront-elles ? Dans quels délais ? On s'inquiète lorsqu'on lit l'article du correspondant à Pékin du journal *Le Monde* en janvier 2009 : « Les autorités chinoises veulent réduire au silence les parents des bébés empoisonnés par le lait à la mélamine. »

Suggérons à nos autorités des mesures radicales concernant l'ensemble des produits alimentaires en provenance de Chine, comme cela a été fait en France pour la viande bovine d'origine anglaise au moment de la contamination d'une partie du cheptel britannique

---

1. C.-E. Haquet et G. Meignan, « Alerte sur les aliments chinois », art. cité.

par le prion (maladie de la vache folle) : interdire tout simplement les importations et permettre leur réintroduction, progressivement, en fonction des contrôles et de leurs fiabilités. Pourquoi ne pas imaginer un double contrôle, celui d'organismes certificateurs quant au choix des fabricants et de l'importateur, et un autre imposé par l'Europe ou le pays récepteur des marchandises ? Si l'on se donne les moyens techniques et politiques, au niveau de l'Europe, il est possible d'y parvenir. Encore faut-il qu'il y ait une réelle volonté, ce qui reste à démontrer sur le plan politique. Il est indispensable, compte tenu de l'urgence, d'aller au-delà de sempiternelles déclarations d'intention sur l'amélioration des contrôles concernant les importations de produits alimentaires. La réserve vis-à-vis des produits originaires de Chine ne s'adresse pas, bien entendu, au peuple chinois qui en est la première victime (voir pour le lait), mais aux affairistes sans scrupules. Dans l'immédiat, on peut légitimement déplorer l'insuffisance des contrôles sanitaires par les autorités sanitaires.

Un autre exemple de dossier sensible est la commercialisation bien surprenante de la boisson Red Bull. L'histoire de cette commercialisation en France est assez édifiante. Il s'agit d'une boisson dite énergisante, terme qui d'ailleurs n'a aucune signification tant sur les plans scientifique que réglementaire. Elle contient tout simplement de la caféine, qui n'a rien d'énergisant, c'est un excitant. Il y a aussi de la taurine, qui abaisserait le seuil de perception des quantités d'alcool bues, mais pas leurs effets néfastes. L'Agence française de sécurité sanitaire des aliments (AFSSA), consciente de tous ces dangers, rend, entre 2001 et 2006, quatre avis relatifs à la boisson Red Bull. Citons-en quelques éléments. « Confirmant les avis rendus par le Conseil supérieur d'hygiène publique français (CSHPF 1996), ainsi que par des comités d'expertise européens (SCF-CSAH 1999, SCF-CSAH 2003, AESA 2005), l'Agence a considéré que la sécurité d'emploi de cette boisson n'était pas assurée. De plus, l'intérêt nutritionnel n'a pas pu être démontré. »

Pourtant, malgré des avis itératifs défavorables, cette boisson obtient l'autorisation de commercialisation en 2008, « du fait que la boisson est en vente libre dans d'autres États membres de l'Union européenne, le maintien de cette interdiction aurait pu être qualifié de mesure discriminatoire ». Ainsi, une boisson sans intérêt nutritionnel et dont la sécurité n'est pas assurée peut être commercialisée (même si l'autorité européenne, l'EFSA, se veut rassurante – avis du 16/2/09 –, expliquant que les effets négatifs concernant les intéractions entre substances sont « peu probables ») ! Rappelons tout de même que, dans les perspectives sanitaires des années à venir, les enfants d'aujourd'hui seront en moins bonne santé que leurs parents. Est-il responsable de prendre le risque – même limité – d'aggraver la situation sanitaire ? La ministre de la Santé de 2008 avait, rappelons-le, appelé à « boycotter le Red Bull » par mesure de précaution, mais sans pouvoir l'interdire ! Elle avait même fait savoir à Matignon, au Premier ministre, qu'il existait un « faisceau d'indices en faveur de l'existence d'un risque », notamment « des suspicions de décès » en Suède et en Irlande, et des « cas de neurotoxicités » [1]. Malgré tout, la boisson est autorisée et mise sous la surveillance sanitaire des centres anti-poison et de toxicovigilance, mais le problème est que ces centres sont surtout spécialisés dans le traitement des intoxications aiguës ; or, là

1. *Le Figaro* du 16/7/2008.

comme dans de nombreux produits ou ingrédients utilisés par certains industriels, les méfaits peuvent être beaucoup plus sournois et ne se révéler que sur le moyen et long terme. Si les effets néfastes de cette boisson rapportés par les autorités de Santé se confirment en France, il y aura de belles batailles judiciaires en perspective.

Un dernier exemple concerne le bisphénol A, toujours largement employé malgré des doutes de plus en plus précis.

Le bisphénol A est une substance chimique utilisée pour la fabrication des plastiques rigides et transparents. On le trouve dans des bouteilles de boisson en plastique, des biberons et différents récipients de conservation. Il est également présent dans certaines couches de protection intérieure des canettes et de différents emballages contenant aliments et boissons. Il est donc en contact permanent avec les aliments.

La sonnette d'alarme est tirée depuis longtemps concernant les risques sanitaires liés au bisphénol A. Quel niveau de preuve faudra-t-il atteindre pour prendre des mesures radicales ?

Dans un communiqué, l'AFSSA affirme : « L'Autorité européenne de sécurité des aliments a procédé à plusieurs évaluations du bisphénol A en tant que substance destinée à être utilisée dans des matériaux en contact avec les aliments. Dans son dernier avis de janvier 2007, elle a notamment réévalué les effets sur la reproduction et sur le système endocrinien (hormonal) et a établi une dose journalière tolérable (DJT) de 0,05 milligramme par kilo de poids corporel pour cette substance. » L'AFSSA poursuit : « Le 14 avril 2008, l'US-NTP (National Toxicology Program des États-Unis) a rendu public son projet de rapport sur le bisphénol A, dans lequel il conclut que cette substance pourrait avoir des effets sur le développement des fœtus et des nourrissons. Bien que les données soient limitées, les effets observés chez l'animal de laboratoire surviendraient à des niveaux d'exposition proches de ceux rencontrés chez l'homme. » Que fait l'AFSSA ? Elle suit avec « attention » l'évolution de l'expertise scientifique de l'EFSA sur cette substance (selon son communiqué).

En juillet 2008, l'EFSA rend son verdict et donne « un avis rassurant sur les risques sanitaires liés au bisphénol A », précisant que « les nouveau-nés sont capables de métaboliser et d'éliminer le bisphénol A à des doses inférieures à 1 mg par kg de masse corporelle et par jour, soit 20 fois au-dessus de la dose de consommation quotidienne tolérable de 0,05 mg/kg/jour. L'exposition du fœtus humain au bisphénol A est également "négligeable" », selon l'EFSA, la conclusion étant que « la nouvelle évaluation confirme que la marge de sécurité est suffisante, y compris pour les fœtus et les nouveau-nés » (rapporté par l'Agence de presse médicale). Pas de chance, le bisphénol A n'avait pas encore livré tous ses secrets puisque, en septembre 2008, on lui trouvait encore plus d'effets néfastes. On apprenait par une nouvelle étude que « le bisphénol A est aussi associé à des risques de maladies cardiovasculaires et de diabète, ainsi qu'à des anomalies d'enzymes hépatiques », selon une étude britannique publiée dans une revue de référence, le *Journal of the American Medical Association* (JAMA). « La plupart des études sur les effets sanitaires du bisphénol A se sont focalisées sur l'activité œstrogénique qui est bien documentée », soulignent le Dr Lain Lang et ses collègues auteurs de l'étude. « Il a été rapporté des modes supplémentaires d'action, comprenant des dommages hépatiques, des perturbations de la fonction des cellules bêta-pancréatiques et de la thyroïde, ainsi que des effets favorisant l'obésité. » Les données de cette étude « viennent apporter des éléments supplémentaires par rapport aux données chez l'animal suggérant des effets indésirables avec de faibles doses de bisphénol A », commentent encore les auteurs. Faut-il encore attendre alors qu'il existe des alternatives comme le verre ou le carton pour emballer les produits ?

On est bien d'accord sur un point, à savoir que les autorités sanitaires surveillent tout cela de près, notamment le degré de taux de migration des éléments du plastique vers les aliments. Mais, curieusement, certaines études, que nous citons en note[1], ne semblent pas encore prises en considération. La mesure la plus simple n'est-elle pas d'interdire tous les emballages contenant du bisphénol A ? Les biberons en verre ne

---

1. Sarah Jenkins *et al.*, « Oral exposure to bisphenol. A increases Dimethylbenzanthracene-induced mammary cancer in rats », *Environ. Health Perspect.*, 10.1289/11751 (disponible sur http://dx.doi.org/, depuis le 7 janvier 2009). Commentaires d'André Cicolella : « Des rats exposés au BPA *via* la lactation et au DMBA (diméthylbenzanthracène), un hydrocarbure polycyclique aromatique cancérogène très largement présent dans l'environnement, présentent à l'âge adulte un taux plus élevé de tumeurs mammaires et une survenue plus rapide du cancer. Les doses utilisées, 25 et 250 µg BPA/kg/j, sont de l'ordre de la dose journalière admissible actuelle (50 µg BPA/kg/j). »

M. Fernández *et al.*, « Neonatal exposure to Bisphenol A alters reproductive parameters and gonadotropin releasing hormone signaling in female rats », *Environ. Health Perspect.*, 10.1289/0800267 (disponible sur http://dx.doi.org/). Commentaires de André Cicolella : « L'exposition néonatale (de 1 à 10 jours après la naissance) du rat femelle se traduit par une altération des paramètres de la reproduction (avancement de l'âge de la puberté et diminution du cycle) et du fonctionnement du système neuroendocrinien (hypothalamus-hypophyse). »

seraient-ils pas plus sûrs ? Est-il opportun de laisser les femmes enceintes, puis les nourrissons, en contact avec le bisphénol A, alors qu'il est possible de faire autrement, comme au Canada ? Le bon sens échappe-t-il à ce point aux experts ? Au-delà des marges de sécurité, que dire de l'effet d'accumulation de tous ces produits chimiques indésirables dont les conséquences sont insuffisamment documentées ?

Heureusement, à la suite de la sensibilisation par les actions du Réseau Environnement Santé, les parlementaires ont voté la suspension de la commercialisation des biberons à base de bisphénol A, l'étape suivante étant d'interdire complètement ce composé dans l'ensemble des plastiques alimentaires.

Quel contrôle démocratique sur les agences de sécurité sanitaires ?

On peut être, par exemple, légitimement surpris que l'Autorité européenne de sécurité alimentaire (EFSA), dont les recommandations sont généralement suivies par la Commission européenne et nombre d'agences de sécurité nationale (AFSSA en France), donne des avis positifs sur la culture des organismes génétiquement modifiés, alors que bien peu d'études sont financées par les pouvoirs publics dans ce domaine (p. 108).

Autre exemple : pourquoi l'aspartame, cet édulcorant proposé pour se substituer au sucre, n'a-t-il pas bénéficié de nouvelles études d'innocuité diligentées ici aussi par les pouvoirs publics ? Celles présentées aux autorités l'ont été, on l'a dit, par les fabricants dans les années 1985, époque où le principal fabricant Searle avait été racheté par Monsanto. Des études dites épidémiologiques ont été analysées depuis, mais l'idéal serait de faire faire des études réellement indépendantes, qui permettraient de lever – ou de confirmer – certains doutes.

Quant à l'AFSSA, certaines de ses missions devraient être redéfinies. Lorsqu'elle donne des avis défavorables, comme pour le Red Bull, ses recommandations ne sont pas suivies d'effets (elle se satisfait ensuite officiellement des précautions prises). Dans d'autres domaines, comme pour le bisphénol A, elle attend les conclusions de l'Autorité européenne de sécurité, sans avoir même besoin de les traduire, car les rapports de l'EFSA sont disponibles en français ! Enfin, lorsqu'on interroge la direction de l'AFSSA de façon précise afin de connaître la liste des ingrédients d'un produit, on n'obtient pas de réponse à la question (p. 39).

Heureusement, l'AFSSA a d'autres missions et, encore une fois, la qualité de ses membres et la transparence ne sont pas à remettre en cause, mais l'outil ne devrait-il pas être utilisé différemment ? N'y a-t-il pas trop d'agences et d'organismes dépendant de trop de ministères ? Comment coordonner efficacement la sécurité sanitaire ? Il est encourageant que l'AFSSA et l'AFSSET (Agence française de sécurité sanitaire de l'environnement et du travail) fusionnent. La sécurité sanitaire de nos aliments doit se situer au-dessus de certains lobbies qui semblent pouvoir influencer les décideurs politiques (voir sel, p. 83).

Les allégations santé des aliments sont-elles suffisamment encadrées ?

Une allégation, selon la définition admise pour l'alimentation, est un message figurant sur certains emballages alimentaires qui fait état de propriétés sanitaires de l'aliment ou de ses composants, propriétés nutritionnelles notamment.

Le directeur du BVP (Bureau de vérification de la publicité) explique : « Nous demandons aux entreprises si elles ont la capacité de prouver ce qu'elles avancent, mais nous ne vérifions pas les allégations et nous ne ferons pas car cela triplerait notre budget de fonctionnement[1]. » De fait : « Jusqu'à présent, un industriel qui met un produit sur le marché n'a pas obligation de fournir les preuves scientifiques qui sous-tendent les allégations qu'il utilise. L'évaluation des allégations est réalisée au niveau national *a posteriori*, c'est-à-dire une fois le produit déjà sur le marché. Ainsi, en France, en cas de doute sur la pertinence d'une allégation et sa nature à "tromper le public", la DGCCRF (Direction générale de la concurrence, de la consommation et de la répression des fraudes) saisit l'AFSSA. L'Agence évalue alors le dossier fourni à la DGCCRF par l'industriel. Ce dispositif d'évaluation *a posteriori* est, à terme, destiné à disparaître », selon l'Agence française de sécurité sanitaire des aliments (10 octobre 2008). Quand ? Rien n'est précisé. Ainsi, les industriels ont encore de beaux jours devant eux... tandis que, parallèlement, se développent de nouvelles formes de marketing parfois bien surprenantes. Heureusement, l'Europe souhaite mettre

1. Propos rapportés par F. Amalou, *Le Monde*, 26/8/2005.

bon ordre dans les allégations. Espérons qu'elle y parviendra réellement et dans des délais raisonnables.

Le Plan national nutrition santé (PNNS) a permis de sensibiliser et de montrer l'engagement des pouvoirs publics vis-à-vis du problème du développement du surpoids et de l'obésité en France. Tout le monde a retenu ce slogan de consommer « 5 fruits et légumes par jour », qui a le mérite de sensibiliser sur l'importance d'une alimentation équilibrée. De grands groupes industriels s'offrent des services d'agences capables de les aider à élaborer des « chartes » d'engagement nutritionnel dans le cadre du Plan national nutrition santé. On reste perplexe. Faut-il une charte pour améliorer les pratiques et les composants nutritionnels des produits élaborés par certains groupes ; est-ce à dire que ceux proposés jusqu'à présent n'étaient pas satisfaisants ?

Par ailleurs, des membres d'organismes publics collaborent avec des industriels, mais ne risque-t-on pas d'entretenir une confusion des genres (conflits d'intérêts) ? Des règles mieux adaptées ne devraient-elles pas être élaborées ? Demander l'avis de personnes travaillant dans le public peut être judicieux, mais cela devrait être déconnecté d'une possible exploitation marketing.

Les politiques sont-ils suffisamment déterminés pour faire avancer rapidement la législation ?

Attardons-nous sur trois dossiers : le sel, les acides gras trans et les nanoparticules.

Les risques d'une consommation excessive de sel sont parfaitement connus, scientifiquement validés, notamment concernant la majoration du risque d'accidents cardiaques et vasculaires pouvant atteindre le cerveau. Pourtant, Pierre Meneton, chercheur à l'Inserm, a subi les foudres d'industriels pour avoir dit : « Le lobby des producteurs de sel et du secteur agroalimentaire industriel est très puissant. Il désinforme les professionnels de la santé et les médias. » Ils ont été heureusement déboutés de leur plainte en diffamation. Que proposent les décideurs politiques en la matière ? « Toute la stratégie est orientée, en plus des conseils formulés dans les divers documents du PNNS (limiter la consommation de sel), vers une démarche volontaire des acteurs économiques de réduire la quantité de sel dans les préparations industrielles ou artisanales », selon le chef de cabinet du ministre de la Santé dans un courrier transmis à Pierre Meneton en 2008. Pour ce chercheur, « 90 % du sel se trouve dans les aliments transformés », c'est-à-dire dans les plats et les produits industriels pour en relever le goût. « C'est une surconsommation importante. L'Agence française de sécurité sanitaire des aliments (AFSSA) a préconisé en 2002 d'en réduire les doses. Cela n'a débouché sur aucune mesure ! Les groupes agro-industriels utilisent de grandes quantités de sel sans en mentionner les effets sur la santé. Exposer quelqu'un à son insu à un risque avéré relève du délit de tromperie aggravée[1]. » La mesure proposée par les décideurs qui consiste en l'autorégulation des comportements industriels est surprenante. Il en est de même pour les publicités alimentaires. La suppression des publicités de certains aliments visant les enfants n'est plus d'actualité depuis décembre 2008, le principe étant ici aussi celui d'une « démarche volontaire des profes-

1. *Le Nouvel Observateur* du 11/12/2008.

sionnels[1] ». Cette approche d'autorégulation et de « démarche volontaire » tient-elle d'une nouvelle forme d'approche politique ? Pourquoi existe-t-il, alors, des lois et des règlements s'il suffit de faire appel à la « démarche volontaire » des personnes ? Le fait de ne pas réglementer ou insuffisamment ne sera-t-il pas historiquement considéré comme irresponsable et donc coupable ?

Pour les acides gras trans (p. 53), des alertes ont aussi été émises par différentes études. En 2008, de nouveaux risques ont été mis en avant, comme nous l'avons énoncé dans les pages précédentes. En août 2008, rappelons-le, apparaissait une proposition de loi (n° 1015) secondaire au fait que « plusieurs études ont révélé que ces acides gras "trans" ont de graves conséquences sur la santé des consommateurs ». En octobre 2008, on appréciait la position de la députée Valérie Boyer, présentant dans le cadre de ses fonctions à la Commission des affaires culturelles, familiales et sociales de l'Assemblée nationale, un rapport proposant logiquement « l'interdiction de ces acides gras trans » (proposition n° 64[2]). Il s'agit d'une des propositions pour assurer la prévention de l'obésité. On attend les mesures d'application qui sont de la responsabilité des décideurs politiques. La décision de suivre la recommandantion 64 du rapport est d'autant plus facile à prendre que les industriels ont déjà pour beaucoup réduit les concentrations d'acides gras trans.

1. 1er décembre 2008 : « Il n'est plus question de supprimer les publicités télévisées de certains aliments visant les enfants comme le réclamait la ministre de la Santé, Roselyne Bachelot, début février » ; rapporté par l'Agence de presse médicale.

2. Rapport d'information n° 1131. Assemblée nationale XIIIe législature. Commission des affaires culturelles. Présenté par Valérie Boyer.

Les nanoparticules sont, comme leur nom l'indique, des éléments à l'échelle des nanomètres, c'est-à-dire du milliardième de mètre. Ces toutes petites particules produites par des industriels nous envahissent subrepticement depuis quelques années parce que la réglementation n'est pas adaptée et n'a pas anticipé leur application dans différents domaines. Elles sont utilisées pour renforcer la résistance des matériaux, assurer aussi une meilleure adhésion de substances ; on les emploie déjà en cosmétologie... mais il semble bien qu'on les utilise aussi dans l'alimentation même si, en théorie, tout fabricant est tenu d'en informer les autorités de santé publique. Qui vérifie si des arômes de synthèse ne sont pas déjà fabriqués avec des nanoparticules pour assurer un prolongement des saveurs – artificielles – en bouche ? Si des fabricants de friandises ne l'utilisent pas déjà pour assurer un meilleur étalement du chocolat sur les barres de céréales, ou pour leurs nougats ?

Or, de l'aveu même des physiciens spécialistes de la question, l'impact des nanoparticules sur la santé est mal évalué. « Les études sur la toxicité de ces corps minuscules sont encore peu nombreuses et n'ont été menées que sur des modèles animaux. Elles font apparaître, néanmoins, que les dangers sont réels », fait remarquer Pierre Le Hir (*Le Monde* du 12/2/08).

Le physicien Louis Laurent, diplômé de l'École polytechnique, docteur ès sciences, indique que « la réglementation actuelle n'est pas adaptée. Elle est fondée sur la notion d'espèce chimique (le niveau de toxicité) et de masse (le niveau de dangerosité). Or, il est désormais établi que l'activité d'une nanoparticule dépend aussi d'autres paramètres, comme sa surface et sa forme, et sans doute aussi des impuretés qui se collent à sa surface, d'où le risque de voir les nanoproduits "passer à travers les mailles du filet" de la réglementation. Par exemple, le carbone est en général une substance anodine, non dangereuse et traitée comme telle par les diverses réglementations. Mais celui-ci existe aussi sous la forme de nanotubes (fibres de quelques nanomètres de diamètre) ou de fullerènes (assemblage sphérique d'atomes de carbone). Ces assemblages ont des propriétés physiques spécifiques, et on s'interroge sur leur toxicité. Pourtant, actuellement, du point de vue de la réglementation, il s'agit de carbone[1] ».

Le devenir de ces nanoparticules dans l'organisme est insuffisamment étudié. Elles peuvent provoquer des réactions insoupçonnées, peut-être modifier l'immunité et avoir des effets pathologiques à long terme. Ici aussi, il y a un manque d'évaluation scientifique des effets de ces nanoparticules, alors que les industriels s'emparent largement de cette nouvelle technologie. L'Agence française de sécurité sanitaire de l'environnement et du travail (AFSSET) indique pourtant, le 10 octobre 2008, qu'il n'est « pas possible d'exclure à cette date l'existence d'effets néfastes [des nanoparticules] pour l'homme et l'environnement », et recommande donc « l'application du principe de précaution » à l'égard de ces matériaux. Il faut savoir qu'environ 2 000 nanoparticules sont déjà commercialisées et on apprécie les mises en garde de l'AFSSET, à savoir que l'utilisation de cette nouvelle forme de matériaux ne soit permise que lorsque leur innocuité sera parfaitement établie. Il ne s'agirait pas de se retrouver, une fois de plus, dans la situation où de possibles effets négatifs sur la santé fassent l'objet

1. Louis Laurent, *Nanotechnologies : une nouvelle forme de vie va-t-elle émerger ? : 68 questions à Louis Laurent, physicien chimiste*, Paris, Spécifique Éditions, 2007.

d'études épidémiologiques *a posteriori*, comme on le constate trop souvent. N'est-ce pas tout simplement une démarche de bon sens ?

Voilà, vous pouvez prendre votre destin en mains sans attendre une réglementation plus stricte qui tarde à venir car, aux yeux de nombreux experts, il est inutile de s'inquiéter à propos d'alertes encore incertaines... Propos similaires qui avaient été tenus à l'époque pour l'amiante, le tabac, etc., qui sont des évidences de toxicité aujourd'hui ! Plus de sciences, plus de contrôles et plus d'études afin de ne pas se contenter des dossiers fournis par les industriels ; et, dans le doute, des mesures de précaution à prendre avec une priorité absolue pour les femmes enceintes, leurs bébés, et les nourrissons à la vulnérabilité extrême.

Le Réseau Environnement Santé, qui est en train de se mettre en place avec l'aide de plusieurs scientifiques, a vocation d'assurer une veille indépendante pour vous aider, en plus des organismes officiels chargés de la surveillance sanitaire. Il ne faut pas non plus oublier la vigilance de nombreux journalistes. « La tradition du secret, la volonté de protéger la filière freine la transparence [...]. Le public n'en a été averti que par les indiscrétions parues dans la presse. » Selon Marc Payet du journal *Le Parisien*. Ce n'est qu'un exemple...

Chapitre IV

Les dix astuces pour mieux contrôler votre poids. Être mince et en forme

Le contrôle du poids passe, aussi bien pour les adultes que pour les enfants, par des mesures simples. Quant au bien-être, il ne peut pas être compatible avec une alimentation déséquilibrée. Les dix conseils suivants vont vous aider à vous sentir mieux et plus en forme.

Mastication : quand le défaut de mastication mène au surpoids

La mastication produit une dépense énergétique par l'action des différents muscles de la mâchoire, les masséters. On aurait tort de la négliger car il a été calculé qu'une mastication régulière et satisfaisante entraînait une dépense calorique telle qu'elle pourrait faire perdre jusqu'à 5 kg de graisse corporelle par an [1] !

1. Selon une étude de J. Levine parue dans le *New England Journal of Medecine* en 1999 (n° 27, vol. 341), où il était indiqué une augmentation de la dépense énergétique de base d'environ 20 % en

La mastication est indispensable pour stimuler la salivation, améliorer la digestion et assurer un bon degré de rassasiement. Plus on mastique les aliments, moins on mange, comme vient encore de le démontrer une récente étude[1]. Le fait de manger trop vite est considéré comme un comportement alimentaire « déviant » et associé au surpoids, aussi bien chez les hommes que les femmes. Or, tout pousse à vite absorber les aliments mous que l'industrie agroalimentaire fabrique aujourd'hui, associé à un temps insuffisant consacré aux repas, ce qui est inadapté sur le plan biologique. Ainsi, dès le matin, sont proposées des céréales du petit déjeuner qui perturbent le comportement alimentaire, car ces produits, souvent tout simplement gobés, favorisent un degré de satiété modéré en partie liée à une mastication insuffisante.

Cette action mécanique de mastication propre aux mammifères permet, en outre, d'extirper tous les arômes naturels des aliments, lorsque ceux-ci sont de bonne qualité. Or, on sait aussi par différentes études qu'il y a une moindre recherche de nourriture, et donc un meilleur contrôle du poids, lorsque les aliments de notre assiette exhalent toutes leurs subtilités aromatiques.

S'il faut faire fonctionner ses masséters, inutile pour autant de se transformer en ruminant avec chewing-gum, le plus souvent bourré d'additifs chimiques bien suspects (p. 111).

---

mastiquant par exemple du chewing-gum, tout dépend néanmoins bien sûr du temps de mastication.

1. K. Maruyama *et al.*, « The joint impact on being overweight ofself reported behaviours of eating quickly and eating until full », *BMJ*, 337, 2008, p. 2002.

Boire de l'eau, une évidence trop souvent oubliée

L'individu est fondamentalement programmé sur le plan génétique pour boire de l'eau. Cette eau est indispensable aux cellules de l'organisme et à son bon fonctionnement.

Une consommation d'eau insuffisante peut entraîner un certain degré de déshydratation qui lèse les cellules et favorise le vieillissement. Le problème majeur de nos jours est la sous-consommation d'eau au profit de jus de fruits divers, thés glacés embouteillés et de différents sodas sucrés ou *light*, notamment par de nombreux adolescents et jeunes adultes. Tous ces produits induisent de multiples troubles du comportement alimentaire. L'homme n'est pas fait pour boire des produits sucrés liquides, car alors il ne sait plus quand il a réellement faim, ni même soif. Cela favorise les troubles du comportement alimentaire à l'origine de bien des surpoids.

En revanche, la consommation d'une boisson chaude le matin, à type de lait, de thé ou de café sans sucre ajouté et sans édulcorant est tout à fait légitime, de même que les potages du soir ou un thé vers 17 heures. En dehors de ces situations, il est important de ne pas tomber dans les pièges marketing des boissons dites « rafraîchissantes » sans alcool (BRSA) selon la dénomination réglementaire. Introduites il y a seulement quelques décennies dans notre quotidien et présentées de nos jours comme indispensables, elles ont participé et participent au développement du surpoids et de l'obésité dans les populations, en favorisant notamment une confusion majeure entre le boire et le manger.

Toutes ces boissons fortement concentrées en sucre

ou en édulcorants, mais aussi pour certaines en sel, ne vous désaltèrent pas. Pour certains sodas, essayez simplement de les consommer à température ambiante, vous verrez qu'ils sont infects. Les fabricants vous recommandent de les boire frais ou glacés uniquement pour vous donner une impression de fraîcheur en bouche, mais seule l'eau vous désaltérera.

ÉVITEZ LES PRODUITS « PLAISIR » D'ORIGINE INDUSTRIELLE

Attention à de nombreux produits industriels présentés comme procurant du plaisir. Il ne s'agit pas d'une bonne poire ou d'une viande tendre, mais de produits industriels comme les friandises, barres chocolatées fourrées avec divers ingrédients (caramel, nougat), barres de céréales, différentes pâtes à tartiner, etc.

Des concepts commerciaux sous-tendent leurs ventes. L'un d'entre eux est celui du plaisir, mais d'un plaisir orienté, formaté, que l'on pourrait tout simplement qualifier de « plaisir conditionné ». La stratégie marketing est subtile, les moyens de publicité effrénés. Des ingrédients d'un intérêt nutritionnel parfois médiocre, mais qui flattent les sens, sont incorporés : gras, saveurs sucrées, arômes, et divers additifs assurant textures et couleurs attrayantes. Ce type de produits participe bien évidemment au développement du surpoids et de l'obésité (même si sont présents des ingrédients « allégés »). Ils favorisent les troubles du comportement alimentaire, le grignotage, ou se substituent à des aliments nécessaires pour l'équilibre alimentaire. La consommation de ces produits réduit en effet *de facto* l'apport d'aliments sains, notamment de fruits et légumes.

L'aliment plaisir, le vrai, si on est attiré par le sucré, devrait être tout simplement par exemple un fruit bien mûr, des fruits secs de temps en temps, un gâteau maison sans colorant. Pour ceux qui sont attirés par le salé, pourquoi ne pas s'orienter vers du jambon ou du fromage de qualité avec un peu de bon pain.

Dans le rapport d'information parlementaire présenté par la députée Valérie Boyer[1] qui propose de faire de la lutte contre l'obésité et le surpoids une grande cause nationale, a été suggérée une taxe dite « taxe obésité » contre un certain nombre de produits industriels sans intérêt sur le plan nutritionnel. Ce type de proposition est récurrent, mais sans chance d'aboutir compte tenu de l'influence probable d'un certain nombre de lobbies ; de plus, sa mise en application peut se heurter à des difficultés d'exécution. Mais cette proposition a le mérite de pointer du doigt et de stigmatiser les produits trop gras, trop sucrés, trop salés que sont toutes ces friandises et certains autres produits industriels. Il n'a nullement été question d'envisager de taxer la choucroute ou le cassoulet ! C'est donc bien au niveau de ce genre de denrées industrielles et de boissons que se situe l'un des problèmes majeurs de l'alimentation contemporaine. En effet, une certaine forme d'alimentation industrielle participe avec d'autres facteurs à l'épidémie de surpoids et d'obésité. Quelques économistes plaident néanmoins pour cette mesure, la taxe, en avançant, études à l'appui[2], que plus la « *junk*

---

1. Rapport d'information n° 1131. Assemblée nationale. XIIIe législature. Commission des affaires culturelles. Présenté par Valérie Boyer.

2. Pierre Dubois a écrit différents articles sur le sujet dont « Contre la progression de l'obésité, ayons le courage de taxer la *junk food* », *Le Monde* du 25/9/2007.

food » serait taxée, plus il sera dissuasif de l'acheter. Cela serait probablement vrai si le prix du hamburger était multiplié par dix. Mais ce système a aussi ses limites, comme le montre la hausse du prix du tabac n'empêchant pas 30 % des Français de continuer à fumer ; nous sommes d'ailleurs dans ce domaine le mauvais élève de l'Europe. L'impact des taxes serait à n'en pas douter minime et peu dissuasif et risquerait tout simplement de réduire le budget consacré aux fruits et légumes. Une telle mesure pourrait donc se révéler parfaitement contre-productive.

ÉVITEZ LES PRODUITS CONTENANT DES ARÔMES DE SYNTHÈSE ET DES CONSERVATEURS

Il faut bien avoir conscience que les arômes de synthèse, au-delà du fait que ce sont les cache-misère, avec le sel, d'une certaine forme d'alimentation industrielle fade et sans saveur, sont susceptibles de leurrer l'organisme et notamment le cerveau. Toute perturbation dans les messages issus des papilles gustatives parvenant aux différents centres régulateurs du cerveau peut favoriser, en retour, des troubles du comportement alimentaire, ce qui a comme conséquence des dérégulations quantitatives des consommations alimentaires (manger en excès sans réelle faim). Nous avons constaté, au cours de multiples consultations de nutrition, que le simple fait de conseiller aux personnes ayant des difficultés à gérer leur poids de laisser de côté les produits transformés industriellement, de prendre le temps de mieux choisir les produits alimentaires, de préparer eux-mêmes leurs plats mais aussi de manger lentement et dans le calme, permet une diminution spectaculaire des troubles du comportement et du poids, et cela sans même suivre une approche spécifiquement calorique.

Limiter très fortement la consommation des produits à base d'arômes de synthèse doit donc devenir une priorité pour tous, notamment pour assurer un meilleur contrôle du poids.

Concernant les conservateurs utilisés dans l'alimentation humaine, il semblerait, au-delà de leur degré de toxicité potentielle pour certains d'entre eux en fonction des doses absorbées (p. 31), qu'ils favorisent le surpoids et l'obésité. Par quel mécanisme, vous demandez-vous ? Ils empêcheraient la dégradation des graisses absorbées en énergie ; ainsi, ces graisses non utilisées seraient dès lors tout simplement stockées dans l'organisme, notamment dans les vaisseaux sanguins, ce qui contribuerait à les boucher et au développement des maladies du cœur et des vaisseaux, cause majeure de mortalité en Europe. On est en droit d'attendre des études complémentaires sur ce sujet des conservateurs, mais financées par les pouvoirs publics.

Manger légèrement le soir pour mieux contrôler votre poids

Schématiquement, on peut considérer que tout ce qui va être consommé en excès le soir va être stocké par l'organisme, notamment tous les produits avec sucre ajouté. Il ne s'agit pas de bannir les produits naturellement sucrés comme les fruits ; au contraire, leur consommation est bienfaitrice grâce à l'apport en divers vitamines, minéraux, fibres, et le sucre des fruits correspond à du fructose dilué qui est assimilé lentement.

Ce sont bien les produits avec sucre ajouté, et notamment les divers desserts lactés, friandises, barres chocolatées fourrées, biscuits de toute sorte, dont il faut absolument réduire la consommation. L'excès de sucre absorbé se transforme en graisse, notamment au niveau du ventre.

Alors, comment faire pour éviter d'avoir trop faim en fin d'après-midi ? Il faut manger suffisamment dans la journée, au besoin prendre une collation à heure fixe vers 17 ou 18 heures et ne pas se tromper de boisson, boire de l'eau ! Il sera ainsi possible de parvenir plus serein au repas du soir et de prendre un dîner léger.

Trop de personnes ont tendance à faire l'inverse, se restreindre de façon inappropriée dans la journée, ce qui ne peut que provoquer des fringales de fin de journée. Le repas du soir risque dès lors d'être trop copieux, suivi d'une culpabilisation qui favorise le stress... et le surpoids ! Pour les enfants et adolescents, la démarche n'est pas la même ; il faut adapter les repas en fonction de ce qui a été consommé le midi à la cantine.

Limiter le sucré, le gras et le salé

Cette mesure largement diffusée dans le cadre du Plan national nutrition santé (PNNS) est bien sûr indispensable ; la relation entre obésité et mode alimentaire est évidente. Qui oserait dire aujourd'hui que la cigarette n'a pas des effets nocifs sur la santé ? Un discours différent est proposé, notamment par l'intermédiaire de certains médecins ou scientifiques, car, pour vendre, il ne s'agit pas de diffuser un discours modérateur. Ils expliquent qu'ils ont affaire à des gens adultes, capables de comprendre les messages et de se contrôler ; ils réussissent même à utiliser le fameux PNNS à des fins marketing, on l'a vu (p. 81).

De nos jours le sucré est consommé en excès de façon indirecte (p. 287), car présent de façon souvent insoupçonnée et en quantité dans de nombreuses préparations et boissons ; des travaux montrent qu'il est à même de provoquer de véritables dépendances (étude chez l'animal). Ainsi, par exemple, lors du dernier congrès annuel du Collège américain de neuropsychopharmacologie en 2008, il a été expliqué qu'à la suite d'une nouvelle étude, en manipulant les apports en sucre, on peut induire des changements de concentration du taux cérébral de dopamine (neurotransmetteur du cerveau participant à la commande des réactions émotionnelles et intellectuelles). Et les auteurs de conclure que, chez l'homme, les modifications du taux de sucre ingéré « pourrait jouer un rôle clé dans la mise en place de troubles alimentaires [1] ». Consommez moins de sucre est une priorité, en limitant notamment l'achat de nombreux produits industriels et en remplaçant le sucre non pas par des substituts, mais par de la cannelle par exemple.

Quant au salé, certains industriels en abusent pour relever leurs produits fades. Ainsi, selon diverses enquêtes [2], il apparaît que de nombreux industriels font des efforts insuffisants pour limiter la concentration de sel dans leurs produits alimentaires. Il faut dire que le salé

1. Communication de Bart Hoebel en décembre 2008 au congrès annuel du Collège américain de neuropsychopharmacologie.

2. *60 millions de consommateurs* de novembre 2008.

fait manger et aussi boire des boissons sucrées. Selon un de mes confère, le Dr He[1], ayant participé à une étude anglaise, si les enfants de 4 à 18 ans diminuaient de moitié leur apport en sel, cela entraînerait une baisse de leur consommation des boissons sucrées, donc aussi des apports caloriques. « Non seulement la réduction de l'apport sodé réduirait la pression artérielle chez l'enfant, mais elle pourrait aussi jouer un rôle pour réduire l'obésité. » Et de poursuivre : « À la fois l'hypertension artérielle et l'obésité augmentent le risque d'accident vasculaire cérébral et d'infarctus. Il est donc important que les enfants mangent peu salé afin de réduire le risque d'avoir un de ces accidents plus tard dans leur vie. »

L'excès de sel dans l'alimentation contemporaine est un problème qui, comme nous l'avons vu, est insuffisamment pris en compte par les décideurs politiques. Pourtant, il est bien identifié comme étant un des facteurs majeurs du risque dit cardiovasculaire. La consommation moyenne de sel est en moyenne de 8,5 g par jour et par habitant, alors qu'elle ne devrait pas dépasser les 5 g quotidiens. Réduire les apports en sel est une mesure qui doit s'appliquer à tous, en limitant notamment la consommation des plats industriels, mais aussi du pain.

Concernant la matière grasse, elle donne de l'onctuosité aux plats industriels, d'où certains abus. Cela contribue, par la charge calorique apportée, à favoriser l'émergence de l'obésité. Celle-ci est liée avant tout à une nourriture et des boissons inadaptées, associées également à des facteurs génétiques et à la sédentarité.

---

1. Analyse à partir de la « National Diet and Nutrition Survey ». À signaler aussi de He et Mc Gregor « Salt and mortality », *J. Gen. Intern. Med.*, 23 (11), novembre 2008, p. 1928.

Partout dans le monde, l'apparition d'une certaine forme d'alimentation industrielle a provoqué, dans les pays où elle s'est développée, surpoids et obésité associés, qui plus est, à différentes formes de malnutrition. La responsabilité de certains additifs alimentaires commence aussi à être de mieux en mieux appréhendée.

Pas de *light*, il peut faire grossir

Les produits *light*, notamment les boissons, présentés comme intéressants pour le contrôle du poids, le sont-ils vraiment ? Pourquoi tant de personnes sont-elles dans l'ignorance des études montrant l'effet inverse, que les boissons à base d'édulcorants participent à la progression du surpoids et de l'obésité [1], même si cela paraît au premier abord paradoxal ? Pourtant, les faits sont là, patents : différentes études, concernant notamment l'expérimentation animale aux États-Unis, montre que les animaux qui consomment des édulcorants ont tendance à moyen terme à manger plus (« They eat more [2] ») ; pour l'homme, il y a des statistiques qui ne peuvent mentir. Une édition du *Los Angeles Times* [3] indique qu'en 1987, 70 millions d'Américains prenaient des produits *light* (tous produits confondus) ; en 2000, ils sont 160 millions à le faire et, parallèlement, le nombre d'obèses a doublé aux États-Unis pendant cette

1. Étude américaine, « Correction », auprès de 1 500 personnes suivies pendant 7 ans.

2. Susan E. Swithers, étude sur la saccharine publiée en 2008 dans le *Journal Behavioral Neurosciences*.

3. *Los Angeles Times* du 11/2/2008.

période. Nous pourrions multiplier les exemples, comme celui de l'étude menée pendant huit ans chez les diabétiques, qui montre que ceux consommant des boissons *light* grossissent plus que les autres, étude[1] présentée au 65e congrès de l'American Diabetes Association. Récemment, dans une autre revue scientifique de référence[2], il est indiqué que « la consommation régulière de boissons aux édulcorants de synthèse semble favoriser le diabète de type II... » ; il n'y a pas de conclusion définitive, mais le débat scientifique est ouvert. Ce type d'étude est bien sûr largement passé sous silence, tant elle dérange de nombreux industriels. Par ailleurs, rappelons les interrogations concernant l'innocuité de certains édulcorants pour le fœtus lorsque la mère en consomme pendant la gestation (p. 48). Pour les fabricants « les allégations remettant en cause la sécurité de l'aspartame ont été reconnues sans fondement scientifique » mais lisons le toxicologue du CNRS, Jean-François Narbonne : « les produits dits "light" sont une aberration nutritionnelle, c'est du marketing pur et simple, et je ne comprends pas que certains médecins les recommandent. Le light ne fait pas maigrir, mais perturbe la régulation naturelle de l'organisme » et pour le toxicologue André Cicollella « le doute est suffisamment important pour qu'on retire cette substance (aspartame) de l'alimentation », 2010 TF1.

---

1. Étude américaine, « Correction », auprès de 1 500 personnes suivies pendant sept ans.

2. J.R. Palmer *et al.*, « Sugar sweetened beverages and incidence of type 2 diabetes mellitus in African American women », *Arch. Inter. Med.*, 168, 2008, p. 1487-92.

Mieux dormir et respecter les rythmes biologiques

Si on ne maigrit pas en dormant, il est certain qu'une fonte naturelle des graisses a lieu pendant la nuit, assurant ainsi une certaine stabilité du poids d'un jour à l'autre. En cas de temps de sommeil insuffisant lié à des troubles du sommeil secondaires, par exemple travail en horaire décalé (travail de nuit ou avec réveil précoce ou endormissement tardif le soir), on observe des perturbations des régulations physiologiques avec une désynchronisation des rythmes favorisant un comportement alimentaire anarchique. On a pu identifier aussi que toute dette de sommeil – sommeil insuffisant – a tendance à induire une augmentation de la sécrétion d'une substance appelée ghréline. Cette substance, lorsqu'elle est sécrétée en excès, provoque des pulsions alimentaires. Qui dit pulsion dit une envie très forte de consommer des aliments, même sans faim. On s'est aperçu aussi que la ghréline était sursécrétée en cas de régimes hypocaloriques draconiens, d'où le fameux effet yo-yo.

Bien dormir, avoir un sommeil réparateur permet donc de mieux contrôler son poids, notamment par le biais d'un meilleur comportement alimentaire. Il y a environ un siècle, on dormait en moyenne 1 ou 2 heures de plus par jour qu'actuellement. Ce manque de sommeil engendre bien des fatigues qui elles-mêmes favorisent l'augmentation des apports alimentaires, orientés vers le sucré pour beaucoup de personnes. Les rythmes biologiques semblent aussi perturbés par l'usage exagéré de la climatisation.

L'activité physique nécessaire

Inutile de s'étendre longtemps sur cet aspect. Chacun sait que pratiquer une activité physique majore les dépenses caloriques et que l'augmentation de la masse musculaire qui en résulte induit une dépense énergétique plus grande, même au repos ; il s'agit de ce que l'on appelle le métabolisme de base. L'activité physique devrait donc être quotidienne et suffisante, à choisir selon vos goûts. Il faut aussi, comme beaucoup d'entre vous le font déjà, marcher plus, prendre son vélo, faire de la gymnastique en groupe ou individuellement... En ce qui concerne les enfants et adolescents, comment faire pour ceux qui ne sont pas spontanément attirés vers le sport alors que 18 % des enfants présentent un surpoids et que 41,6 % des plus de 15 ans sont en surpoids, dont 11,3 % d'obèses ? Le psychiatre Patrick Huerre[1] précise que si on présente la pratique sportive comme « un jeu sans obligation de performances, ils prendront du plaisir. S'ils la considèrent comme un exercice imposé, au même titre que les maths ou la grammaire, cela deviendra vite un pensum ».

Il est tout de même aussi frappant de voir comment tout a été fait pour limiter les dépenses énergétiques au quotidien : escaliers roulants, portes s'ouvrant automatiquement, surchauffage, etc.

Voulez-vous connaître la dernière tendance, la prochaine « pilule miracle » ? Il ne s'agit pas cette fois-ci de faire fondre vos graisses avec des composés – dangereux – et qui ont fini par être retirés du marché, ou des compléments alimentaires à base d'éphédrine, dange-

1. Propos rapporté par Stéphanie Trastour, *Le Figaro*, 8/11/2008.

reux aussi, mais toujours malheureusement faciles à se procurer sur Internet, mais de deux molécules appelées Aicar et GW 1516. Chez l'animal – la souris –, elles permettraient d'obtenir l'équivalent d'une forte activité physique sans faire d'effort. Il n'y a pas que vos méninges qui s'agitent déjà à cette information, car « plusieurs multinationales pharmaceutiques ne cachent plus le vif intérêt qu'elles portent à ces travaux [1] »... À suivre, mais ne vous réjouissez pas trop vite, les miracles ne sont que virtuels.

La méditation, à ne pas négliger ?

Il ne s'agit pas d'une approche ésotérique, mais de type comportemental qui a toute sa pertinence. Matthieu Ricard, moine bouddhiste, interprète du dalaï-lama en France, propose que chacun remette de l'ordre dans son esprit [2].

Aux États-Unis, a été mise en avant de façon amusante l'idée que, lorsqu'on avait une pulsion alimentaire, il fallait distraire l'esprit le plus rapidement possible. Cette assertion est pertinente et, dans ce pays à la forte tradition puritaine, il est préconisé tout simplement de réciter une prière. C'est le régime Alléluia qui a fait un certain nombre d'adeptes !

1. Selon J.-Y. Nau, du *Monde*, 3/8/2008.

2. Matthieu Ricard, *L'Art de la méditation*, Paris, Éditions du Nil, 2008.

CHAPITRE V

L'assiette idéale pour la planète

L'assiette idéale pour la planète impose, en termes écologiques, d'assurer la santé de tous et de permettre une gestion de bon sens, notamment concernant les déchets ou les émissions de CO_2. Il existe un consensus pour affirmer qu'une alimentation mieux orientée améliorerait l'état de santé des individus et aussi celui de la planète. Il faudrait pour cela revoir l'alimentation produit par produit : la culture de tomates, pour prendre cet exemple, produites sous serres chauffées ne représente-t-elle pas une dépense énergétique disproportionnée ? Pourquoi ne pas les cultiver en pleine terre comme autrefois, ou sous des serres non chauffées ?

Il est possible, dans bien des domaines, d'agir, et vite, sans être freiné au prétexte qu'il faut protéger des emplois et ne pas trop stigmatiser telle ou telle pratique actuelle. Prendre des mesures appropriées et créer de nouveaux emplois avec de nouvelles orientations est nécessaire et urgent.

Adoptons une approche pragmatique et partons d'un repas traditionnel français, à décliner bien sûr en fonction des goûts et des traditions régionales et culturelles de chacun. Mais auparavant, abordons quelques sujets qui fâchent.

Des questions d'actualité...

Le bio, pour les produits transformés, n'est pas toujours aussi parfait qu'il n'y paraît

Si l'achat du bio est à recommander pour les produits de base et l'achat en circuits courts à préconiser, comportons-nous le plus possible comme des éco-citoyens locavores (achats de vos produits alimentaires provenant d'un rayon de 200 km). Nous avons été désagréablement surpris de trouver dans de trop nombreux produits transformés bio des acides gras de type huile de palme, des aliments bio accompagnés d'un suremballage plastique et beaucoup de produits venant de l'autre bout de la planète (quand ceux-ci sont mentionnés, ce qui est loin d'être toujours le cas). Par ailleurs, cela nous paraît être un non-sens que de produire des céréales du petit déjeuner type « pétales » en bio, car le taux d'acrylamide est le même que pour les produits conventionnels puisque c'est le mode de traitement thermique qui est en cause. Des additifs de synthèse, trop nombreux à notre sens, sont aussi autorisés dans les produits bio ; faut-il pour autant que les transformateurs les utilisent ?

Du bio transformé, d'accord, mais avec l'esprit bio. Le bio, c'est aussi, et avant tout, une écoconception de l'organisation de la vie pour la planète et la santé.

COMMERCE ÉQUITABLE ET GRANDE DISTRIBUTION : QUELQUES PROPOSITIONS

Avec le commerce équitable, les marques, et notamment celles de la grande distribution, s'achètent une bonne conscience... à petit prix. Il faut, bien sûr, sur le principe favoriser le commerce équitable qui doit garantir un prix plancher aux producteurs des pays en voie de développement au-dessus des cours mondiaux. Mais actuellement, pour les marques, quel que soit le secteur d'activité, le marketing « éthique » devient une nouvelle opportunité de communication. On assiste médusé au développement de cette « logique de communication », comme l'analyse le sociologue Gilles Lipovetsky[1]. Pour la directrice du développement durable chez un distributeur, « le consommateur fait un geste de solidarité vis-à-vis des petits producteurs. L'enseigne maintient son niveau de marges[2] ». Alors, à tous les dirigeants de marques qui se ruent avec leurs agences de communication sur ce nouveau filon marketing, proposons-leur avant tout de mieux payer les produits des agriculteurs européens et aussi de :

– penser aux consommateurs en éliminant des linéaires les produits les moins recommandables, notamment ceux contenant trop de produits chimiques (additifs alimentaires de synthèse...) et ceux contenant des acides gras transindustriels et autres composés indésirables. Les distributeurs qui se sont mis à créer leurs propres marques auraient aussi pu aller de l'avant et proposer des gammes de produits plus vertueux sur

1. Propos rapportés par Nicole Vulser, *Le Monde* 26/12/2008.

2. Propos rapportés par Mathilde Visseyras, *Le Figaro* 26/27/5/2008.

le plan nutritionnel. Une véritable éducation alimentaire aurait pu, et pourrait aussi, se faire en direct avec le consommateur. N'y a-t-il pas là une opportunité à saisir ? Cette proposition nécessite évidemment un changement de culture. Actuellement, le principal souci des distributeurs semble n'être que de copier des produits existants en les mettant sous leurs propres noms de marque et de se contenter de discuter pour les autres des marges avec les grands groupes alimentaires en se souciant insuffisamment des aspects chimiques et nutritionnels. Ne devraient-ils pas adopter une autre démarche, en s'orientant vers la vente de produits les plus respectueux de notre santé et de la planète ? Pourquoi ne pas commencer par exemple par limiter la vente des sodas, des bonbons bourrés de colorants et autres additifs en les positionnant à des emplacements moins stratégiques que les caisses des supermarchés ou à l'entrée de certains magasins pour les sodas, mesures simples et faciles à mettre immédiatement en application ?

– penser à réduire dans les magasins l'utilisation du plastique, et pas seulement pour les sacs. Beaucoup trop de matières plastiques sont inutilement imposées pour les emballages. Nous avons vu les interrogations pour la santé concernant le contact prolongé des aliments avec le plastique, même si les autorités veillent ; mais pour la planète, tous ces déchets à longue durée de vie qui mettent des dizaines d'années à se dégrader, posent de multiples problèmes. On note une prise de conscience de la part des industriels de la problématique des déchets, mais celle-ci est abordée essentiellement sous l'angle d'une nouvelle source de revenus par le recyclage. Bien sûr, plus on recyclera les plastiques, mieux ce sera, mais au-delà de la revalorisation industrielle des déchets, on peut faire mieux et plus en développant différents axes :

• réduire tout simplement le volume des emballages en ne proposant plus de produits suremballés. Il est déjà possible individuellement de ne plus acheter de tels produits, et aussi de faire ses courses dans bien des cas avec son propre sac à provisions. Une évolution favorable est déjà amorcée dans ce sens.

• développer des emballages écologiques puisqu'il existe des sacs biodégradables, compostables, fabriqués avec des matériaux naturels comme l'amidon de céréales. Des sacs sont ainsi disponibles en France (cf. www.biocool.fr – réf. 98017) et distribués dans divers magasins bio par Euro Nat (www.euronat.com). Ils sont moins solides que les sacs classiques, moins étanches et moins beaux, mais tellement mieux pour la planète. Pourquoi ne pas généraliser leur emploi ? Il serait aussi utile de mieux contrôler toute la chaîne du recyclage des déchets. La mission de percevoir les redevances liées au recyclage est « entre les mains des industriels » ; or, « ce système n'a pas réduit le volume des déchets ménagers. Au contraire il a explosé. En revanche, l'entreprise a accumulé un trésor de guerre [...] investie dans des placements à grands risques », selon le journaliste Emmanuel Lévy. « Ce sont les industriels qui ont dévoyé à leur avantage cette politique publique[1] », fait remarquer pour sa part un ancien président de l'Agence de l'environnement et maîtrise de l'énergie (ADEME). Aux pouvoirs publics d'agir rapidement et de favoriser réellement une inversion de tendance, tout en mettant fin à d'éventuels dysfonctionnements.

---

1. Emmanuel Lévy, « Eco-Emballages, arnaque aux déchets », *Marianne*, 13/18/12/2008.

Des OGM à votre insu !

Si 72 % des Français pensent qu'il est très important de pouvoir consommer des produits sans organismes génétiquement modifiés (OGM), seuls « 75 % des consommateurs savent que l'étiquetage de produits OGM est obligatoire, mais 60 % ne savent pas comment cela se matérialise [1] », indique le rapport de la Commission européenne réalisé en 2008 sous la direction du Britannique Vivian Moses. Ainsi, nombreux sont ceux qui achètent des aliments OGM sans le savoir : si la mention sans OGM peut être apposée lorsqu'il y a moins de 0,9 % d'OGM dans un produit, les animaux peuvent avoir été nourris avec des aliments OGM sans que cela soit mentionné sur le produit final ; il est également bien difficile de savoir dans un produit complexe, comme par exemple une pizza, si certains ingrédients ne sont pas issus de cultures OGM. Sans polémiquer ici sur les OGM, j'ai déjà indiqué qu'il ne fallait pas considérer tous les organismes génétiquement modifiés de la même manière et que, si les scientifiques s'affrontent et présentent des avis radicalement différents sur les OGM, c'est bien le signe d'un niveau de connaissance insuffisant sur le sujet. Quoi qu'il en soit, les consommateurs sont en droit d'avoir des informations claires et fiables sur la présence ou non d'OGM dans leurs aliments. L'association Greenpeace au Canada donne le nom de produits qui peuvent contenir des OGM, c'est-à-dire de produits dont les fabricants « ne garantissent pas avoir utilisé des ingrédients sans OGM. En outre, ces fabricants n'ont pris aucune mesure pour s'assurer que

1. Denis Sergnet, *La Croix*, 16/10/08.

leurs produits sont exempts d'OGM [...], il est possible qu'ils en contiennent ». On trouve, parmi les marques citées dans le document de Grenpeace Canada : « Nestlé, céréales pour bébé [...], Kellog's, corns flakes, [...] Kraft, chocolat Toblerone... », etc. L'association a mis en ligne ce *Guide des aliments avec ou sans OGM* pour « le droit de savoir » (dernières mises à jour disponibles sur le site : www.greenpeace.ca), vous pouvez le télécharger en attendant un document de ce type pour la France.

Gilles-Eric Séralini (professeur de biologie moléculaire à l'université de Caen) demande à juste titre de rendre publiques toutes les données concernant ces OGM dont certaines selon lui sont restées « confidentielles ».

LA STÉVIA, L'HISTOIRE D'UNE MANIPULATION

La stévia est une plante à la saveur naturellement sucrée. Cet édulcorant d'origine naturelle attise les convoitises des industriels de l'agroalimentaire pour donner une image supplémentaire de naturalité à leurs produits. La stévia devait se substituer prochainement à grande échelle aux autres édulcorants, et notamment à l'aspartame (p. 48). En fait, l'extrait de stévia autorisé à la commercialisation sera souvent mélangé à d'autres édulcorants, notamment à cause de son goût et de son coût, voire même mélangé à du sucre ! L'utilité de la stévia l'est essentiellement à des fins marketing pour donner ou renforcer une image de « naturalité » à des produits industriels transformés.

L'histoire de la stévia et de sa commercialisation industrielle est édifiante à plus d'un titre. Cette plante, utilisée depuis la nuit des temps par les peuples d'Amérique du Sud, était interdite en tant qu'aliment ou qu'« ingrédient alimentaire » aux États-Unis et en Europe, car son « innocuité » n'était pas démontrée. De grands groupes industriels s'y intéressent ! Une étude scientifique récente et un rapport de l'OMS [1] établissent tout d'un coup sa non-toxicité. « Hier interdite, aujourd'hui encensée par les mêmes [...] pour accueillir la stévia dans leurs mixtures [2] », selon J.-P. Géné (*Le Monde*, 03/01/09). Un double problème de fond se pose : d'une part, l'inutilité de l'usage des édulcorants pour le contrôle du poids est une fois de plus à mettre en avant et, d'autre part, si la production agricole de cette plante se développe, notamment dans les pays en voie de développement, ce sera au détriment des cultures vivrières locales. Il s'agit du même détournement des cultures que pour les agrocarburants, à moindre échelle. Le développement des cultures locales pour nourrir les hommes est pourtant indispensable en cette période où l'on estime qu'environ 800 millions de personnes au monde souffrent de malnutrition. N'est-il pas scandaleux de produire cette plante à l'échelle industrielle au détriment de cultures alimentaires si nécessaires aux populations, et tout cela pour un illusoire meilleur contrôle du poids de certaines personnes et le profit espéré de quelques grands groupes ? Enfin, la stévia commercialisée actuellement provient en grande partie de Chine ! (p. 64). Laissons les Indiens d'Amérique consommer leurs feuilles de stévia (et non l'extrait en poudre de rébaudioside A), comme les Cévenols le font en France avec le thé de l'Aubrac.

---

1. *L'Expansion*, n° 734.
2. *Le Monde*, 3/01/09.

Les chewing-gums, à la poubelle !

Prenons un produit moins lié directement à l'alimentation : les chewing-gums. Issus des chicklets américains, ils sont pour beaucoup d'entre eux bourrés d'additifs dont, souvent, le fameux E 320, « cancérogène possible pour l'homme » (p. 34). Ils n'ont plus rien à voir avec le latex mélangé à la réglisse des premières pâtes à mâcher, mais sont fabriqués à partir de polymères issus du pétrole, comme les pneus de voiture. On y ajoute parfois jusqu'à plusieurs dizaines d'additifs dont le fameux aspartame ou autres édulcorants pour les « sans sucre ». Il est d'ailleurs très difficile de nos jours de trouver de simples chewing-gums sans additif et sans édulcorant.

Quant à l'environnement, demandez aux maires de France ce qu'ils pensent de ces gommes de synthèse séchées qui, une fois mâchouillées et crachées, jonchent les trottoirs. Regardez l'avenue des Champs-Élysées à Paris, ses trottoirs sont noircis par les chewing-gums écrasés et pratiquement indécollables. « Aujourd'hui, les chewing-gums représenteraient en Angleterre un tiers des ordures trouvées dans la rue, avec un coût exorbitant pour le nettoyage[1] », il doit en être à peu près de même en France. Pour la santé en priorité, pour la planète aussi, il est plus qu'urgent que, individuellement, chacun mène une réflexion sur cette pollution. Les pouvoirs publics doivent également agir pour améliorer la réglementation des additifs et mieux organiser la collecte de ceux qui, malgré tout, souhaitent continuer à en mâcher un peu...

1. E. Laville et M. Balmain, *Un régime pour la planète*, Village Mondial, 2007.

Vos repas

Les produits sélectionnés dans la deuxième partie s'intègrent parfaitement dans les orientations alimentaires proposées dans ce paragraphe.

Petit déjeuner

Thé vert : la simple mention « arôme thé vert » est suspecte ; choisissez du vrai thé vert, avec l'indication « arôme naturel de thé vert ». Il est riche en éléments protecteurs des cellules de l'organisme. Préférer les thés issus du commerce équitable utilisant des modes de culture plus respectueux de l'environnement (p. 355).

Café : choisir également les cafés issus du commerce équitable (p. 350) en attendant de vous fournir d'autres types de recommandations lorsque nous aurons enfin la possibilité de connaître les taux d'acrylamide.

Chocolat au lait en boisson : le lait bio est à préférer ; quant à la poudre de chocolat, prenez-en le moins possible, nous n'en avons pas trouvé sans arôme de synthèse à des prix raisonnables.

Sucre et édulcorant : limiter la consommation du premier et éviter l'autre. Si vraiment vous ne pouvez pas vous en passer, mettez juste un peu de sucre de canne, le moins raffiné possible, cassonade ou Rapadura® (p. 287), en toute petite quantité.

Pain : choisissez du vrai pain chez un vrai boulanger (p. 208), aucun pain industriel ne nous a convaincus en raison de leur composition (matière grasse), de leur goût (fade) et de leur texture (molle). En boulangerie, notre préférence va au pain aux multicéréales et au pain au lin. Pour les biscottes et dérivés, toutes celles que nous avons analysées contenaient des matières grasses végétales sans autre forme de précision, donc possiblement des huiles de palme ou de coprah (p. 55).

Beurre : il est nutritionnellement tout à fait licite d'en consommer un peu le matin ; 10 g équivalent à une plaquette restaurant. Bien le choisir, français, issu de producteurs ou de fabricants bien identifiés (p. 252).

Miel ou confiture : rien de plus sain que de consommer du miel, mais évitez les miels d'importation qui laissent parfois à désirer (p. 292). Pour les confitures, notre choix s'est porté vers celles n'ayant comme conservateur que du jus de citron ; nous en avons trouvé de bonnes (p. 274) et, bien sûr, de préférence, celles faites maison. Tous ces produits doivent être choisis français ou de pays limitrophes, non par chauvinisme mais pour limiter le transport, donc les émissions de CO_2.

Repas du midi et du soir

Crudités : les choisir de saison, bien sûr. Attention à ne pas surconsommer de tomates. Beaucoup viennent de Chine et d'autres sont cultivées sous serre, ce qui induit une grande dépense énergétique. Les tomates sont à consommer de préférence de « pleine terre », c'est-à-dire tout simplement ayant poussé dans des champs, et pas sous serre sur du polystyrène dans lequel on fait circuler un liquide « nutritif ».

Viandes : limiter sa consommation, comme proposé (p. 186), à 100 g par steak, ou viande blanche de volaille ; 3 ou 4 fois par semaine. Le méthane, issu des émissions du tube digestif des milliards d'animaux destinés à la boucherie, pollue énormément la planète, plus que l'ensemble des transports (voiture, avion).

Poissons et crevettes : les réserves halieutiques baissent dangereusement et peuvent déséquilibrer l'ensemble de l'écosystème des océans. Les poissons issus de l'élevage peuvent être une bonne alternative si les conditions d'exploitation sont bien encadrées. Quant aux crevettes, préférer actuellement plutôt les sauvages que celles d'élevage, et choisissez celles issues de mers du Nord.

Légumes frais : attention à l'origine des légumes, les haricots verts n'ont pas besoin de venir du Kenya ou de Chine. Exigez des légumes de proximité. Si l'origine n'est pas mentionnée, par principe, évitez d'en acheter, mais ce n'est malheureusement pas toujours possible. La culture des légumes bio est bien sûr plus respectueuse de l'environnement.

Féculents et céréales : tout ce qui apporte de l'amidon – un glucide complexe – est à consommer en quantité suffisante pour éviter les fringales. Variez les apports de féculents : riz, pommes de terre, légumes secs, topinambours... Quant au maïs, sa culture nécessite beaucoup trop d'eau, sa consommation est à modérer fortement. Attention aussi aux excès d'apports en gluten. On espère le retour de variétés anciennes de blé, moins concentrées en gluten et plus résistantes, donc cultivées avec une moindre utilisation des pesticides.

Soja : inutile d'en consommer (p. 56). Pour nourrir le bétail et les volailles, pourquoi ne pas réhabiliter la culture de la luzerne ? Cela éviterait l'importation de soja, le plus souvent OGM, et limiterait les pollutions dues aux transports.

Produits transformés comme certains plats prêts à consommer, friandises et divers desserts : attention pour la santé, attention pour la planète. Ils sont souvent trop riches en sel (concentration pas toujours mentionnée), en sucre ou en édulcorant, en divers additifs dont les excès d'absorbtion sont mal évalués pour la santé et leur fabrication souvent polluante pour la planète. Ils sont fréquemment bourrés de gras, dont souvent d'huile de palme, favorisant les déforestations, pas toujours mentionnée ou juste par « matière grasse végétale ».

	Les plus	**Les moins**
Eau	En carafe	Bouteille plastique = problèmes environnementaux
Viande	Volaille en quantité modeste	Bœuf à limiter = production de méthane comme d'ailleurs tous les animaux d'élevage
Fruits et légumes	De saison et de pleine terre. De proximité, bio et frais de préférence	Culture sous serre = dépenses énergétiques. Produits d'importation hors de l'Europe = émission de CO_2
Œufs	Frais, catégories 0 et 1	
Poissons	D'élevage ; de préférence sauvage pour les crevettes	Gros poissons = plus de risque de concentration de résidus de polluants

Produits transformés		Le moins possible, même en produits bio, car trop d'huile de palme utilisée = déforestation ; additifs = résidus de solvants polluants
Céréales (sous toutes leurs formes) et divers féculents	Riz, pommes de terre, topinambours	Blé et dérivés = en quantité modérée

Certaines voix s'élèvent pour mettre en cause les processus de surgélation qui entraînent de fortes dépenses énergétiques. C'est vrai, mais rappelons que la surgélation est de loin le meilleur moyen de conserver les aliments sur le long terme. Il y a près de 7 milliards d'individus à nourrir et la conservation par le froid est la meilleure méthode pour la santé actuellement connue, en sachant qu'évidemment rien ne remplacera les produits frais rapidement consommés.

Pourquoi ne pas devenir « *care* » pour la planète ?

Care signifie « soin » en anglais, *take care of you* veut dire : « prenez soin de vous ». Cette maxime ne devrait-elle pas s'appliquer aussi à la planète ? Le mouvement *care* aux États-Unis qui ne date pas d'aujourd'hui propose un meilleur respect d'autrui, de son voisin. On devrait étendre cette sollicitude à notre environnement et à notre petite terre.

Face à la précarité qui se généralise concernant le travail mais aussi la santé, face à l'état de pollution de la

Terre, au réchauffement climatique, etc., une nouvelle philosophie de solidarité ne devrait-elle pas se développer et remplacer le : « Aimons-nous les uns les autres » par : « Prenons soin les uns des autres et de notre planète » ? « Le *care* est une pensée en pleine évolution, une ressource morale [1]. » Néanmoins, il ne faudrait pas que l'approche *care* soit « réductible » à une nouvelle mode américaine de type compassionnel.

Prendre part au plan de sauvetage de la planète

1. Ne plus avoir de comportements d'hyperconsommateur, qui ne doit pas être vécu comme une contrainte, mais comme une amélioration de la qualité de vie pour tous.

2. Préparer du « fait maison » pour certains produits. Outre des économies, cela renforce les liens familiaux et, ajoutent les psychologues, « l'estime de soi ».

3. Acheter le plus possible des produits de proximité (locavore), essayez-vous au 100 % local. Évidemment, il y aura moins d'ananas dans vos assiettes, mais vos grands-parents n'en consommaient pas du tout.

4. Devenez imperméable aux publicités, vous maîtriserez mieux vos achats alimentaires.

5. Devenez radicaux, car la chimie de synthèse insuffisamment évaluée sur le plan scientifique, associée à de multiples formes de pollution, crée les conditions de la disparition de l'espèce humaine. Il ne faut plus accepter la notion de « risque maîtrisée » au nom d'impératifs économiques.

1. Patrice Bellon, « Le nouvel angélisme », *Marianne*, 13 décembre 2008.

Consommer mieux, rationaliser vos comportements d'achat, dépenser moins, optimiser le rapport qualité/prix dans le choix des aliments tout en laissant une large place à l'hédonisme ; voilà les vrais « bons plans » à adapter individuellement, nous vous y aidons dans la deuxième partie.

DEUXIÈME PARTIE

Sélection « Santé et Saveur »

Dans cette deuxième partie, nous mettons en application les recommandations que nous venons de développer. Nous avons sélectionné les produits sans E 320, sans édulcorant de type aspartame, sans arôme de synthèse..., avec le moins possible d'huile de palme, de sulfites..., et sans ces ingrédients inutiles et onéreux présentés avec des mentions santé parfois discutables. Ainsi nous avons sélectionné les produits en tenant compte de ceux à éviter ou à fortement limiter (liste p. 63 et 64).

Évidement, il est plus judicieux de confectionner soi-même ses plats avec de bons produits de base, mais le manque de temps peut vous conduire à rechercher des aliments tout prêts à consommer. Nous avons donc prospecté pour vous, en choisissant les produits les moins chimiques, les plus corrects au niveau nutritionnel et au meilleur rapport qualité/prix. Parmi les grandes marques industrielles ou de distributeurs de super et hypermarchés, certains produits sont fort corrects, alors que d'autres, issus de la même entreprise, sont beaucoup moins recommandables.

L'objectif de cet ouvrage est aussi que les produits alimentaires présentés soient faciles à trouver. De nombreux le sont dans divers super et hypermarchés, d'autres sont plus spécifiquement présents dans les magasins bio et quelques-uns par Internet. Évidemment de nouveaux produits apparaissent régulièrement et d'autres peuvent disparaître. À la lecture de ce livre, vous devriez trouver les clés pour mieux choisir et avoir les meilleurs réflexes possibles concernant vos achats alimentaires.

Enfin, en faisant vos courses, il faut penser à limiter fortement l'achat des produits trop salés, trop gras, trop sucrés ou à la saveur sucrée artificiellement, parfois trop présents dans certains produits industriels : des tueurs silencieux participant à la survenue du diabète, de l'hypertension artérielle, du surpoids et de l'obésité. Éliminez ce qui est superflu, notamment certains produits – céréales du petit déjeuner, sodas, jus industriels divers, etc. –, en gardant à l'esprit que, se faire plaisir, c'est avant tout avoir dans son assiette des produits de qualité.

Chapitre VI

Les légumes

Les soupes chaudes

La soupe était le plat principal de nos aïeux et quoi de plus attirant qu'un bon potage de légumes fait maison ? Le temps manquant le plus souvent à notre époque pour les réaliser, il est plus simple d'acheter des soupes prêtes à consommer. « Sont-elles valables ? » me demande-t-on souvent en consultation. Comment les choisir ? Quelles sont les meilleures ? En briques, déshydratées ?

La réponse doit être nuancée. Il faut tout d'abord souligner, pour ces produits, les efforts réalisés par de nombreux fabricants, notamment concernant la concentration en sel. Le principe pour choisir les meilleures soupes déjà toutes prêtes est de repérer celles contenant le moins de produits chimiques ajoutés (voir l'étiquette), c'est-à-dire d'éviter celles avec des « arômes » (indiquant généralement la présence d'arômes de synthèse), celles avec des conservateurs comme les sulfites (E 221 à 228) et celles avec de l'huile de palme ou de coprah ajoutée. Le taux de lipides (gras) indiqué pour 100 grammes d'aliments ne devrait pas dépasser les 6 grammes. Voilà ce que devrait être la base de votre choix.

Par principe, il est plus judicieux, pour limiter la présence de chimie dans son assiette, de consommer des produits bio ; mais nous avons aussi sélectionné des soupes à base de légumes cultivés de façon conventionnelle et dont les transformateurs assurent un suivi rigoureux. Par principe aussi, préférez les soupes en bocaux.

On regrette le prix élevé des soupes, d'où l'intérêt supplémentaire de les faire soi-même (voir p. 129) le plus souvent possible.

Au creux de l'oreille

Sur le plan historique, il existait en France une multitude de potages, mot qui désignait tout ce qui était cuit au pot et servi bouillant. Il y avait des potages maigres et des gras, ils pouvaient être composés avec diverses viandes comme de la volaille pour la poule au pot d'Henri IV, du bœuf pour le pot-au-feu. Certains potages étaient liés avec de la crème, des œufs, du beurre pour les veloutés, mais aussi, selon les recettes, de la farine de froment, de la fécule. On préparait aussi des potages à la crème d'asperge, aux champignons ; des potages purées avec des légumes secs comme par exemple des pois cassés ; des potages clairs qui n'étaient autre que des bouillons auxquels étaient ajoutés parfois à la fin de la préparation des morceaux de légumes, des pâtes, du pain. De nos jours, ce sont les soupes maigres, peu grasses, qui sont recherchées et le liant peut être obtenu par des légumes et non des corps gras. « Les courges par exemple sont un excellent liant », fait judicieusement remarquer Bernard Lafon producteur d'« Oh ! légumes oubliés ».

Sur le plan de la nutrition, les soupes de légumes apportent leur lot de fibres, de minéraux (potassium, magnésium notamment), de vitamines, mais certaines d'entre elles comme les vitamines C et B_9 sont néanmoins en partie détruites par la cuisson. La valeur nutritionnelle des soupes est comparable à celle des légumes en conserve.

Pourquoi ne pas prendre la soupe avec un peu de pain ? Vous aurez ainsi un plat complet, léger et digeste. Vous le compléterez par un morceau de fromage et un fruit. Pour les enfants et adolescents, le dîner sera bien sûr plus conséquent.

SOLEILS ET COUPS DE CŒUR

SÉLECTION SANTÉ & SAVEUR	
DÉNOMINATION	Soupe bio aux 5 légumes FERME D'ANCHIN
POIDS / VOLUME	98,5 cl
PRIX MOYEN CONSTATÉ	3,90 euros
SITE INTERNET	www.francedesaveurs.coms

Cette soupe est composée de 5 légumes : poireaux, pommes de terre, carottes, oignons et céleri-rave. De qualité et sans conservateur, ni colorant, elle rivalise presque avec une soupe maison. De bon goût, elle est appétissante, naturelle, et préparée à partir de légumes bio ; elle est vendue en bouteille de verre, exactement comme ce que nous préconisons.

Pour 100 ml, elle contient 24 kcal, 0,62 g de protéines, 4,95 g de glucides et 0,11 g de lipides. Sa teneur en sel est de 0,66 g pour 100 g. Sa charge calorique est de 24 kcal toujours pour 100 ml, ce qui est peu.

SÉLECTION SANTÉ & SAVEUR	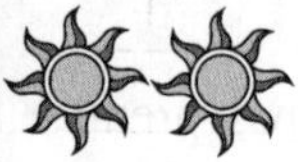
DÉNOMINATION	Soupe de légumes variés bio CRÉALINE
POIDS / VOLUME	1 l
PRIX MOYEN CONSTATÉ	3,80 euros
SITE INTERNET	www.crealine.fr

Annoncée comme inspirée d'une recette traditionnelle, cette soupe est goûteuse et légère. Sans colorant, sans conservateur, elle est aussi composée de différents légumes issus de l'agriculture biologique : carottes, pommes de terre, oignons, navets, poireaux.

Attention, elle peut contenir du gluten. Pour 100 ml, elle a quasiment la même composition que la précédente. Son conditionnement est également en bouteille de verre.

SÉLECTION SANTÉ & SAVEUR	☀☀
DÉNOMINATION	Potage de légumes bio surgelé PICARD, aux carottes et céleri-rave
POIDS / VOLUME	1 kg
PRIX MOYEN CONSTATÉ	3,70 euros
SITE INTERNET	www.picard.fr

Ce potage, de la gamme « Mieux-Être » de Picard, est composé d'un mélange harmonieux et savoureux de carottes (22 %), céleri-rave (10 %), haricots mange-tout (9 %), poireaux (8 %) et oignons (5 %). Tous les légumes entrant dans sa composition sont cultivés sans produits chimiques de synthèse. Ce potage, d'un apport calorique satisfaisant (52 kcal), est cuisiné sans adjonction de sel, ni de matières grasses, ce qui est un atout.

Son analyse nutritionnelle est la suivante : 0,7 g de protéines, 1,9 g de glucides, 0,2 g de lipides et moins de 0,1 g de sodium pour 100 g de produit.

SÉLECTION SANTÉ & SAVEUR	☀☀
DÉNOMINATION	Mouliné de légumes LIEBIG & herbes du jardin
POIDS / VOLUME	1 l
PRIX MOYEN CONSTATÉ	2,37 euros
SITE INTERNET	www.liebig.fr

Parmi l'abondance de soupes en brique, au contenu parfois incertain, différents moulinés de légumes sont séduisants.

Choisissez les soupes industrielles contenant :

> – ni « matière grasse végétale » sans autre explication, il s'agit souvent d'huile de palme,
> – ni sulfite (E 224),
> – si possible sans amidon modifié (car souvent difficile à digérer).

Entrent dans leurs compositions de très nombreux légumes comme les pommes de terre, carottes, poireaux, navets, céleri, choux verts, petits pois et haricots verts ainsi que des fines herbes.

Ces soupes industrielles étant élaborées à partir de légumes conventionnels, nous avons interrogé les fabricants. Voici la réponse de Liebig concernant la présence éventuelle de résidus de pesticides : « Nous veillons à ce que tous nos produits soient dans la mesure du possible exempts de traces de pesticides ou autres contaminants pouvant être présents dans notre environnement. Nous répondons ainsi aux exigences les plus strictes en matière de systèmes qualité [...]. Nous disposons de procédures internes et de plans de contrôle afin de nous assurer au quotidien que nos produits respectent l'ensemble des règles applicables. Nous exigeons les mêmes garanties de la part de tous nos fournisseurs d'ingrédients, en ce qui concerne le respect strict de la réglementation européenne en matière de pesticides et contaminants. Nos soupes LIEBIG sont fabriquées sur notre site du Pontet, près d'Avignon, en Provence. Récemment, nous avons ainsi lancé le velouté de carottes fraîches et pointe de crème, une recette produite à partir de carottes fraîches cultivées en France. Nous travaillons également sur un projet similaire pour le potiron en provenance d'exploitations du sud de la France, travaillant selon les principes de "l'agriculture raisonnée" [légumes cultivés avec un minimum de pesticides]. »

Pour les soupes en sachet nous vous recommandons la « jardinière de légumes » de la marque bio Priméal, trouvée en magasin bio type Biocoop. Elle est au prix de 1,55 euro pour l'équivalent de trois assiettes.

Concernant les soupes de marque de super et hypermarchés, elles sont d'un intérêt gustatif très variable. On regrette que l'origine des légumes les composant ne soit pratiquement jamais mentionnée.

FAITES-LE VOUS-MÊME

Rien ne pourra remplacer les soupes maison et notre chef vous propose d'en préparer une savoureuse et originale :

Velouté de lentilles au citron vert

Préparation pour : 10 personnes
Ustensile de cuisson : mixeur

Faire dans un premier temps une huile de cacao :

- 400 g de lentilles vertes du Puy AOC
- 2 boîtes de lait concentré non sucré
- 1 oignon doux
- 2 gousses d'ail
- 100 g de poitrine de porc fumé
- 5 cl d'huile d'olive + 15 cl d'huile d'olive
- 80 g de beurre

Crème au citron vert

- 25 cl de crème
- jus d'un demi-citron vert
- sel, poivre

Faire revenir les oignons ciselés, l'ail et la poitrine fumée avec 5 cl d'huile d'olive ; rajouter les lentilles, couvrir d'eau et cuire jusqu'à ce qu'elles soient bien fondantes. Une fois cuit, mixer avec le mixeur plongeant ; si l'appareil vous semble trop épais il vous suffira d'ajouter simplement un peu d'eau pour plus de confort gustatif, passer votre appareil au chinois ou au tamis pour enlever les excès de peau (n'hésitez pas à mouiller avec de l'eau pour faciliter le passage). Mettre votre velouté sur le feu et faites-le réduire avec le lait concentré et le beurre. Arrivé à consistance au moment de servir, saler, poivrer et émulsionner avec le reste d'huile d'olive.

Monter la crème au batteur mélangeur et ajouter le citron vert à la fin. Au moment de servir, disposer une belle quenelle de crème au citron vert sur le velouté bien chaud.

S'accorde parfaitement par exemple avec du saumon fumé.

Soupe froide, le gaspacho

Quoi de plus sain que le gaspacho ? Il est réalisé à partir de légumes frais (tomate, concombre, ail) associés à de l'huile d'olive. Les Français se sont récemment laissé séduire par ce breuvage dont la consommation ne cesse d'augmenter : 2,8 millions de litres bus en 2006, 3,7 millions en 2007. La saveur est bien au rendez-vous de plusieurs d'entre eux. Nous en avons sélectionné deux, l'un bio que l'on peut déguster avec plaisir et sans crainte. On le trouve notamment dans les magasins Monoprix. L'autre, non bio, a été élu à juste titre saveur de l'année 2008 pour son goût et sa composition. Les légumes sont récoltés en Espagne, dans la région d'Almeria. Certains agriculteurs de cette région ayant la réputation d'abuser parfois des pesticides et engrais, nous avons écrit à la société Knorr qui commercialise ce gaspacho pour connaître leurs mécanismes de contrôle. Voici la réponse : « Je vous confirme que nos produits sont fabriqués à partir de matières premières et ingrédients dûment sélectionnés, en respect des législations en vigueur sur les contaminants et par conséquent les pesticides. Ce point figure clairement dans nos cahiers des charges ; son respect est validé par nos analyses effectuées en complément de celles réalisées par les fournisseurs. Nous sommes conscients de vos attentes en termes de qualité et de sécurité et nous pouvons vous assurer de notre vigilance, tant à l'égard de la qualité de tous les produits que nous fabriquons, que du respect total de la législation en vigueur. »

Au creux de l'oreille

Sur le plan historique, le gaspacho est originaire d'Espagne. Les muletiers préparaient eux-mêmes le gaspacho en emportant avec eux l'été différents légumes et les écrasaient pour en faire une soupe froide selon leurs besoins et envies.

Sur le plan de la nutrition, les gaspachos fournissent, grâce aux tomates, beaucoup de lycopène, élément aux vertus antioxydantes, protecteur des cellules et plus particulièrement de la prostate pour les messieurs. Les oignons, par les flavonoïdes présents, ont des vertus anticancéreuses. Que du bon s'il est bien préparé et sans additif ajouté.

SOLEILS ET COUPS DE CŒUR

SÉLECTION SANTÉ & SAVEUR	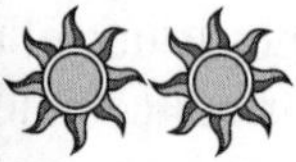
DÉNOMINATION	Gaspacho biologique HARVEST ORGANIC FOODS
POIDS / VOLUME	500 ml (bouteille)
PRIX MOYEN CONSTATÉ	3,60 euros
SITE INTERNET	www.organicharvest.ie

Beaucoup d'onctuosité et de parfums pour ce gaspacho bio qui séduit par sa fraîcheur très naturelle. Bon équilibre également entre la tomate et les autres légumes : poivron, concombre, carotte et céleri.

Au-delà de ses légumes, il contient moins d'1 % de matière grasse et 0,22 g de sodium soit 0,55 g de sel, ce qui est raisonnable. Peu calorique (32 kcal pour 100 ml de produit), il ne contient ni conservateur, ni colorant et ni arôme. Il est également sans gluten. Le seul inconvénient, son prix et on ne le trouve pas partout.

On regrette le gaspacho légumes frais Knorr (www.knorr.pourtoutvousdire.com)

Une texture agréable et un bon goût de tomates fraîches pour ce gaspacho élu saveur de l'année en 2008. Composé uniquement de légumes frais (95 %), d'huile d'olive extra-vierge, de vinaigre de Xérès et de sel. Il est sans colorant, sans conservateur. Au niveau nutritionnel, comme le précédent, il est parfait, avec 35 kcal pour 100 ml, 0,33 g de sodium et 2 g de lipides (dont très peu d'acides gras saturés).

Favorable appréciation pour ce produit et d'un bon rapport qualité/prix. Un regret néanmoins, nous avons constaté que certains super et hypermarchés le retirent de leurs rayons au profit d'autres gaspachos pas toujours aussi savoureux issus notamment de leurs propres marques. Beaucoup de gaspachos que nous avons testés sont trop aqueux, moins onctueux avec une moins bonne tenue en bouche et moins de finesse, mais cela est aussi un affaire de goût individuel.

Les gaspachos sélectionnés ne contiennent pas de sulfites mentionnés contrairement à d'autres. Vérifiez sur l'étiquette la présence éventuelle de sulfite ajouté par l'indication de code allant des E 221 à E 228.

Le gaspacho surgelé – Picard – est agréable, préparé selon une recette traditionnelle, 1 kg : 3,95 euros.

Faites-le vous-même

Préparer un litre de gaspacho froid est facile à réaliser. Prenez 700 g de tomates que vous épépinez et pelez. En plongeant les tomates entières quelques instants dans de l'eau très chaude, la peau se détache ensuite facilement. Prendre un grand concombre, épépinez-le également et épluchez deux gros oignons doux crus. Mixez l'ensemble en ajoutant comme liant de la mie de pain, l'équivalent de deux tranches de pain moyennes, ajoutez de l'huile d'olive à raison de deux cuillerées à soupe, mélangez bien l'ensemble. Vous aurez ainsi un délicieux gaspacho que vous mettrez au frais avant de servir. Vous pouvez y ajouter quelques feuilles de basilic directement posées sur cette soupe froide.

Les salades

Comment choisir les salades ? En sachet, non emballées ? Faut-il ne consommer que les bio ?

Les Français sont de grands consommateurs de salades et ils ont raison. Pour autant, lors de divers contrôles, on trouve jusque dans 20 % d'entre elles des résidus de pesticides. Comment en est-on arrivé à cette situation ? Ce légume-feuille est la proie de nombreux insectes, les limaces, les escargots, les microchampignons... et la tentation est grande pour certains maraîchers d'utiliser trop de traitements phytosanitaires pour en venir à bout. Pourtant, en les cultivant sous abris, la lutte contre les parasites y est plus aisée : par exemple, on peut utiliser des insectes qui élimineront les premiers sans dévorer les salades. Cette méthode est d'usage courant dans l'agriculture biologique et se développe heureusement en agriculture conventionnelle.

Que penser aussi des salades conditionnées en sachet ? La réponse est nuancée. Les feuilles sont lavées dans une solution chlorée (eau de Javel très fortement diluée) pour éliminer un certain nombre de microorganismes (bactéries). Compte tenu de la dilution, il n'y a pas de danger pour l'homme à consommer des salades ainsi lavées, et il n'y a généralement pas de goût résiduel. Il n'empêche que si on se met à tout laver ainsi, les légumes, les poulets... on verra peut-être apparaître un jour des bactéries qui résisteront à ce type de traitement et qui pourront pulluler. Il faut aussi souligner que la préparation de ces salades en sachet nécessite sept fois plus d'eau qu'un simple lavage. Quel gâchis pour la planète, sans parler des pertes liées au fait que certaines feuilles pourtant tout à fait comestibles sont éliminées des sachets car considérées comme insuffisamment présentables. Enfin, le conditionnement lui-même pose problème : les plastiques utilisés sont de médiocre qualité – pour en abaisser le coût – et, pour la planète, que de déchets supplémentaires et inutiles. Une atmosphère modifiée à base d'azote, un gaz inerte, entoure les feuilles pour permettre de limiter le développement de micro-organismes et donc le pourrissement.

Consommer de temps en temps des salades en sachet est sans danger, mais cela ne doit surtout pas devenir une habitude. Concernant les prix, les salades en sachets sont assez chères. Les non conditionnées et bio en circuits courts directement depuis les producteurs ou livrées par eux sont à des prix plus raisonnables.

Choisissez de préférence les salades originaires de France qui ont le plus de feuilles bien vertes (concentrant ainsi le plus de vitamines) et si possible bio. Pour celles en sachet, nous n'avons sélectionné que des mescluns, mélange de laitue, feuille de chêne, scarole, frisée, batavia, pousses d'épinard et de quelques autres variétés.

Au creux de l'oreille

Sur le plan historique, la salade assaisonnée de vinaigrette est un plat qu'appréciaient déjà les Romains ! Il existe différents types de salades :

– les laitues : laitue, romaine, batavia, corne de cerf, chêne vert ou rouge ;

– les chicorées : scarole, frisée ;

– les mâches : cousines du cresson rouge ;

– Les roquettes, les salades sauvages comme les pissenlits, la pimprenelle, le pourpier... et diverses autres sont de nos jours également cultivées.

Sur le plan nutritionnel, l'intérêt de la salade réside dans l'apport en fibres végétales utiles pour le transit intestinal, mais aussi, ce que ne savaient pas les Romains, dans le fait qu'elle est une source de vitamine C, bêta-carotène, vitamine B_9 (folate), ainsi que des minéraux dont le potassium, magnésium, zinc. Il s'agit d'un aliment peu calorique, mais attention à l'ajout exagéré de vinaigrette qui, par sa charge calorique, alourdit fortement l'apport énergétique.

SOLEILS ET COUPS DE CŒUR

SÉLECTION SANTÉ & SAVEUR	
DÉNOMINATION	Mesclun avec jeunes pousses de mizuna BONDUELLE
POIDS / VOLUME	100 g
PRIX MOYEN CONSTATÉ	2,75 euros
SITE INTERNET	www.bonduelle.com

Ce mesclun est composé de 9 variétés de salades, dont des jeunes pousses de feuille de chêne-vert et rouge, de batavia verte, de romaine, de roquette, sans oublier la betterave, le cerfeuil et la mizuna. 100 g de ce mesclun, présenté en barquette, apportent 16 kcal. Il ne contient pas de conservateur.

La marque Bonduelle se trouve dans les super et

hypermarchés, on regrette le prix un peu élevé du produit.

SÉLECTION SANTÉ & SAVEUR	
DÉNOMINATION	Mesclun maxi FLORETTE
POIDS / VOLUME	175 g
PRIX MOYEN CONSTATÉ	2,90 euros
SITE INTERNET	www.florette.com

Une bonne composition pour ce mesclun avec notamment de la roquette sauvage et du cerfeuil. Les données nutritionnelles s'apparentent à celles du précédent : 14,78 kcal. Ce sachet familial ne comporte pas de conservateur.

La marque Florette est présente dans de nombreux super et hypermarchés.

D'autres marques proposent aussi des mescluns comme Vert frais au prix de 1,99 euro les 125 g.

SÉLECTION SANTÉ & SAVEUR	
DÉNOMINATION	Mâche « Les plaisirs de la terre » Groupe MARAIS
POIDS / VOLUME	150 g
PRIX MOYEN CONSTATÉ	1,45 euro
SITE INTERNET	www.marais.fr

Cette mâche sélectionnée, originaire de la région des Pays de la Loire, est riche en vitamines A, C, B_9, nous vous la recommandons. À rincer sous l'eau claire avant consommation.

SÉLECTION SANTÉ & SAVEUR	
DÉNOMINATION	Jeunes pousses et brin d'aneth VERT DÉSIR
POIDS / VOLUME	115 g
PRIX MOYEN CONSTATÉ	1,75 euro
SITE INTERNET	www.vert-desir.com

Un délicat mélange de jeunes pousses de salades (laitue, épinard, mâche) relevé par le parfum de l'aneth. Délicieux avec un assaisonnement léger, idéal aussi accompagné d'une tranche de jambon, d'un peu de pain et d'un yaourt nature en dessert si on cherche à contrôler son poids.

FAITES-LE VOUS-MÊME

Il est surprenant de s'apercevoir que toutes les espèces cultivées actuellement sont fort vulnérables aux ravageurs, alors que les salades sauvages de nos campagnes (pissenlits, pimprenelles, roquettes sauvages et autres) résistent naturellement, sauf aux lapins et aux lièvres ! Elles ont un goût intense, mais seules les jeunes pousses tendres sont à ramasser. Allez les cueillir vous-même, mais il faut avoir un minimum de connaissances et il peut être utile de s'inscrire dans une association botanique ou horticole qui vous apprendra à les reconnaître. Il est bien sûr nécessaire de les cueillir en dehors des axes routiers et de certains champs pollués par les pesticides.

Les légumes frais, en sachets, surgelés

Sous quelle forme consommer les légumes ? Frais, en conserve, en sachets, surgelés ? Gardent-ils leurs valeurs nutritionnelles quel que soit le conditionnement ? Comment s'y retrouver et choisir ce qu'il y a de meilleur pour la santé et la planète ?

La consommation des légumes frais non conditionnés est logiquement à privilégier, c'est en effet sous cette forme qu'ils contiennent le plus de vitamines, minéraux et répondent le mieux à nos besoins biologiques en fonction des saisons. Charnus, gorgés d'eau et de pigments l'été (tomate, concombre...), ils nous apportent des éléments comme le bêta-carotène pour protéger la peau des rayons de soleil et de l'eau ; l'hiver, ils contiennent d'autres types d'éléments protecteurs (flavonoïdes des fenouils, choux) ou sont riches en amidon (châtaignes, légumes secs) et apportent de l'énergie.

Pour vous aider à mieux choisir les légumes en fonction des saisons, nous nous sommes basés sur les récoltes de nos aïeux au XIXe siècle, même si actuellement des légumes sont ramassés sur de plus larges périodes comme les carottes, de mars à août, avec des variétés précoces et tardives.

Les légumes frais ont bon goût lorsqu'ils sont à maturité. Les choisir de préférence bio, notamment pour tout ce qui est racines ou bulbes : carottes, navets, radis, fenouils... En séjournant en terre, les produits conventionnels concentrent les résidus de pesticides lorsque ceux-ci sont épandus en excès. D'une manière générale, les produits bio sont à privilégier, mais de nombreux agriculteurs travaillent également sainement en agriculture conventionnelle. Nombreux sont en effet ceux qui évitent la surcharge de produits phytosanitaires et ne traitent pas après récolte. Leurs produits sont quasiment bio, mais sans en avoir l'appellation, car ils ne souhaitent pas toujours suivre le cahier des charges des produits bio qu'ils considèrent comme trop contraignant.

Il est malheureusement impossible à l'œil nu et au goût de détecter les produits conventionnels sains de ceux gorgés de produits chimiques. Comment procéder ? En règle générale, les produits conventionnels achetés dans des circuits courts AMAP (p. 25) et autres types de vente de proximité offrent un certain nombre de garanties. Les légumes comme les fruits y sont proposés à maturité et leur vente rapide limite le besoin de produits de conservation. Par ailleurs, les circuits courts, par définition, induisent une réduction des transports, ce qui limite les émissions de CO_2 défavorables à la planète.

Acheter dans les circuits courts des produits bio et conventionnels doit donc être la règle. En supermarchés et hypermarchés, l'achat des produits bio cultivés en France ou dans des pays limitrophes est plus logique. Il existe en effet beaucoup trop d'incertitudes sur les produits conventionnels quant à la présence de résidus de pesticides et autres produits chimiques de conservation, même si des contrôles ont lieu. Des produits bio, certes ;

encore faut-il qu'ils ne proviennent pas de lointaines contrées afin de limiter les émissions de CO_2.

Les légumes en sachets peuvent se présenter sous différentes formes. Ils peuvent être lavés, prêts à être consommés et conditionnés sous atmosphère modifiée, c'est-à-dire essentiellement avec de l'azote, l'oxygène étant éliminé car accélérant le risque de développement des micro-organismes et donc le pourrissement. L'avantage de ces présentations est qu'elles facilitent l'achat, le transport, la préparation. Il suffit de passer les légumes à l'eau avant de les consommer crus ou de les cuire. Ce mode de conditionnement n'est pas à rejeter s'il conduit à consommer plus de légumes. Cela étant, les inconvénients sont le lavage industriel qui utilise beaucoup d'eau (comme pour les salades, p. 134) et l'enrobage par le plastique des légumes génère beaucoup de déchets.

Une autre forme de conditionnement sont les légumes cuits sous vide (betteraves, maïs...). Ici se pose le problème du chauffage favorisant le processus même de la migration de certains éléments des plastiques vers les légumes, même si cela est limité et contrôlé. Des produits bio sont parfois conditionnés sous cette forme.

Les légumes surgelés ont également leur intérêt. Ils se conservent bien et le plus souvent sont moins chers que les frais. Ce mode de présentation pratique permet de consommer très régulièrement des légumes. La valeur nutritionnelle est bien préservée. Cependant, il y a préalablement à la congélation un chauffage – blanchissement à la vapeur ou à l'eau – des produits pour inactiver les enzymes présentes et éviter la dégradation des végétaux. Cette opération induit nécessairement une destruction – limitée – des vitamines les plus sensibles à la chaleur (dites thermosensibles), comme la vitamine C, le bêta-carotène (précurseur de la vitamine A) et la vitamine B_9. Sur le plan gustatif, les légumes surgelés sont dans l'ensemble très corrects mais tout dépend du produit de base. Les produits de bonne qualité le restent même surgelés. Choisir de préférence les surgelés bio et ceux dont la provenance est indiquée.

Au creux de l'oreille

Sur le plan historique, les légumes étaient initialement ramassés ici ou là au gré de ce que la nature pouvait offrir. On consommait essentiellement des légumes sauvages et ce n'est qu'à partir du Moyen Âge qu'apparaît le jardin potager. Il ne cessera de se développer parallèlement à une diminution des cueillettes. Les légumes sont assez abondants à la fin du XIXe et au XXe siècle, mais sont moins considérés que la viande (p. 184).

Beaucoup des légumes que nous consommons ne sont pas issus de plantes traditionnelles européennes. La tomate et la pomme de terre nous viennent des Amériques et n'apparaissent sur les tables d'Europe qu'après le XVIIe siècle.

Sur le plan de la nutrition, la vitamine C, le bêta-carotène et la vitamine B_9 que nous avons mentionnés font partie des principales vitamines des légumes, auxquelles il faut ajouter celles du groupe B (sauf B_{12}). Les légumes contiennent aussi des éléments minéraux dont du potassium, très peu de sodium (sel) et de nombreuses fibres, ce qui est un avantage nutritionnel. Tous ces éléments sont indispensables pour être en bonne santé.

SOLEILS ET COUPS DE CŒUR

Légumes frais en sachets

SÉLECTION SANTÉ & SAVEUR	
DÉNOMINATION	Poivrons verts BIO PAYS LANDAIS
POIDS / VOLUME	300 g
PRIX MOYEN CONSTATÉ	3,50 euros
SITE INTERNET	www.bio-pays-landais.com

Des produits de qualité cueillis à point comme on les aime. De plus en plus de producteurs se regroupent pour conditionner eux-mêmes leurs produits, une aubaine pour tous, mais on ne les trouve malheureusement pas partout.

Pour les petits creux, les baby carottes de Florette en sachet. 1,99 euro les 250 grammes. Elles sont sans conservateurs.

SÉLECTION SANTÉ & SAVEUR	
DÉNOMINATION	Betterave sous vide bio SAINT-ALLAIRE
POIDS / VOLUME	500 g
PRIX MOYEN CONSTATÉ	1,35 euro
SITE INTERNET	www.allaire-sa.com

Des betteraves cuites appétissantes trouvées dans les magasins Biocoop. L'idéal est néanmoins de les cuire soi-même.

Légumes frais surgelés

SÉLECTION SANTÉ & SAVEUR	
DÉNOMINATION	Haricots verts extra-fins d'origine France BONDUELLE
POIDS / VOLUME	1 kg
PRIX MOYEN CONSTATÉ	2,75 euros
SITE INTERNET	www.bonduelle.com

Des haricots de bonne qualité gustative, ils sont de texture ferme. Leur valeur nutritionnelle affichée pour 100 g est de 20,9 kcal avec 1,7 g de protéines, 0,1 g de lipides, 3,3 g de glucides et 2,3 g de fibres alimentaires. L'origine France nous rassure.

Signalons dans la marque Picard les « 8 palets de légumes » surgelés, appréciés des enfants et des adultes qui les ont testés, avec du chou romanesco, des haricots vert, carottes, pommes de terre, oignons, poivrons jaunes... un peu d'huile de tournesol, d'amidon de maïs (sans gluten), d'œuf et d'épaississants (gomme xanthane, gomme de guar) qui ne présentent pas d'inconvénient. Lorsque la consommation est modérée, sinon possibles troubles digestifs bénins.

Aux rayons surgelés, les marques de super et hypermarchés proposent des légumes dont le rapport qualité-

/prix est attractif. Nous avons été attirés par les haricots verts de la marque Leader Price qui sont d'un goût agréable et d'une texture ferme à 1,99 euro le kg, mais la provenance n'est pas indiquée : viennent-ils de Chine ?

Faites-le vous-même

Si vous avez la chance d'avoir un jardin potager, voilà quelles sont les périodes traditionnelles de récolte des légumes (récoltes de nos ancêtres au XIXe siècle).

Janvier

Asperges vertes sous châssis ; choux ; choux de Bruxelles ; choux-rave ; choux frisés ; choux rouges ; brocolis blancs et violets ; épinards ; laitue ; cresson ; céleri ; cardons ; scarole ; petites raves ; radis noirs ; navets ; panais ; poireaux ; carottes ; betteraves ; pommes de terre ; patates ; topinambours ; chicorée frisée ; barbe-de-capucin ; mâche ; raiponce ; salsifis ; oseille ; cerfeuil ; persil ; champignons. – *Légumes secs :* haricots divers ; lentilles ; pois cassés ; pois chiches.

Février

Asperges vertes sous châssis ; choux ; choux de Bruxelles ; choux-rave ; choux frisés ; choux rouges ; brocolis ; cardons ; épinards ; laitue sous cloche ; cresson ; scarole ; petites raves ; radis noirs ; navets ; panais ; poireaux ; carottes ; betteraves ; pommes de terre ; topinambours ; patates ; salsifis ; scorsonères ; chicorée frisée ; barbe-de-capucin ; mâche ; raiponce ; oseille ; cerfeuil ; persil ; champignons. – *Légumes secs :* haricots divers ; lentilles ; pois chiches ; pois cassés.

Mars

Asperges de primeur ; choux ; choux de Bruxelles ; choux-fleurs ; épinards ; oseille ; laitue et romaine de primcur ; cresson ; mâche ; raiponce ; céleri ; scarole ; cardons ; artichauts du Midi ; raves ; radis roses ; navets ; panais ; poireaux ; carottes ; betteraves ; pommes de terre ; topinambours ; patates ; chicorée frisée du Midi ; barbe-de-capucin ; pissenlit ; salsifis ; cerfeuil ; persil ; ciboules ; civette – *Légumes secs :* haricots divers ; lentilles ; pois chiches ; pois cassés.

Avril

Asperges ; petits pois et haricots verts de primeur ; choux frisés ; choux-fleurs ; pousse de houblon ; épinards ; oseille ; laitue ; romaine ; cresson ; mâche ; petite chicorée sauvage ; pissenlits ; cardons ; artichauts du Midi ; raves ; radis ; navets ; poireaux ; carottes ; betteraves ; pommes de terre nouvelles ; patates ; salsifis ; verdure de toute espèce – *Légumes secs :* haricots ; lentilles ; pois chiches ; pois cassés.

Mai

Asperges ; concombres ; petits pois et haricots verts de primeur ; choux frisés ; choux-cœur-de-bœuf ; choux-fleurs ; épinards ; oseille ; laitue ; romaine ; cresson ; cardons ; artichauts ; raves ; radis ; navets ; poireaux ; carottes nouvelles ; pommes de terre nouvelles ; persil ; cerfeuil ; cresson alénois ; verdure de toute espèce ; petites fèves de marais ; morille ; mousseron.

Juin

Asperges ; artichauts ; petits pois et haricots verts de primeur ; haricots nouveaux écossés ; choux-fleurs ; concombres ; épinards ; oseille ; carde poirée ; laitue ;

romaine ; chicorée ; cresson ; raves ; radis ; navets ; poireaux ; carottes ; pommes de terre ; verdure de toute espèce ; tomates ; aubergines ; fèves de marais.

Juillet

Artichauts ; choux-fleurs ; petits pois et haricots verts ; haricots blancs ; flageolets ; concombres ; épinards ; oseille ; carde poirée ; laitue ; romaine ; chicorée frisée ; cresson ; raves ; radis ; navets ; poireaux ; carottes ; pommes de terre ; verdure de toute espèce.

Août

Artichauts ; choux-fleurs ; petits pois et haricots verts ; haricots blancs ; flageolets ; concombres ; épinards ; oseille ; navets ; poireaux ; panais ; carottes ; céleri ; pommes de terre ; salade et verdure de toute espèce ; potiron ; tomates ; aubergines ; cornichons.

Septembre

Artichauts ; choux-fleurs ; petits pois et haricots verts ; haricots blancs ; flageolets ; concombres ; épinards ; oseille ; navets ; poireaux ; panais ; carottes ; céleri ; pommes de terre ; patates ; potiron ; tomates ; salade et verdure de toute espèce ; champignons ; cèpes ; girolles ; aubergines ; salsifis blancs ; scorsonères ; cornichons.

Octobre

Artichauts ; choux-fleurs ; haricots verts ; flageolets ; concombres ; épinards ; oseille ; navets ; poireaux ; panais ; carottes ; céleri ; pommes de terre ; tomates ; aubergines ; potiron ; laitue ; cresson ;

romaine ; chicorée frisée ; scarole ; salsifis ; champignons ; cèpes ; oronges.

Novembre

Artichauts ; choux-fleurs ; flageolets ; épinards ; oseille ; laitue ; scarole ; cresson ; mâche ; raiponce ; navets ; poireaux ; céleri ; salsifis ; panais ; cardons ; carottes ; pommes de terre ; choux de Bruxelles ; choux de Milan ; choux d'York ; potiron ; chicorée frisée ; chicorée à cuire ; persil ; cerfeuil ; ciboule.

Décembre

Choux-fleurs ; cardons ; céleri ; choux ; choux de Bruxelles ; choux-rave ; radis ; raves ; épinards ; oseille ; laitue ; scarole ; mâche ; raiponce ; cresson ; navets ; panais ; poireaux ; carottes ; pommes de terre ; patates ; potiron ; cerfeuil ; persil ; chicorée frisée ; chicorée à cuire ; salsifis – *Légumes secs :* lentilles ; haricots ; pois cassés.

Mousse chaude de pommes de terre

Préparation pour : 3 personnes
Ustensile de cuisson : siphon (1 litre)

- 500 g de pommes de terre
- 2 gousses d'ail
- 1 bouquet garni
- 2 clous de girofle
- crème liquide
- bouillon de légumes

Faire un bouillon de légume suivant vos goûts et suivant les produits de la saison ou tout simplement avec un bouillon cube ; y ajouter le bouquet garni, les deux clous de girofle et l'ail.

Nettoyer les pommes de terre et les cuire avec la peau en cocotte-minute ou à la vapeur.

Peler les pommes de terre et les passer au moulin à légumes ou à travers un tamis, incorporer le bouillon de légumes et la crème liquide jusqu'à obtenir une consistance liquide veloutée.

Saler, poivrer ; y ajouter un filet d'huile d'olive.

Remplir un siphon aux trois quarts, charger avec une seule cartouche de gaz, bien secouer ; conserver au chaud au bain-marie.

LES LÉGUMES EN CONSERVE (FRAIS CUITS, SECS, CUISINÉS)

Le conditionnement des légumes sous forme de conserves est bien pratique, mais toutes les conserves de légumes ne sont pas identiques concernant les versants goût, valeur nutritionnelle, sécurité sanitaire. Comment s'y retrouver ?

Les conserves de légumes en boîtes métalliques sont à considérer avec une certaine circonspection. Le taux de sel ajouté pour améliorer le goût – comme exhausteur du goût – est souvent excessif et les concentrations sont rarement mentionnées sur les étiquettes ; il en est de même pour la provenance des légumes, ce qui est fort regrettable. Par ailleurs, certaines boîtes de conserve en métal sont tapissées à l'intérieur par une sorte de film plastique. Des interactions sont possibles entre celui-ci et le contenu des boîtes. Ce processus est heureusement contrôlé par les pouvoirs publics. Cependant, il semble préférable de s'orienter, par principe, vers l'achat de légumes conservés en bocaux, qu'ils soient nature ou cuisinés. Le verre est de nature plus neutre et facilement recyclable. Nous avons trouvé des produits ayant une bonne valeur gustative, notamment parmi les produits bio.

Intrinsèquement, la valeur nutritionnelle des légumes en conserve est plus médiocre que celles des produits frais. Les transformations industrielles entraînent en effet la destruction partielle de vitamines, même si les procédés de fabrication actuels limitent le processus ; par ailleurs, des végétaux frais mal conservés perdent une partie de leurs propriétés.

La conservation en semi-vrac pour les légumes secs dans des conditionnements en boîtes cartonnées ne pose, quant à elle, pas de problème sur le plan sanitaire. À un moment, on a eu quelques soucis avec l'encrage des boîtes et la possible contamination des légumes, mais tout cela est actuellement beaucoup mieux contrôlé et maîtrisé.

Au creux de l'oreille

Sur le plan historique, la consommation des légumes en conserve a posé autrefois de nombreux soucis sur le plan sanitaire, notamment liés à une maladie grave, le botulisme (dû à la toxine d'une bactérie, *Clostridium botulinum*). Celui-ci était encore présent dans les années 1950. Actuellement le risque existe uniquement pour les conserves réalisées à la maison et mal stérilisées.

Concernant la consommation des légumes secs (graines comme les lentilles, les haricots blancs, les pois chiches...), celle-ci a beaucoup décliné au cours des dernières décennies, essentiellement pour des raisons sociales. Les haricots blancs n'étaient considérés que comme les « biftecks des pauvres ». La comparaison sur le plan nutritionnel n'est pas erronée car, effectivement, les légumes secs contiennent de nombreuses protéines, ce qui est un atout. Heureusement, des chefs cuisiniers ont participé à réhabiliter ces légumes qui sont, par ailleurs, devenus plus faciles à préparer.

Sur le plan de la nutrition, les légumes secs, outre les protéines d'origine végétale (environ 25 g pour 100 g de produit), comportent des vitamines du groupe B, notamment B_6, excellentes pour le cerveau (B_6 : 0,6 mg et B_1 : 0,5 mg) et aussi des minéraux (phosphore : 350 mg, magnésium : 115 mg, fer : 8 mg). Ils contiennent aussi de l'amidon, qui est un sucre lentement assimilé, et apportent des fibres si utiles pour régulariser le transit intestinal. Les légumes secs sont naturellement pauvres en matière grasse (lipide) et en sel, ce qui est un avantage.

Les légumes frais cuits en conserve subissent une perte de vitamines, mais ils fournissent des fibres et des éléments minéraux. Parmi les vitamines les plus « thermosensibles », c'est-à-dire détruites en partie par la chaleur, citons les vitamines C et B_9 (acide folique).

SOLEILS ET COUPS DE CŒUR

Légumes frais cuits en conserve

SÉLECTION SANTÉ & SAVEUR	☼
DÉNOMINATION	Petits pois très fins, carottes à l'étuvée JARDIN BIO
POIDS / VOLUME	600 ml
PRIX MOYEN CONSTATÉ	3,42 euros
SITE INTERNET	www.jardinbio.com

Un grand classique de la cuisine que ces petits pois-carottes en bocaux. Un bon goût qui toutefois ne vaut pas celui des frais, préparés par votre grand-mère qui y ajoutait parfois des petits lardons. Facile à trouver en super et hypermarchés.

SÉLECTION SANTÉ & SAVEUR	☼
DÉNOMINATION	Haricots verts bio PRIMÉAL
POIDS / VOLUME	720 ml
PRIX MOYEN CONSTATÉ	2,15 euros
SITE INTERNET	www.primeal.com

Des haricots verts tendres, associés à un peu d'eau et du sel marin, voilà la composition simple et goûteuse qui devrait plaire, même aux plus récalcitrants. Acheté en magasin bio.

SÉLECTION SANTÉ & SAVEUR	☼
DÉNOMINATION	Mini-poireaux du Val-de-Loire GILLET
POIDS / VOLUME	400 g (200 g égoutté)
PRIX MOYEN CONSTATÉ	7,24 euros
ADRESSE	41700 Contres

On ne devrait acheter que des légumes dont l'origine de production est mentionnée, comme ici dans le Val-de-Loire. Sans colorant, ni conservateur, ces poireaux sont délicieux. On regrette le prix, mais tous les poireaux sont chers, même frais. La gamme de produits de cette marque s'est élargie.

Légumes secs nature et cuisinés

SÉLECTION SANTÉ & SAVEUR	☼
DÉNOMINATION	Flageolets verts bio BONNETERRE
POIDS / VOLUME	340 g
PRIX MOYEN CONSTATÉ	2,65 euros
SITE INTERNET	www.bonneterre.com

Ces flageolets (337 kcal pour 100 g), issus de l'agriculture biologique, nous ont séduits par leur saveur et leur moelleux. Ils contiennent du sel marin non raffiné. À consommer chauds en garniture de viandes comme le gigot, ou froids en salade avec, par exemple, un peu d'huile de noix. On regrette que l'origine des légumes ne soit pas mentionnée.

Ces produits, conditionnés en bocaux, se trouvent dans de nombreux magasins et la marque Bonneterre plus particulièrement dans les épiceries bio comme Biocoop ou Biomonde.

SÉLECTION SANTÉ & SAVEUR	
DÉNOMINATION	Quinoa CÉRÉAL BIO
POIDS / VOLUME	250 g
PRIX MOYEN CONSTATÉ	3,68 euros
SITE INTERNET	www.cerealbio.fr

Un bon quinoa déjà cuit pour les personnes pressées ; il est sans conservateur et sans colorant. Ajoutez des raisins secs de Corinthe, quelques échalotes et une petite vinaigrette... Suivez également les conseils de préparation donnés. Un produit fin qui n'est plus réservé aux seuls magasins bio.

SÉLECTION SANTÉ & SAVEUR	
DÉNOMINATION	Pois chiches au cumin OH ! LÉGUMES OUBLIÉS
POIDS / VOLUME	450 ml
PRIX MOYEN CONSTATÉ	3,95 euros
SITE INTERNET	www.ohlegumesoublies.com

Savoureux et originaux, ces pois chiches contiennent du manganèse, du calcium et de la vitamine B. Ils sont cuisinés avec un peu de poivrons, des oignons blancs, du jus de citron, de l'huile d'olive, du cumin, du sel marin non raffiné, de l'ail, du persil et des épices. Pas toujours faciles à se procurer en magasin, à commander par Internet.

SÉLECTION SANTÉ & SAVEUR	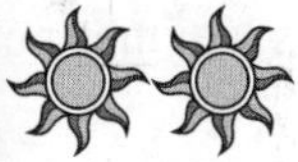
DÉNOMINATION	Les lentilles vertes du Puy AOC SABAROT
POIDS / VOLUME	500 g
PRIX MOYEN CONSTATÉ	3,66 euros
SITE INTERNET	www.sabarot.com

Ces légumes secs sont présentés en semi-vrac, non cuisinés dans des boîtes en carton.

Sabarot est le spécialiste des légumes secs, la lentille verte du Puy a fait sa renommée. Elle se distingue par son petit grain à marbrures vert-bleu, une peau très fine et une amande fondante.

100 g de lentilles vertes apportent 315 kcal. Faciles à préparer, elles se glissent dans les recettes les plus diverses : soupes, salades, purées ou en légumes d'accompagnement.

Dans la même marque, on trouve aussi les pois chiches du Sud-Ouest, les mogettes de Vendée et des haricots de Vendée.

Les marques des super et hypermarchés vendent également sous leurs noms des légumes frais cuits et secs ; si l'inégalité prévaut, certains sont néanmoins assez bons. Nous avons été séduits par exemple par les lentilles vertes de Casino Bio, 500 g à 2,08 euros. Malheureusement, comme pour les produits de marque, la mention de l'origine géographique est rarement indiquée.

Ces produits sont issus de transformateurs de légumes comme Bonduelle qui est le leader sur le marché et réalise près de 40 % de son chiffre d'affaires en produisant les légumes pour différentes marques.

Légumes cuisinés

SÉLECTION SANTÉ & SAVEUR	
DÉNOMINATION	Ratatouille bio à la catalane COMTESSE DU BARRY
POIDS / VOLUME	650 g (3 parts)
PRIX MOYEN CONSTATÉ	6,90 euros
SITE INTERNET	www.comtessedubarry.com

Un coup de cœur pour cette ratatouille en bocal (105 kcal pour 100 g) qui vous donnera un goût du Midi avec son soleil et ses odeurs de garrigue. Elle est cuisinée à l'huile d'olive extra-vierge et à l'huile de tournesol ; elle contient des tomates (27 %), des aubergines (23 %), des courgettes (27 %), un peu d'oignon et des poivrons (5,5 %). Elle est aromatisée et épicée, juste comme il faut.

Un bémol : son prix. On la trouve dans certaines épiceries fines et dans les magasins du groupe Comtesse du Barry (voir site).

SÉLECTION SANTÉ & SAVEUR	
DÉNOMINATION	Ratatouille cuisinée à la provençale CASSEGRAIN
POIDS / VOLUME	375 g
PRIX MOYEN CONSTATÉ	2,96 euros
SITE INTERNET	www.cassegrain.com

Une grande saveur pour cette ratatouille. Même si on conseille de consommer plutôt les légumes cuisinés en bocaux comme nous l'avons vu, celle-ci, bien qu'en conserve métallique, a été sélectionnée à cause de son goût délicat. Elle est cuisinée à l'huile d'olive extra-vierge et sans ajout de conservateurs. Un bémol, la présence de farine de blé, qui contre-indique sa prise pour les personnes intolérantes au gluten.

Dans cette gamme de produits, signalons ceux de la marque « Le bonheur est dans le pot », « cuisiné par la famille Marie », en bio, le quinoa à la bolivienne est goûteux et de bonne texture. Le prix rebute un peu : 3,19 euros les 380 grammes (103 rue Edmond Rostand – 31200 Toulouse). La marque Danival propose aussi une grande variété de produits bio comme le précédent, en bocaux en verre et assez chers. Nous avons été séduits par la choucroute au naturel 4,28 euros les 530 grammes (le Moulin d'Andiran – 47170 Andiran).

En légumes surgelés, le boulghour et quinoa aux légumes de courgettes, épinards... (Picard) est à 1,95 euro les 300 g. Tous ces produits comme les précédents sont utiles en dépannage, conditionnement en carton, ce qui est préférable en terme de déchets à recycler.

Chapitre VII
Poissons et crevettes

Les poissons frais et surgelés

Les poissons frais et surgelés ont le même intérêt sur le plan nutritionnel, mais pas nécessairement le même goût.

La consommation de poissons frais tout juste débarqués, encore frétillants, est exceptionnelle pour la majorité des Français. Elle ne bénéficie qu'aux habitants des côtes et à tous ceux y séjournant en vacances. Le poisson étant une denrée périssable, fragile, se dégradant vite, il faut donc le consommer rapidement après son achat, il est néanmoins possible de le conserver au réfrigérateur un ou deux jours. L'acheter le plus frais possible quel que soit le lieu de vente, artisan poissonnier ou grande surface, est une nécessité, d'où ces quelques observations qui vous permettront de mieux les choisir.

Critères de fraîcheur des poissons :

– l'aspect : un poisson frais est brillant et non sec, le ventre ne doit pas être bombé ni creusé ;

– l'œil : lui aussi doit être brillant. La couleur des

branchies a aussi son importance, n'hésitez pas à les regarder, elles doivent être vives et colorées, bien rouges ;

– l'odeur : il s'agit d'un élément essentiel, facile à contrôler, permettant de déterminer la fraîcheur de façon aisée. Rapprochez-vous de l'étal pour sentir de près le poisson. Un poisson frais n'a pas d'odeur suspecte, ni ammoniaquée (signe d'un trempage dans une solution à base d'ammoniaque – eau de Javel fortement diluée – pour le conserver), ni de décomposition (signe de pourrissement). Le poisson ne doit pas sentir autre chose que la marée ;

– il existe aussi d'autres critères : la chair par exemple doit être ferme et élastique. Si la trace du doigt reste en appuyant, cela n'est pas très bon signe.

Évidemment ces critères sont plus difficiles à mettre en pratique lorsque le poisson est présenté sous forme de filet, voire conditionné en barquettes. Dans tous les cas, l'aspect et l'odeur sont les deux éléments essentiels, et toute odeur suspecte à l'ouverture d'un produit doit vous rendre très méfiant.

Les mentions obligatoires concernant l'étiquetage des poissons frais sont :

– la dénomination commerciale (nom du poisson) ;
– la zone de capture, ou le pays d'élevage ;
– le mode de production (pêche ou élevage).

Quant aux poissons surgelés nature, ils sont assez sûrs sur le plan sanitaire en terme microbiologique (microbes), puisque les poissons pêchés sont ordinairement rapidement surgelés, ce qui arrête le développement des bactéries. Encore faut-il que le poisson ait été conditionné effectivement rapidement, dans de bonnes conditions d'hygiène et que la chaîne du froid soit bien respectée et sécurisée. Généralement, c'est heureusement le cas.

Pour les aspects négatifs, soulignons qu'il arrive que de l'eau soit projetée sur les poissons et les filets devant être congelés afin d'en alourdir le poids, c'est la technique dite du glazurage, interdite, mais il n'est pas aisé de savoir si elle a été utilisée. Concernant le goût, celui du poisson surgelé est moindre que le frais car l'alchimie aromatique est plus faible, mais à vous de les cuisiner de façon goûteuse et de les décongeler lentement !

L'achat des poissons surgelés est un bon compromis pour consommer ces aliments qui sont utiles pour votre santé, et ils ont l'avantage d'être moins chers que les frais.

AU CREUX DE L'OREILLE

Sur le plan historique, l'homme a toujours consommé du poisson, mais depuis quelques décennies sont apparus sur les étals des poissons d'élevage entraînant bien des méfiances. Les réserves halieutiques s'épuisant, il est logique de consommer du poisson d'élevage et actuellement – ce qui n'a pas toujours été le cas – la nourriture qui leur est donnée est correcte, du moins dans le cadre de l'Europe. Méfiez-vous en revanche des poissons d'élevage en provenance d'Asie, toutes les garanties sanitaires ne sont pas toujours assurées, bien que des contrôles aient lieu.

La France n'a pas fait le choix de développer de façon importante l'aquaculture pour protéger ses côtes des risques de pollution, la priorité ayant été donnée au tourisme. Les mers sont aussi malheureusement polluées, comme la mer Baltique, et les polluants tels que le PCB (polychlorobiphényles) trouvés dans le Rhône ne doivent pas s'arrêter à l'embouchure de celui-ci...

Sur le plan de la nutrition, malgré ce qui vient d'être énoncé, les poissons devraient figurer au moins trois fois par semaine dans nos assiettes. Il y a les poissons blancs (cabillaud, merlan, églefin, lotte, sole, merlan...) riches en protéines, vitamines du groupe B, minéraux dont le phosphore et l'iode, et pauvres en matière grasse. Les poissons plus gras comme les saumons, les sardines, les maquereaux, les harengs et certains thons sont riches en acides gras oméga 3, recherchés pour assurer une protection du cœur et des vaisseaux. Contrairement à une idée assez répandue, les poissons de mer ne sont pas plus salés que leurs congénères des eaux douces (truites, brochets).

SOLEIL ET COUPS DE CŒUR

SÉLECTION SANTÉ & SAVEUR	
DÉNOMINATION	Tranches de filet cabillaud IGLO
POIDS / VOLUME	400 g (4 filets)
PRIX MOYEN CONSTATÉ	6,16 euros
SITE INTERNET	www.iglo.fr

Un plat agréable à réaliser avec ce cabillaud si vous le cuisinez bien. Pêché dans l'océan Atlantique, il apporte 73 kcal pour 100 g. La teneur en lipides (graisse) est de 0,6 g, ce qui est faible. Il contient 17 g de protéines pour 100 g et est pauvre en sodium (sel). Il est riche en phosphore (194 mg). Ce poisson est annoncé comme conditionné sans colorant et sans conservateur.

La marque IGLO, bien connue et facile à trouver, propose également des pavés de saumon de l'Atlantique goûteux, au prix de 5,19 euros les 300 g (2 pavés). Plus riche en lipides, mais de bons lipides (oméga 3 : 3,3 g), et en calories, 190 kcal pour 100 g, il contient aussi les vitamines B_6, B_{12} présentes dans tous les poissons. Pas de colorant, ni de conservateur non plus pour ce poisson qui contient 18 g de protéines.

SÉLECTION SANTÉ & SAVEUR	
DÉNOMINATION	Dos d'églefin surgelé PICARD
POIDS / VOLUME	200 g (2 tranches)
PRIX MOYEN CONSTATÉ	4,10 euros
SITE INTERNET	www.picard.fr

Pêché dans l'Atlantique, l'églefin proposé est un poisson qui gagne davantage à être connu. Ces dos, issus de la partie la plus charnue du filet, sont vraiment savoureux, mais dépendent de vos talents culinaires. Il est peu gras, 0,3 g de lipides, 77 kcal pour 100 g, et il contient 17,9 g de protéines. À décongeler avec lenteur.

Testé chez des enfants et des adolescents, on s'aperçoit qu'ils l'apprécient volontiers, c'est vous dire si on peut le recommander.

SÉLECTION SANTÉ & SAVEUR	
DÉNOMINATION	Filets de merlu blanc FINDUS
POIDS / VOLUME	400 g (4 filets)
PRIX MOYEN CONSTATÉ	5,15 euros
SITE INTERNET	www.findus.fr

Un poisson agréable au goût et peu gras, pêché dans l'Atlantique du Sud-Est. Idéal pour manger léger, sain et à un prix acceptable. Son analyse nutritionnelle nous révèle 75 kcal, 16 g de protéines, 1 g de lipides et 0,2 de sodium pour 100 g d'aliments. Un bon rapport qualité/prix.

La règle est de choisir du poisson surgelé brut sans adjonction d'autres produits.

Dans la gamme des merlus, poissons blancs, le « Merlu blanc du Cap, cœur de filet » de Iglo est également à conseiller pour son moelleux et sur le plan nutritionnel son faible apport en sel. Par ailleurs, la marque s'engage avec le WWF à promouvoir une pêche durable et mieux gérée.

Faites-le vous-même

Deux recettes à bien suivre, car cuire du poisson n'est pas chose aisée. Notre chef propose :

Filet de loup

Préparation pour : 8 personnes
Ustensile de cuisson : cocotte-minute
- deux gros filets de loup
- légumes (p. 195)

À la place du rôti de veau, prévoir deux filets de loup qu'on aura préalablement parés et dont on aura retiré les arêtes. Les superposer côté peau vers l'extérieur, ficeler comme un rôti.

Mettre tous les légumes préparés dans la cocotte, ajouter un verre d'eau, et deux cuillérées à soupe de soja et d'huile de sésame grillé, un filet d'huile d'olive, saler, poivrer. Fermer la cocotte et cuire environ 15 mn après monté en température. Retirer du feu, faire évacuer la vapeur et ouvrir la cocote ; ajouter le rôti de loup que l'on aura préalablement salé, poivré et coloré dans une poêle avec un peu d'huile d'olive. Fermer la cocotte, monter en température et retirer du feu sans retirer la vapeur.

Chacun, à sa guise, peut agrémenter son plat de différents légumes ou de divers assaisonnements (câpres, olives, miel, fromage...).

Lotte

Préparation pour : 6 personnes
Ustensile de cuisson : cuiseur vapeur
- 1 queue de lotte d'environ 1 kg
- huile d'olive
- feuille de nori
- sel, poivre
- papier-film

Détailler votre queue de lotte en séparant l'arête centrale pour obtenir deux beaux filets, les peler et les dénerver, les mettre à dégorger avec un peu de gros sel pendant une heure au réfrigérateur.

Au bout d'une heure, les rincer abondamment sous l'eau froide et bien les sécher dans du papier absorbant. Prendre un filet de lotte, couper l'extrémité la plus fine et la repositionner dessus pour obtenir un boudin à peu près égal ; faire la même opération pour le deuxième filet. Saler, poivrer, et enrober chaque filet dans une feuille de nori. Badigeonner la feuille de nori à l'huile d'olive et l'envelopper de deux couches successives de papier-film bien serré. Cuire dans le cuiseur vapeur environ 7 minutes et laisser reposer la même durée dans le cuiseur éteint (attention la cuisson peut varier suivant l'épaisseur du boudin, il faudra adapter le temps de cuisson).

Il vous suffira de sortir le boudin du film et de le découper en tranches plus ou moins épaisses.

Cette recette peut être adaptée de différentes manières ; si vous trouvez la feuille de nori trop forte en goût, il vous suffira de la remplacer par une feuille de riz ou de ne mettre que du papier-film. Avec cette cuisson de poisson, vous obtiendrez un produit goûteux et léger.

À déguster simplement sur une salade de tomates à l'huile d'olive et sel de Camargue.

Les poissons fumés

Les poissons fumés consommés en France le sont essentiellement sous forme de saumons dont la majorité sont issus de l'élevage. Les saumons sauvages, moins colorés, ont l'avantage d'être moins gras, mais sont plus chers et proviennent de zones de pêches parfois lointaines, d'Alaska par exemple, et posent donc le problème d'émission de CO_2 et de la pollution de la planète. Pour les saumons sauvages, on choisira de préférence ceux provenant de l'Atlantique ou de la mer du Nord en évitant ceux de la Baltique, fort polluée.

Le fumage et le salage des poissons sont deux manipulations souvent loin d'être aussi naturelles que ce que l'on pourrait être en droit d'espérer. Il ne s'agit pas, dans la majorité des cas, d'un salage avec du sel sec et d'un fumage à la fumée de bois selon des méthodes traditionnelles, mais d'injection liquide ou de trempage du poisson dans une saumure liquide à l'arôme de fumée et salée ! L'information sur les méthodes industrielles de transformation fait souvent défaut.

Choisissez de préférence les saumons fumés avec les mentions suivantes :

– « salé au sel sec » ;

– « fumé au bois de... ».

La concentration en sel, selon la norme AFNOR (NFV 45-065), ne doit pas dépasser 3,5 %, pourcentage plutôt respecté par les industriels.

Les prix de saumon varient beaucoup d'une marque à l'autre, sans que cela soit nécessairement justifié. Ne vous laissez pas piéger par des appellations ronflantes qui n'ont pas de valeur réglementaire, « tradition... », « selon méthodes ancestrales... », « depuis 18... ». Seules les indications que nous avons mentionnées précédemment sont à prendre en considération.

Les Français sont d'importants consommateurs de saumons (environ 20 000 tonnes par an), 97 % étant issus des élevages de Norvège, d'Écosse et un peu d'Irlande. Pourquoi ne pas s'essayer à faire soi-même son saumon fumé ?

Au creux de l'oreille

Sur le plan historique, l'homme a toujours dû manger du saumon, même si le terme est issu du latin *salmo* qui a lui-même une origine gauloise. Il s'agit d'un poisson migrateur naissant, dans son cycle naturel, dans les rivières et vivant dans la mer. Le fumer était autrefois, avec le séchage, le seul moyen de le conserver.

Sur le plan de la nutrition, le taux de lipides (matière grasse) moyen des poissons fumés relevé, quelle que soit la marque, est de l'ordre de 10 g pour 100 g de poisson, soit l'équivalent d'une cuillère à soupe d'huile. La matière grasse présente est formée d'une partie de « bons » gras, car d'acides gras oméga 3. Le saumon est source de protéines (22 g environ pour 100 g), de phosphore et de vitamines B_6, B_{12} et D, un cocktail utile.

Même avec un contrôle des concentrations en sel, le saumon fumé reste un produit salé, dont la consommation doit être limitée chez les personnes devant faire attention à leurs apports (hypertension artérielle, insuffisance cardiaque...). Par ailleurs, les saumons fumés ne doivent pas être consommés chez la femme enceinte à cause du risque de présence de bactéries Listéria pouvant entraîner des fausses couches et avortements spontanés.

SOLEILS ET COUPS DE CŒUR

SÉLECTION SANTÉ & SAVEUR	
DÉNOMINATION	Saumon fumé Label rouge élevé en Écosse – Sélection CARREFOUR
POIDS / VOLUME	120 g (3 tranches)
PRIX MOYEN CONSTATÉ	4,90 euros
SITE INTERNET	www.carrefour.fr

De la saveur et du moelleux pour ce saumon d'élevage qui concilie qualité et prix acceptable. Ce poisson salé au sel sec (1,1 g de sodium, soit 2,9 g de sel) et fumé au bois de hêtre apporte 220 calories pour 100 g, 0,2 g de glucides et 14,6 g de lipides. Il contient également 21,8 g de protéines.

Tous les saumons Label rouge que nous avons goûtés, notamment ceux de super et hypermarchés, sont corrects. Attention aux prix qui peuvent beaucoup varier.

SÉLECTION SANTÉ & SAVEUR	
DÉNOMINATION	Saumon fumé LABEYRIE « Le Savoureux » Origine Norvège
POIDS / VOLUME	150 g (4 tranches)
PRIX MOYEN CONSTATÉ	6,76 euros
SITE INTERNET	www.labeyrie.com

Une saveur agréable pour ce saumon également d'élevage, préparé selon un savoir-faire traditionnel et fumé au bois d'aulne. Il est cependant un peu plus calorique que le précédent avec 231, 5 kcal et 14,9 g de lipides. Sa teneur en sodium est de 1,2 g.

Un bon compromis qui mérite bien son soleil.

À noter que le saumon d'Écosse de la même marque, fumé au bois de hêtre et de chêne, est également séduisant. Il est garanti jamais congelé.

Pour tous ces saumons, on regrette juste l'emballage en plastique sans information sur leurs caractéristiques. Cela étant, la durée de conservation est limitée et conservée au froid, la migration des éléments du plastique vers les aliments est restreinte.

SÉLECTION SANTÉ & SAVEUR	
DÉNOMINATION	Saumon Atlantique fumé DANIEL LOISEAU Origine Norvège – Label rouge
POIDS / VOLUME	80 g (2 tranches)
PRIX MOYEN CONSTATÉ	5,17 euros
SITE INTERNET	www.dgl.fr

Salé au sel sec de Noirmoutier et fumé au bois de hêtre, ce saumon a du caractère. Sa chair est à la fois ferme et moelleuse. Il est moins calorique que beaucoup d'autres : 167 kcal ; 8,6 g de lipides et contient 2,5 g de sodium (sel).

On ne trouve pas partout ce saumon qui n'a pas son

deuxième soleil à cause de son prix et de sa teneur en sel.

Il y a aussi les saumons fumés d'autres marques comme celui de chez Capitaine Cook, salé au sel sec, qui est très correct.

Signalons aussi l'intérêt de consommer d'autres poissons fumés comme les truites. La marque Herens par exemple propose des truites fumées à froid et biologiques (5,75 euros les 4 tranches, 130 g).

Faites-le vous-même

Une bonne solution pour consommer du poisson fumé frais, la recette amusante de notre chef, pas aussi facile à réussir qu'il n'y paraît...

Saumon fumé chez soi

Préparation pour : 10 personnes
Ustensile de cuisson : 1 vieux couscoussier

- 1 filet de saumon
- 50 g de sucre
- 50 g de sel
- coriandre
- aneth
- huile d'olive
- poivre à queue
- sciure de bois de hêtre

La veille : parer et ôter les arêtes du filet de saumon et enlever la peau ; mélanger le sucre et le sel, y ajouter quelques tours de poivre à queue moulu, la coriandre et l'aneth hachés. Saupoudrer votre saumon de cet appareil de chaque côté.

Laisser mariner au réfrigérateur environ 8 h.

Le jour même : rincer votre filet de saumon et le sécher avec du papier absorbant, découper en escalopes pas trop épaisses, les badigeonner d'huile d'olive avec un pinceau. Les disposer soigneusement dans le haut du couscoussier sans trop les chevaucher.

Dans le fond du couscoussier, enflammer la sciure de hêtre ; dès qu'elle commence à faire de la fumée, poser le haut du couscoussier par-dessus avec le couvercle. Laisser fumer plus ou moins longtemps suivant le goût fumé recherché.

Il faut savoir que ce produit devra être consommé assez rapidement sur une salade ou en accompagnement de pommes de terre.

Poissons prêts à consommer en conserve, en plats cuisinés

Sur le plan nutritionnel, les poissons en conserve ou en plats cuisinés sont sensiblement égaux aux frais, mais les multiples ajouts en sel, en gras, parfois en arômes et en divers additifs en limitent l'intérêt. Il faut donc choisir les poissons les moins transformés possible, et nous avons eu du mal à trouver des produits qui contenaient peu de sel et de conservateurs. Nous avons aussi découvert de nombreux produits à base de poisson avec très peu de poisson (voir la liste des ingrédients sur les étiquettes), notamment parmi les surimis (entre 30 et 50 % de chair de poisson, le reste étant de l'amidon, etc.), les quenelles et certaines autres conserves.

Concernant les plats de poisson prêts à consommer et recommandables, nous les avons trouvés en général chers, surtout ramenés au kilo.

L'idéal est bien sûr de préparer soi-même son poisson

frais, mais si le soir vous êtes un peu pressé, nous avons trouvé et sélectionné quelques produits nutritionnellement corrects et savoureux.

Au creux de l'oreille

Sur le plan historique, les sardines et les harengs furent les premiers poissons à être conservés, d'abord tout simplement dans du sel, puis, au XIXe siècle, sont apparues des petites boîtes métalliques...

Sur le plan de la nutrition, les sardines, par exemple, même en conserve apportent des protéines de bonnes valeurs biologiques, des acides gras oméga 3 bons pour la santé et, si vous consommez les arêtes, du calcium. Choisissez plutôt celles qui sont à l'huile d'olive ; l'huile de tournesol a un intérêt moindre à cause de sa forte concentration en acides gras oméga 6.

Soleils et coups de cœur

Les poissons en conserve

SÉLECTION SANTÉ & SAVEUR	
DÉNOMINATION	Thon blanc germon au naturel Label rouge CONNÉTABLE
POIDS / VOLUME	120 g (100 g net égoutté)
PRIX MOYEN CONSTATÉ	3,16 euros
SITE INTERNET	www.connetable.com

Pêché dans l'Atlantique, ce thon blanc germon a une chair fine et goûteuse. Nous l'avons aussi sélectionné pour sa faible teneur en sel. On le trouve en super et hypermarchés. Par rapport aux concurrents, il est d'un prix un peu plus élevé mais ne doit-on pas privilégier sa santé ?

SÉLECTION SANTÉ & SAVEUR	
DÉNOMINATION	Thon albacore au naturel SAUPIQUET
POIDS / VOLUME	140 g
PRIX MOYEN CONSTATÉ	3,54 euros
SITE INTERNET	www.saupiquet.com

Ce thon au naturel, pêché dans les mers tropicales, séduit par sa chair agréable et la possibilité de l'associer à divers mets dont les salades composées. Pauvre en lipides (0,9 %) et riche en phosphore (il couvre 23 % des apports journaliers), ce thon « diététique » sera apprécié par tous. Il est également présent dans de nombreux super et hypermarchés.

SÉLECTION SANTÉ & SAVEUR	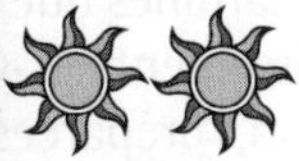
DÉNOMINATION	Sardines marinade citron – basilic CONNÉTABLE
POIDS / VOLUME	115 g
PRIX MOYEN CONSTATÉ	1,32 euro
SITE INTERNET	www.connetable.com

Une préparation revendiquée « à l'ancienne » pour ces sardines à l'huile d'olive. Une marinade harmonieuse, un produit à part dans la gamme des sardines en conserve, d'un bon rapport qualité/prix.

Dans la même marque, les maquereaux du Portugal sont à conseiller mais ils ne remplacent pas les frais bien cuisinés !

SÉLECTION SANTÉ & SAVEUR	
DÉNOMINATION	Sardines à l'huile d'olive extra-vierge. Label rouge LES DIEUX
POIDS / VOLUME	115 g (poids net)
PRIX MOYEN CONSTATÉ	2,52 euros
SITE INTERNET	www.geandreau.com

De la finesse et du moelleux pour ces sardines, mais le produit est assez cher.

Les meilleures sardines que nous ayons trouvées sont celles des établissements J.-C. David Millésime 2008, étêtées à la main, préparées à l'huile d'olive extra-vierge. Le goût est incomparable mais son coût est bien élevé : 4,50 euros les 115 g ! (Ets J.-C. David – Boulogne-sur-Mer).

Plats prêts à consommer

SÉLECTION SANTÉ & SAVEUR	
DÉNOMINATION	Morceaux choisis de poissons, riz et fondue de poireaux PICARD
POIDS / VOLUME	350 g
PRIX MOYEN CONSTATÉ	4,30 euros
SITE INTERNET	www.picard.fr

Un mélange de poissons cabillaud, colin d'Alaska, saumon, le tout préparé avec un assortiment judicieux. Un rapport qualité-prix satisfaisant mais tout de même un peu cher. On regrette juste que le colin vienne d'Alaska et nécessite un transport coûteux en énergie, mais on apprécie que l'origine soit mentionnée.

Pour les plats cuisinés, il faut éviter tous les panés ainsi que ceux « façon meunière » compte tenu de l'apport en graisse nécessaire pour les préparer et de leur valeur gustative bien médiocre.

Soupe de poisson

SÉLECTION SANTÉ & SAVEUR	
DÉNOMINATION	Soupe de poisson de roche à la sétoise AZAIS-POLITO
POIDS / VOLUME	630 ml net
PRIX MOYEN CONSTATÉ	3,80 euros
SITE INTERNET	www.azais-polito.fr

Une soupe de bonne qualité, gustative, annoncée comme issue d'une recette traditionnelle. Sa composition : poissons (52 %), eau, tomates, légumes, de l'huile d'olive vierge extra, de l'ail, du sel, du poivre, des aromates. Achetée en super et hypermarchés et vue dans des épiceries fines.

Nombre de soupes au poisson industrielles que nous avons testées étaient trop salées ; en revanche de nombreuses soupes artisanales aussi bien en Bretagne, qu'en Loire-Atlantique, Aquitaine, Pays basque et Méditerranée nous ont beaucoup séduits, néanmoins leur commercialisation reste limitée. Privilégiez ce type d'achat local et de proximité pour les soupes, trouvées d'ailleurs pour certaines en super et hypermarchés.

Crevettes

Qui n'apprécie pas les crevettes ? De couleur attractive, de texture agréable, les crevettes ont un bon aspect et, provenant de la mer, elles ont une image de naturalité. La réalité doit être nuancée, au risque d'apparaître quelque peu rabat-joie. Tout n'est en effet pas si rose...

Beaucoup de crevettes que vous consommez proviennent d'élevage, notamment d'Asie et de Madagascar. Ceux qui ont visité les élevages de crevettes au Vietnam, dans l'embouchure de certains fleuves, rapportent leur surprise concernant la pollution qui semble y régner. Par ailleurs, le développement de ces élevages perturbe grandement les écosystèmes locaux, détruisent les mangroves et facilitent l'érosion des côtes, ce qui rend les raz de marée plus intenses.

L'aquaculture intensive favorise aussi le développement de maladies. L'usage d'antibiotiques y est donc fréquent et les contrôles paraissent insuffisants. Alors, consommer les crevettes pêchées en pleine mer semble être la solution, mais les réserves halieutiques s'épuisent et la pêche à la crevette entraîne des dégâts collatéraux. En effet, la prise puis le rejet à la mer, souvent sans vie, de nombreuses espèces de poissons non désirées posent problème. La conservation des crevettes sur le plan alimentaire peut se faire malheureusement par des sulfites dont l'usage devrait être revu à la baisse – certains industriels le faisant déjà –, et divers additifs. La France, comme de nombreux autres pays, autorise également le traitement par ionisation des crevettes congelées décortiquées et étêtées. Vérifiez sur l'emballage, la mention « traité par ionisation » ou « irradié » doit être

– devrait être – obligatoirement indiquée, mais cela ne l'est pas sur les produits présentés en vrac. Des garanties sanitaires assurent néanmoins ce genre de traitements, mais inutile de favoriser ces pratiques quand des alternatives existent : mieux élever les crevettes et éviter les zones de pêche polluées.

Des colorants sont même parfois ajoutés, ce qui est incroyable, heureusement leur présence est obligatoirement mentionnée sur les produits conditionnés individuellement.

Malgré tout, si vous êtes amateur de crevettes, choisissez-les mieux et préférez dorénavant :

– des crevettes réellement fraîches chez un poissonnier dans lequel vous avez confiance ;

– des crevettes originaires du nord de l'Europe et sauvages ;

– des crevettes Label rouge ou bio, mais elles sont difficiles à trouver.

À Madagascar et en Asie, certains font des efforts pour produire mieux et de façon moins intensive, la situation devrait donc s'améliorer. Cela a néanmoins un coût. Choisissez des crevettes de bonne qualité ; nous vous y aidons, mais il y a très peu d'élues. Consommez-en peu à chaque fois pour mieux préserver la planète et votre portefeuille. Et choisissez de préference les crevettes avec les mentions « sauvage », et surtout sans colorant.

Au creux de l'oreille

Sur le plan historique, la crevette n'a pas suscité beaucoup d'intérêt sur le plan culinaire ; il y a peu de recettes anciennes disponibles. Tout au plus quelques mousses, croquettes ou œufs brouillés aux crevettes.

Sur le plan de la nutrition, la crevette a l'intérêt d'être pauvre en graisse (sauf au niveau des structures nerveuses présentes dans la tête) et riche en protéines, en vitamines du groupe B, notamment B_{12}, comme dans tout le règne animal. Elle contient aussi des éléments minéraux comme le zinc, sélénium, fer, cuivre et phosphore. Le plancton, composé notamment de micro-crevettes, contient des acides gras de type oméga 3. Les grosses crevettes, comme de nombreux poissons, s'en nourrissent.

Les crevettes sont surtout présentes dans les mers chaudes, notamment les gambas qui peuvent être fort volumineuses.

SOLEILS ET COUPS DE CŒUR

SÉLECTION SANTÉ & SAVEUR	
DÉNOMINATION	Crevettes nordiques entières cuites PICARD
POIDS / VOLUME	800 g
PRIX MOYEN CONSTATÉ	4,95 euros
SITE INTERNET	www.picard.fr

Voilà des crevettes sauvages annoncées comme pêchées au large du Groenland. Surgelées, il faut les décongeler lentement ; servies poêlées avec un peu d'ail, elles deviennent croustillantes (la chaleur ayant éliminé l'eau résiduelle) et pourront accompagner différents mets.

Celles décortiquées de l'Atlantique Nord-Est sont à 3,85 euros les 200 g, sans sulfite ni colorant.

SÉLECTION SANTÉ & SAVEUR	
DÉNOMINATION	Crevettes sauvages COMPAGNIE DES PÊCHES – Saint-Malo
POIDS / VOLUME	400 g
PRIX MOYEN CONSTATÉ	7,50 euros
SITE INTERNET	www.compagniesdespeches.com

Ces crevettes vous séduiront. Leur chair est ferme et goûteuse. Elles sont assez faciles à trouver dans le grand Ouest de la France, au Nord et en Île-de-France. Sous cette marque, il y a aussi des crevettes sauvages nordiques. Nous avons interrogé la Compagnie des pêches sur les sulfites. Voici leur réponse, un peu longue mais intéressante :

« Crevettes sauvages de Guyane française : ces crevettes sont pêchées au large de la Guyane par les 15 navires qui composent notre armement Unifipêche. Comme quasiment tous les produits pêchés en milieu tropical, nous devons faire face à un développement de mélanose par un traitement au disulfite de sodium.

« Afin de préserver la qualité de nos produits, nous avons cherché à rationaliser et optimiser ce traitement en évitant les sur-concentrations de sulfites. En effet, nous n'appliquons pas la nouvelle directive européenne de juillet 2006 fixant les teneurs en sulfites sur les crevettes entre 135 et 300 ppm selon les calibres. Pour notre activité, nous nous autorisons une teneur en sulfites de 50 ppm sur les produits crus. Le traitement s'effectue directement sur les navires par un trempage de 8 minutes dans une solution pré-dosée à 2,5 %. Pour fiabiliser le processus, nous utilisons des sachets prépesés de 2 kg. Ce traitement "allégé" complété par une surgélation rapide des crevettes nous donne à ce jour entière satisfaction.

« Les produits passant par notre unité de cuisson de Saint-Malo ne font l'objet d'aucun traitement supplémentaire. En effet, contrairement aux sociétés spécialisées dans la cuisson de crevettes qui travaillent de nombreuses espèces et origines différentes, notre maîtrise de l'ensemble de la filière nous permet d'ajuster le process en amont sur les navires sans avoir besoin d'effectuer à nouveau un traitement lors du process de cuisson. Les cuiseurs de crevettes doivent en effet travailler des produits très hétérogènes et ils sécurisent l'opération de cuisson (et aussi la DLC) en traitant systématiquement aux sulfites dans les limites de la réglementation. Il convient de préciser que nous avons testé bon nombre d'autres procédés pour remplacer le trempage au disulfite de sodium (acide citrique...), mais à ce jour la meilleure solution à laquelle nous sommes parvenus est une réduction des concentrations et une bonne maîtrise des pratiques à bord de nos navires.

« Crevettes nordiques : ces crevettes sont capturées par notre navire *Ocean Tiger* aux larges des côtes est et ouest du Groenland. Nous sommes là en milieu extrêmement froid et l'automatisation totale du process de tri, cuisson, conditionnement et surgélation nous permet de ne pas traiter les produits avec des sulfites car le développement de mélanose n'a pas lieu. »

Nous avons aussi apprécié les crevettes décortiquées

des Caraïbes de la marque « Terre et Saveur » (3,60 euros les 100 g), certainement parmi les meilleures que nous ayons goûtées. Elles sont annoncées comme « issues d'un mode d'élevage qui contribue au respect du milieu », ce qui n'est pas un label, mais les mentions « sans colorant, sans additif, non traité après la pêche » nous conviennent. Elles sont très chères, mais au moins à ce prix-là on est sûr de ne pas trop en consommer. Attention, toutes les crevettes de cette marque n'ont pas ces caractéristiques, certaines étant conditionnées avec divers additifs, lisez bien les étiquettes.

Parmi les crevettes bio nous avons trouvé celles de la marque OSO, qui sont des gambas de Madagascar, en super et hypermarchés (Casino). Le goût est différent et la chair délicate et ferme. On regrette son prix qui en fait un produit de luxe (7,5 euros les 300 g conditionnées judicieusement en deux fois 150 g). La présence de sulfite ajouté (E 223) ne nous indique pas le degré de concentration.

Les différents producteurs de crevettes étant maintenant sensibilisés à nos attentes, espérons une rapide amélioration des conditions d'élevage et de transformation des denrées.

Chapitre VIII

Les viandes et leurs dérivés

Les viandes conditionnées et cuisinées

Les Français ont la réputation d'être des carnivores et, jusqu'à une période historiquement assez récente, le fait de consommer de la viande, surtout de la viande rouge, était un indicateur d'un niveau de vie élevé. Mon confrère, le Dr A. Hemmerdinger, dans son savoureux livre *Bien manger et faire la nique au médecin* paru en 1932, exprimait une opinion courante de l'époque – et qui a longtemps perduré : « Les légumes constituent les parents pauvres de l'alimentation. Ce sont les aliments de ceux qui n'ont pas les moyens de se payer de la viande. »

Depuis, la consommation de viande par personne et par an a quasiment doublé en Europe, et cela parallèlement à l'enrichissement et à la hausse du pouvoir d'achat. Cette tendance a commencé à s'inverser vers les années 1990 pour les viandes dites de boucherie (bœuf, veau, agneau), – 1,6 % par an, alors que les achats de viandes de volaille se stabilisaient et ceux de plats préparés à base de viande continuaient à augmenter : + 1,5 % selon les sources de l'INSEE (septembre 2008).

Au cours de l'histoire, l'homme a toujours recherché à consommer de la viande, du moins en Europe, alors même que l'on savait qu'elle pouvait transmettre des maladies par l'intermédiaire d'éléments dénommés alors « miasmes ». Il s'agissait de parasites (ténia) et de divers microbes. Plus récemment, le prion pour le bœuf a été un vecteur de contamination jusqu'alors inconnu. Malgré ces risques identifiés tardivement sur le plan microbiologique, la consommation de viande et de ses dérivés a perduré au cours de l'histoire. On peut dès lors s'interroger sur le fait de savoir si consommer de la viande est une nécessité biologique pour l'homme.

La consommation de produits d'origine animale – viande, poisson, œuf, produit laitier –, par l'apport en vitamine B_{12}, vitamine D et fer facilement assimilable, correspond à un besoin sur le plan nutritionnel. Néanmoins, l'excès de consommation de viande et de ses dérivés (charcuteries) souvent observé de nos jours est peu recommandable pour la santé, notamment à cause de la présence de gras de médiocre qualité (acides gras saturés) favorisant l'émergence des maladies cardiovasculaires et l'apparition de certains types de cancers (côlon, rectum, sein). En outre, la surconsommation de viandes a tendance à « acidifier » le corps avec de nombreux effets délétères, comme des fatigues, une fragilité des os, des tendons.

Par ailleurs, pour la planète, il est bien admis que la forte augmentation de consommation de viande a des effets pervers et négatifs, car il faut produire de plus en plus de végétaux pour nourrir les animaux. Quelques chiffres sont saisissants puisque 10 kg de céréales et une quantité considérable d'eau sont nécessaires pour produire 1 kg de viande (bovine). Il y a là des coûts nutritionnels et énergétiques disproportionnés pour un rendement alimentaire médiocre.

À cela s'ajoutent de nombreux autres problèmes comme celui des déjections animales. On considère qu'actuellement le méthane produit par le tube digestif des animaux de boucherie et des volailles (pets et rots !) de la planète polluent plus que l'ensemble du secteur du transport routier, aérien et ferroviaire réunis !

Pour le bien de la planète, si malmenée et qui a déjà du mal à nourrir tous les hommes, se réorienter vers une alimentation plus végétale apparaît comme un impératif.

Au creux de l'oreille

Sur le plan historique, les viandes consommées par nos ancêtres étaient bien moins grasses que celles d'aujourd'hui, le gibier notamment. Même si seuls les nobles avaient le droit de le chasser, le braconnage allait bon train.

Concernant la conservation des viandes d'élevage, elle n'était pas vraiment un problème puisque le bétail et les volailles étaient abattus en fonction des besoins, le garde-manger était donc vivant et sur pattes !

Sur le plan de la nutrition, l'intérêt principal de la viande réside dans sa concentration en protéines de bonne valeur biologique, en fer facilement assimilable, en vitamines du groupe B nécessaires pour le cerveau (vitamine B_6) et la formation des globules rouges (vitamine B_{12}). Certains morceaux de viande sont fort riches en graisse comme l'entrecôte, les côtes de bœuf... mais il existe aussi des morceaux maigres comme le rumsteck, la tende de tranche, les beefsteaks hachés avec moins de 5 % de matière grasse ; ainsi que le blanc du poulet et le lapin.

À la question de savoir quelle est la quantité optimale de viande que l'on peut consommer, on peut conseiller de limiter les portions de viande à 100-120 g, trois à quatre fois par semaine pour les adultes. Les enfants et les adolescents ont des besoins supérieurs à respecter ; par ailleurs le désir de consommer de la viande varie d'une personne à l'autre. Il n'y a donc pas de règle absolue et tout dépend du contenu global des repas. Pour ceux qui ne consomment pas de viande, un apport en poisson, œuf et produits laitiers couvre les besoins en fer, vitamines et protéines.

Choisissez de préférence la viande hachée d'origine France assurant une bonne traçabilité, et veillez bien lors de vos achats à vérifier que vous prenez du 100 % muscle, cela est indiqué sur l'emballage. La règle devrait être de choisir les morceaux de viande les plus maigres, de ne pas en consommer plus d'une fois par jour, 3 à 4 fois par semaine (le poisson 2 ou 3 fois/semaine, les œufs 3 ou 5 fois/semaine). Les viandes sont à choisir de préférence bio, on est ainsi sûr que le bétail n'a pas été nourri avec des plantes OGM.

L'idéal est d'acheter sa viande chez son boucher qui est le professionnel à même de bien vous conseiller, mais on trouve aussi au rayon frais des super et hypermarchés de la viande contenant peu de matières grasses. Elle peut être assaisonnée avec de la coriandre fraîche, du cumin ou différentes herbes pour lui donner une note originale et éviter de les saler.

SOLEILS ET COUPS DE CŒUR

Viande hachée

SÉLECTION SANTÉ & SAVEUR	
DÉNOMINATION	Steaks hachés 5 % MG bio VALTERO
POIDS / VOLUME	200 g (2 steaks)
PRIX MOYEN CONSTATÉ	3,60 euros
SITE INTERNET	www.valtero.fr

Cette viande de la marque Valtero, issue de l'agriculture biologique, est goûteuse et moelleuse. Un steak de 100 g représente 125 kcal, l'apport en protéines est de 20 g et il contient peu de matières grasses (MG) 5 g. On le recommande.

À conseiller également le rumsteck bio de la marque Tendré +.

SÉLECTION SANTÉ & SAVEUR	
DÉNOMINATION	Steaks hachés 5 % MG PICARD
POIDS / VOLUME	400 g
PRIX MOYEN CONSTATÉ	4,90 euros
SITE INTERNET	www.picard.fr

Peu de graisses également dans ces steaks hachés (5 % de MG) surgelés, un apport calorique de 129 kcal et un taux de protéines de 21 g. Une viande d'un bon rapport qualité / prix.

Diverses marques, dont Charal, de super et hypermarchés, proposent également des steaks hachés pauvres en matières grasses. La qualité de ces viandes est satisfaisante, pour une gamme de prix proche de 3,30 euros les 250 g (2 steaks).

Volailles

SÉLECTION SANTÉ & SAVEUR	
DÉNOMINATION	Poulet fermier jaune des Landes, Label rouge SAINT-SEVER
POIDS / VOLUME	1 kg
PRIX MOYEN CONSTATÉ	8,23 euros
SITE INTERNET	www.saint-sever.com

Pour ce poulet de « tradition landaise », à la bonne qualité gustative, le transformateur annonce que la volaille est élevée en liberté durant 81 jours minimum et que l'alimentation est 100 % végétale. Du bon poulet.

SÉLECTION SANTÉ & SAVEUR	
DÉNOMINATION	Poulet fermier jaune LOUÉ
POIDS / VOLUME	1 kg
PRIX MOYEN CONSTATÉ	7,90 euros le kg
SITE INTERNET	www.loue.fr

Un poulet qui régalera les gourmets et qui vous réconciliera avec ce type d'alimentation. Rien à voir avec les poulets fades, sans goût, trop souvent présents sur les étals. Seul bémol, il est assez gras. Un bon rapport qualité/prix.

SÉLECTION SANTÉ & SAVEUR	
DÉNOMINATION	Pintade fermière des Landes Label rouge SAINT-SEVER
POIDS / VOLUME	1 kg
PRIX MOYEN CONSTATÉ	10,63 euros
SITE INTERNET	www.saint-sever.com

SÉLECTION SANTÉ & SAVEUR	
DÉNOMINATION	Escalope de dinde AB LE PICOREUR
POIDS / VOLUME	100 g
PRIX MOYEN CONSTATÉ	2,20 euros
SITE INTERNET	www.lepicoreur.fr

Des pintades et escalopes de dinde goûteuses, il existe d'autres produits à base de volailles sous cette marque. L'emballage est 100 % biodégradable. L'escalope de dinde se trouve notamment dans les magasins Biocoop.

Pour les amateurs de volaille et particulièrement de magret de canard, signalons l'excellent « magret de canard Fermier des Landes » Label rouge. (Le panache des Landes, 40360 Castelnau Chalosse - Landes). Si vous en choisissez d'une autre marque, choisissez comme celui-ci, un produit « élevé en plein air » originaire de France et « élevé pendant 102 jours au minimum » et uniquement nourri au grain. Il est un peu cher (10 euros environ les 500 g) mais c'est un produit de toute façon à ne consommer qu'occasionnellement à cause du gras qu'il faut d'ailleurs bien enlever.

Viandes cuisinées

Non surgelées

SÉLECTION SANTÉ & SAVEUR	
DÉNOMINATION	Poulet aux écrevisses DANIEL LOISEAU
POIDS / VOLUME	290 g
PRIX MOYEN CONSTATÉ	6,19 euros
SITE INTERNET	www.dgl.fr

SÉLECTION SANTÉ & SAVEUR	
DÉNOMINATION	Pavé de veau aux cèpes DANIEL LOISEAU
POIDS / VOLUME	290 g
PRIX MOYEN CONSTATÉ	5,50 euros
SITE INTERNET	www.dgl.fr

Deux plats cuisinés satisfaisants à un prix acceptable si on n'en consomme pas tous les jours !

SÉLECTION SANTÉ & SAVEUR	
DÉNOMINATION	Daube forestière au bœuf bio LA RÉSERVE DE CHAMPLAT
POIDS / VOLUME	300 g
PRIX MOYEN CONSTATÉ	4,55 euros
SITE INTERNET	www.toutelabio.com

Cette petite daube, annoncée comme de fabrication type « artisanale », est mitonnée. Pas d'additifs, et des produits issus de l'agriculture biologique.

La Réserve de Champlat propose également une moussaka, un tajine mouton, à des prix proches. À découvrir dans de nombreux magasins bio.

Nous ne pouvons résister à vous conseiller le Pot'je Vlees des conserveries St Christophe. Le « Pot'je Vlees », imprononçable sauf par les Chtis et les Picards, est un mélange de viandes fort bien réussi. C'est un produit « maigre », comme l'affirme le patron, conditionné dans un bocal en verre, il se conserve trois ans !

Que contient le Pot'je Vlees ? De la viande, du lapin, du poulet, du veau et du porc, le tout cuit à la bière. Pas de conservateur ni de colorant mais des aromates, un peu de poivre et de sel enrobés dans de la gelée. Cela se consomme froid avec, comme le propose le fabricant, « une salade ou des frites ». Optez pour la salade ! De nombreux autres produits sont proposés par cette conserverie à Argoules entre Abbeville et Boulogne. Les produits sont expédiables dans toute la France : 700 g, 10 euros, www.conserverie-st-christophe.com.

Surgelés

SÉLECTION SANTÉ & SAVEUR	
DÉNOMINATION	Moussaka PICARD
POIDS / VOLUME	850 g
PRIX MOYEN CONSTATÉ	5,10 euros
SITE INTERNET	www.picard.fr

SÉLECTION SANTÉ & SAVEUR	
DÉNOMINATION	Blanquette de volaille et riz PICARD
POIDS / VOLUME	300 g
PRIX MOYEN CONSTATÉ	1,95 euro
SITE INTERNET	www.picard.fr

De nouveaux produits apparaissent régulièrement et d'autres disparaissent. Parmi ceux que nous avons analysés et gardés, ces deux plats sont d'un bon rapport qualité/prix. La moussaka plaira à tous et notamment aux enfants, elle est prégratinée – un peu grasse néanmoins – et contient 2 à 4 parts. La blanquette de volaille est très acceptable quant au goût, le prix est bien et on apprécie un emballage en carton et non en plastique.

FAITES-LE VOUS-MÊME

Rôti de veau et légumes de saison

Préparation pour : 10 personnes
Ustensile de cuisson : cocotte-minute
- 1 rôti de veau (environ 150 g par personne)
- légumes de saison : carottes, poireaux, pommes de terre, céleri branche, champignons de Paris ou autres champignons, ail, poivrons, tomates séchées, oignons
- huile d'olive
- sel et poivre
- sauce soja douce
- huile de sésame grillé

Préparer ses légumes : laver, peler, laisser les carottes et oignons entiers sans les couper ainsi que les pommes de terre si elles ne sont pas trop grosses. Couper les poivrons juste en deux et peler les têtes de champignons de Paris sans les couper. Peler les gousses d'ail, couper grossièrement les pieds de céleri.

Faire revenir le rôti de veau dans la cocotte-minute avec l'huile d'olive. Quand il est bien revenu, le retirer, ajouter les légumes à la place et mettre deux verres d'eau, saler, poivrer, deux cuillères à soupe de soja et d'huile de sésame grillé, un filet d'huile d'olive et les tomates séchées. Sur le dessus, disposer le rôti de veau, fermer la cocotte, monter en température et laisser cuire environ 20 minutes. Retirer du feu sans vider la cocotte de sa vapeur.

Si vous réalisez ce plat en automne un dimanche matin, vous pouvez aisément partir en balade deux heures et revenir pour le déguster.

Les jambons secs et cuits

Lorsque vous avez mangé du jambon sec d'Auvergne ou breton, préparé selon les anciennes méthodes, ou du jambon corse, d'Alsace ou du Pays basque « frotté » au piment de l'Espelette, vous êtes moins enclins à consommer celui proposé dans les barquettes de supermarchés.

Néanmoins, si rien ne remplace non plus le jambon sec à la découpe de votre boucher-charcutier, il est parfois bien pratique d'acheter celui déjà conditionné. Mais que de différences d'un produit à l'autre. Certains ont une saveur très médiocre, sont trop salés ou trop gras, ont une couleur inhomogène, une texture trop ferme, pour d'autres les tranches sont tellement fines qu'on n'en fait qu'une bouchée ! Malgré tout, nous avons trouvé quelques jambons qui sortent du lot.

Les jambons secs, crus : leur seul point commun est de ne pas avoir été cuits. La préparation du jambon sec obéit à un cahier des charges précis et doit avoir une durée minimale de séchage de 130 jours. Le jambon « sec supérieur » a une durée de séchage encore plus longue, au moins 210 jours, c'est le meilleur. Le jambon appelé « cru », dénommé aussi de « de pays », ne bénéficie pas des attentions apportées au précédent, la durée de séchage étant moindre et des additifs pouvant entrer dans sa composition en plus du sel. Il est donc de qualité moindre.

Des appellations « jambon de Bayonne », « jambon de Parme »... correspondent à des zones géographiques précises de production et à des appellations protégées européennes avec un cahier des charges de fabrication spécifique.

Les jambons cuits encore appelés jambons blancs sont issus, pour la majorité d'entre eux, de viandes découpées, assaisonnées, cuites puis recomposées dans des moules pour donner l'aspect final bien connu. Divers additifs sont autorisés et, dans le choix que vous aurez à faire, évitez ceux contenant des polyphosphates et des gélifiants. Les polyphosphates, E 452, retiennent l'eau, ce qui alourdit le produit de base et leur consommation à forte dose, outre les effets déjà mentionnés (p. 53), pourrait limiter l'absorption d'éléments minéraux d'origine alimentaire comme le calcium, le magnésium et le fer. Pour les seconds, les gélifiants classés aussi dans la catégorie des agents de texture (E 400 à E 496), vous allez aussi les payer, tout comme les polyphosphates, au prix du jambon. Tous ces jambons contiennent des nitrates/nitrites pour éviter le développement de certains micro-organismes, mais les doses utilisées sont minimes et actuellement, selon différents tests, aucun industriel en France ne se risque à dépasser les concentrations imposées.

Le conseil est de ne choisir que les jambons « cuits supérieurs » qui sont exempts de polyphosphates et de gélifiants. Évidemment, ils sont un peu plus chers que les jambons standard.

Inutile, en revanche, de se précipiter sur ceux contenant par exemple des acides gras oméga 3, ils sont beaucoup plus onéreux et il existe différentes autres sources alimentaires contenant ces acides gras (poisson, p. 161 ; huiles, p. 316). Tous les jambons sont salés avec une concentration variable.

Au creux de l'oreille

Sur le plan historique, sans chauvinisme, ce sont les Gaulois qui se sont taillés une bonne renommée dans l'art d'élever les cochons et de préparer le porc. Ils le salaient, le fumaient avec certaines essences de bois, le frottaient à l'huile et au vinaigre, puis le séchaient. Ces mêmes Gaulois furent les fournisseurs de Rome dans l'Antiquité avant que les Italiens ne deviennent de grands spécialistes de la confection de charcuteries.

Traditionnellement, les jambons n'étaient pas préparés de la même manière dans les différentes régions de France. Ainsi, le jambon de Bayonne, après avoir été mis au saloir, était plongé dans une saumure composée d'eau, de vin rouge et de sel pendant une douzaine de jours. Puis il était égoutté et séché avant d'être enveloppé dans du foin et fumé à basse température (25 °C). Les jambons de Strasbourg étaient « lavés » avec du schapo ou eau-de-vie de prune dans laquelle on faisait macérer des baies de genièvre. Celui des Ardennes, comme dans de nombreuses campagnes, une fois salé, était tout simplement accroché pendant deux mois dans une cheminée où l'on brûlait du bois mais aussi diverses plantes aromatiques.

Sur le plan de la nutrition, le jambon cuit blanc débarrassé de sa couenne et de son gras est, contrairement à certaines idées reçues, un aliment maigre. C'est un peu moins vrai pour les jambons secs et crus. Dans tous les cas, les jambons apportent des protéines de bonne valeur biologique, des vitamines du groupe B et un taux de graisse variable, mais il s'agit d'acides gras saturés peu intéressants sur le plan nutritionnel. Bien que les industriels aient fait des efforts sur la concentration en sel, il n'en demeure pas moins que les jambons, notamment les secs et crus, sont des produits bien salés. Il faut donc veiller à les consommer avec par exemple des légumes verts, de la salade, des crudités idéalement à la croque sans assaisonnement, mais aussi avec des fruits comme le melon. Tout ceci afin de limiter finalement la concentration en sel dans son assiette.

L'épaule cuite à la même valeur nutritive que le jambon cuit, mais elle n'est pas issue de la même partie du porc.

Soleils et coups de cœur

Jambons secs et crus

Jambon de Parme

SÉLECTION SANTÉ & SAVEUR	
DÉNOMINATION	Il prosciutto di Parma Jambon de Parme CITTERIO
POIDS / VOLUME	100 g (4 tranches)
PRIX MOYEN CONSTATÉ	4,20 euros
SITE INTERNET	www.citterio-france.fr

Un jambon italien savoureux et délicat. Il présente 250 kcal pour 100 g avec 15 g de matières grasses, ce qui est assez élevé.

Jambon de Bayonne

SÉLECTION SANTÉ & SAVEUR	☼
DÉNOMINATION	Jambon de Bayonne tranché et pré-emballé DELPEYRAT
POIDS / VOLUME	100 g (4 tranches)
PRIX MOYEN CONSTATÉ	4,20 euros
SITE INTERNET	www.delpeyrat.com

Produit de terroir, le jambon de Bayonne est certifié IGP (Indication géographique protégée) avec un cahier des charges rigoureux pour le transformateur.

Les tranches goûteuses sont issues de la noix, la partie la plus noble de la cuisse, et ont une jolie couleur rouge foncé.

Jambon de Corse

SÉLECTION SANTÉ & SAVEUR	☼
DÉNOMINATION	Le Prisuttu
POIDS / VOLUME	800 g
PRIX MOYEN CONSTATÉ	19 euros
SITE INTERNET	www.corseboutique.fr

Le Prisuttu est un morceau de choix et son affinage dure plusieurs mois. Son goût relevé est séduisant. On ne le trouve malheureusement pas partout. Des épiceries de produits régionaux et épiceries fines peuvent en proposer, il est aussi possible de le commander.

Le Serano originaire d'Espagne, comme d'autres jambons secs, peut séduire, mais ceux trouvés en barquettes ne nous ont pas vraiment convaincus ; l'appréciation du goût a néanmoins une bonne part de subjectivité. À la découpe en Espagne, il est bien différent, nous en avons trouvé de remarquables.

Jambons cuits

SÉLECTION SANTÉ & SAVEUR	
DÉNOMINATION	Jambon Le Supérieur – oméga 3 naturel – FLEURY MICHON
POIDS / VOLUME	90 g (2 tranches)
PRIX MOYEN CONSTATÉ	3,70 euros
SITE INTERNET	www.fleurymichon.fr

Il s'agit d'un jambon de la filière bleu-blanc-cœur, c'est-à-dire avec introduction de graines de lin (riche en oméga 3) dans l'alimentation animale. Ce jambon est annoncé avec une teneur en sel réduite de 25 %.

Nous l'avons comparé au bio de la même marque. En terme de goût, on préfère presque le 1er et pour le prix, le bio est à 4,76 euros pour les 180 g, au lieu de 3,24 euros pour le non-bio oméga 3. On touche là aux limites du bio, souvent 38 % plus cher, sans que cela soit toujours justifié. On regrette pour les deux l'emballage en plastique. Ces produits doivent être de consommation exceptionnelle en dépannage. Ce jambon répond à nos attentes sur le plan nutritionnel.

Pour les deux jambons, sur le plan gustatif, ils sont meilleurs que de nombreux autres notamment parmi ceux que nous avons testés issus des marques de super et hypermarchés, en sachant que nous n'avons pas goûté tous les jambons conditionnés de France et d'Europe.

SÉLECTION SANTÉ & SAVEUR	
DÉNOMINATION	Jambon blanc de tradition bio LE PETIT BREVELAY
POIDS / VOLUME	180 g (4 tranches)
PRIX MOYEN CONSTATÉ	6,80 euros
SITE INTERNET	www.toutelabio.com

SÉLECTION SANTÉ & SAVEUR	
DÉNOMINATION	Jambon blanc supérieur bio ROSTAIN
POIDS / VOLUME	112 g
PRIX MOYEN CONSTATÉ	3,65 euros
SITE INTERNET	www.rostainbio.fr

Deux jambons bio très appréciables sur le plan gustatif. Le premier contient du sel de Guérande. Ces jambons sortent du lot.

Faites-le vous-même

Évidemment, il est difficile de réaliser soi-même la transformation de cuisse de porc en jambon sans un savoir-faire rigoureux. En revanche, il est tout à fait possible d'acheter un jambon entier, notamment lors de vos vacances, voire une moitié ou un quart désossé. Quelques règles pour bien le conserver vous seront utiles. Idéalement, il est nécessaire de l'entourer dans un linge, même pendant son transport pour le protéger des mouches, de la poussière s'il n'est pas déjà présenté pré-emballé. Dans ce cas, enlevez l'emballage plastique une fois chez vous et conservez-le, si vous le pouvez, dans une cave ou au moins dans un endroit frais et sec. Une fois entamé, n'oubliez pas de le recouvrir pour la partie découpée d'un film étirable ou de papier sulfurisé, au mieux d'un linge pour éviter qu'il ne sèche et pour préserver tous ses arômes naturels. Sinon la règle est de prendre du jambon cru à la découpe chez un bon boucher-charcutier.

Chapitre IX

Céréales et dérivés

Céréales du petit déjeuner

Disons-le tout net, nous considérons les céréales du petit déjeuner à type de pétales avec beaucoup de circonspection. Commencer la journée par une nourriture de ce type, anglosaxone, alors que eux-mêmes, les Américains et les Anglais, recherchent notre bon pain français traditionnel, est surprenant et probablement une faute de goût. Car ces céréales du petit déjeuner sont bien éloignées des produits céréaliers de base, tant elles sont dénaturées par les procédés industriels de fabrication. Par ailleurs, après un chauffage intense, apparaissent des composés suspects comme l'acrylamide (p. 36). Elles ont, pour la plupart, un index glycémique élevé, c'est-à-dire induisent une hausse rapide du taux de sucre dans le sang et, pour compenser, sont ajoutées dans certaines d'entre elles des fibres pas toujours bien tolérées.

Sur le plan comportemental, on observe que ces céréales du petit déjeuner sont le plus souvent gobées, notamment par les enfants et adolescents à une époque où, au contraire, il faut tout faire pour qu'ils mangent plus lentement. De multiples réserves devraient entourer à notre sens la consommation de ces « croquettes » pour humains.

Seul intérêt indirect, elles peuvent faire consommer du lait le matin et assurent une certaine forme de petit déjeuner à ceux qui ont tendance à ne pas le prendre.

De multiples procédés marketing sont mis en place pour vous faire acheter ces produits, soyez vigilants :

– n'oubliez jamais la doctrine des marques pour lesquelles « le packaging est l'élément clé du succès des ventes », c'est l'emballage au graphisme si sophistiqué avec parfois des mentions ou des suggestions santé ;

– certaines de ces céréales sont présentées comme pouvant faire mincir, or elles ont toutes à peu près la même valeur calorique (310 kcal pour 100 g, une portion moyenne représente 30 à 60 g) ;

– des publicités suggèrent d'en consommer en plus « au goûter », au retour de l'école, ou en cas de petit creux alors qu'au contraire il faudrait déjà limiter leur prise du matin ;

– enfin, certaines publicités vantent la présence de vitamines et minéraux ajoutés, « enrichis en... ». Leur origine est parfois bien suspecte, le principal fournisseur mondial de vitamines de synthèse étant la Chine (voir p. 59)... D'autre part, on connaît mal leur degré d'assimilation, ainsi rien ne prouve que le fer ajouté est absorbé par l'organisme. Que de pièges...

Malgré toutes ces réserves concernant essentiellement les céréales en pétales nature ou enrobées de caramel, chocolat, etc., nous avons sélectionné quelques muesli à base de céréales écrasées et de fruits secs. La technologie de fabrication appliquée est celle dite du floconnage, la moins néfaste, la céréale étant seulement écrasée et précuite.

AU CREUX DE L'OREILLE

Sur le plan historique, le porridge anglais est un lointain cousin de ces céréales du petit déjeuner et n'a rien à voir avec les céréales à type de pétales industriels. Sa composition de base était une bouillie naturelle d'avoine, utile dans les temps anciens de froid et d'efforts physiques importants.

Sur le plan de la nutrition, rien ne remplace le matin le traditionnel pain, beurre, confiture. La confiture fournit un starter énergétique, le pain de l'énergie pour la matinée et le beurre, un peu d'onctuosité. Associée à une boisson chaude et à un fruit de saison, ce petit déjeuner goûteux assure un bon équilibre nutritionnel et comportemental.

SOLEIL ET COUPS DE CŒUR

SÉLECTION SANTÉ & SAVEUR	
DÉNOMINATION	Spécial muesli « aux 3 céréales complètes » JORDANS
POIDS / VOLUME	750 g
PRIX MOYEN CONSTATÉ	3,18 euros
SITE INTERNET	www.jordans.fr

Nous avons sélectionné ce muesli riche en fibres, sans sucre ajouté, ni conservateur et colorant. Il est constitué de 66 % de céréales (avoine, blé, orge) et de 32 % de fruits secs (pommes, bananes, raisins secs, banane séchée, noix de coco) et noix (noisettes et noix du Brésil). Il est facile à trouver, notamment dans les super et hypermarchés.

SÉLECTION SANTÉ & SAVEUR	
DÉNOMINATION	Muesli CRUNCHO OXFAM
POIDS / VOLUME	375 g
PRIX MOYEN CONSTATÉ	3,85 euros
SITE INTERNET	www.artisansdumonde.com

Le Cruncho est un muesli très croquant avec du quinoa soufflé et des fruits secs (47 %). Ce produit issu de l'agriculture biologique et du commerce équitable a un bon goût de noisettes, de noix de coco et de miel. Il est présent dans les enseignes Artisans du monde (voir site). En espérant voir sa diffusion augmenter et son prix diminuer.

SÉLECTION SANTÉ & SAVEUR	
DÉNOMINATION	Muesli flocons de fruits PRIMÉAL
POIDS / VOLUME	500 g
PRIX MOYEN CONSTATÉ	3,49 euros
SITE INTERNET	www.primeal.fr

Encore un muesli correct fabriqué avec des flocons d'avoine, d'orge et de blé associés à différents fruits, pulpe de date, pomme, banane, raisins secs, noisette et amande. On trouve cette marque essentiellement dans les magasins bio.

Pains, biscottes et dérivés

Quel pain choisir ? Uniquement ceux de boulangerie ? Et que penser des pains industriels, notamment des pains de mie, des biscottes et autres dérivés ? Difficile pour le consommateur de s'y retrouver face à ce foisonnement de produits de panification. Alors notre position est simple, rien ne remplace le vrai pain de boulangerie. « L'industrie a très bien compris comment faire du pain blanc à des coûts inférieurs à ceux du boulanger », affirme J.-P. Crouzet, président de la Confédération nationale de la boulangerie, qui poursuit : « Une directive européenne a autorisé 106 additifs dans le pain. [...] Avec tous ces additifs autorisés, il n'y a plus de fermentation. » Justement, il ne faut pas confondre le boulanger de celui qui vend du pain en laissant parfois à penser qu'il s'agit d'une boulangerie. Certains points de vente diffusent même des arômes artificiels de pain pour vous attirer ou faire croire à l'authenticité du produit ! Cela est beaucoup plus fréquent que vous ne pouvez l'imaginer.

Une réglementation existe. Ne peuvent utiliser l'appellation « boulanger » et l'enseigne commerciale « boulangerie » que ceux assurant eux-mêmes « le pétrissage de la pâte, sa fermentation et sa mise en forme ainsi que la cuisson du pain sur le lieu de vente au consommateur final ; les produits ne peuvent à aucun stade de la production ou de la vente être surgelés ou congelés ».

Avez-vous aussi remarqué en lisant les étiquettes que les pains industriels, outre la présence d'additifs, contiennent généralement des matières grasses ajoutées – huile végétale, le plus souvent de palme, dont nous déconseillons la consommation (p. 55) ? Ils sont sur le plan gustatif bien fades et mous. Ce type de matières grasses se rencontre aussi dans les biscottes et parfois en forte quantité. Aucune marque n'a pu être sélectionnée parmi les biscottes que nous avons testées.

La règle devrait donc être de limiter l'achat de pain industriel et, idéalement, de ne consommer que du bon pain de boulangerie ou de le faire soi-même (p. 213). Concernant les achats de pain en super et hypermarchés, il ne faut pas confondre le pain industriel vendu en rayon de celui issu de boulangerie, installée parfois dans les magasins même. Ce n'est pas simple de s'y retrouver !

Au creux de l'oreille

Sur le plan historique, le pain n'est pas d'invention récente. Aux galettes de céréales, l'ancêtre du pain, a succédé le « vrai » pain lié à la découverte des procédés de fermentation.

Actuellement, les « pains maison » sont entièrement pétris, façonnés et cuits sur leur lieu de vente ; les « pains de tradition française » résultent de la cuisson d'une pâte composée exclusivement d'un mélange de farines panifiables de blé, d'eau potable et de sel. La fermentation doit se faire à l'aide de levure de panification (*Saccharomyces cerevisiae*). Certains pains comme les baguettes de pain blanc peuvent contenir de nombreux additifs, même celles des boulangeries.

Quant au « pain au levain », il est issu d'une pâte renfermant une microflore acidifiante constituée essentiellement de bactéries lactiques et de levures ; l'addition spécifique de levure de panification est admise. Le pain bis provient d'un mélange de farine de blé et seigle, le pain aux multicéréales est pour sa part enrichi en fibres, ce qui améliore le transit intestinal.

Sur le plan de la nutrition, le pain est naturellement riche en amidon, en six vitamines du groupe B et en éléments minéraux. Le problème lié au pain, outre la présence d'additifs en excès et de matières grasses de médiocre qualité nutritionnelle dans certains pains industriels, est la nature même de la farine avec l'apport d'une substance pas toujours bien tolérée, le gluten. La sélection par les agronomes de variétés de blé riche en protéines se révèle être une erreur avec des conséquences médicales au départ insoupçonnées (p. 62). La règle actuelle devrait être de ne pas prendre trop de produits contenant du gluten. Il paraît raisonnable de ne pas dépasser la consommation d'environ 125 g de pain (équivalent d'1/2 baguette) par jour, la consommation de pâtes à une à deux fois par semaine, de tartes et de pizzas occasionnellement. Il faut avant tout éviter les plats transformés et prêts à consommer contenant du gluten, sa présence est indiquée sur les étiquettes.

SOLEILS ET COUPS DE CŒUR

SÉLECTION SANTÉ & SAVEUR	☀
DÉNOMINATION	Pain de mie bio BIOFOURNIL
POIDS / VOLUME	300 g
PRIX MOYEN CONSTATÉ	3 euros
SITE INTERNET	www.biofournil.com

Pour ceux qui sont pressés, veulent se préparer un sandwich club pour le bureau ou une salade, le pain bio proposé a l'avantage d'avoir une composition correcte : farine de blé, eau, levain, huile de tournesol, sucre roux, sel marin non raffiné. Pour les gourmands, le pain brioché aux raisins, de la même marque, nous a bien plu. Le jour où nous l'avons acheté, il était vendu avec une remise de 20 %, soit 2,48 euros les 300 g.

SÉLECTION SANTÉ & SAVEUR	☀
DÉNOMINATION	Pain croustillant léger au seigle WASA
POIDS / VOLUME	270 g
PRIX MOYEN CONSTATÉ	1,59 euro
SITE INTERNET	www.wasa.com

On s'habitue vite à ces fins petits cracks suédois au goût surprenant. Ces dérivés du pain sont réalisés avec 100 g de farine de seigle et contiennent 16 % de fibres, ils ont surtout très peu de matières grasses – dont on connaît malheureusement mal l'origine –, 1,5 g pour 100 g. Pour tous et notamment pour ceux qui cherchent à contrôler leur poids. À proposer aussi pour le goûter des enfants et, en cas de petit creux dans la journée, seul ou avec un accompagnement peu calorique à type de concombre, radis, raisins secs...

SÉLECTION SANTÉ & SAVEUR	
DÉNOMINATION	Tartines à la châtaigne bio LE PAIN DES FLEURS
POIDS / VOLUME	150 g
PRIX MOYEN CONSTATÉ	2,40 euros
SITE INTERNET	www.lepaindesfleurs.fr

Ces « tartines » à la châtaigne sont initialement proposées à l'attention de tous ceux qui sont intolérants au gluten. Elles sont annoncées sans levure, produit laitier, œuf, matière grasse ou arôme. Les ingrédients sont de la farine de riz, de châtaigne issue de l'agriculture biologique, et du sel. Nous le recommandons à tous pour limiter les apports en gluten et à ceux qui veulent contrôler leur poids. Ce produit a une bonne saveur. Seul bémol, il n'est pas toujours facile de se le procurer, c'est un produit Euro-Nat (F – 07340 Peaugres) trouvé en magasin bio.

Se rapproche de ces tartines, le Gerblé tartine craquante au sarrasin, sans gluten, à 2,73 euros les 150 g. Mais le produit n'est pas bio et la texture est moins agréable en bouche que le produit précédent.

FAITES-LE VOUS-MÊME

Rien de plus simple que de faire soi-même son pain avec les nouveaux petits robots. De la farine prête à l'emploi et un peu d'eau, et vous programmez le fonctionnement de l'appareil pour avoir une bonne odeur de pain frais le matin au réveil. Toute la famille appréciera ce pain maison, quelques essais sont néanmoins nécessaires pour bien le réussir. Par la suite, vous pourrez ajouter des fruits secs par exemple ou vous essayer à des pains plus élaborés que nous propose notre chef.

Pain à la bière, au Maury et aux noix

Ustensile de cuisson : machine à pain

- 300 ml de bière
- 20 ml de Maury
- 1,5 cuillère à soupe de sel
- 500 g de farine type 55
- 1,5 c. à soupe de levure déshydratée instantanée
- 60 g de noix coupées en petits morceaux

Verser la bière et le Maury dans la cuve ; ajouter le sel, la farine et les noix en veillant à recouvrir tout le liquide ; faire un puits peu profond dans la farine et y ajouter la levure sans entrer en contact avec un autre ingrédient. Fermer le couvercle, programmer la machine. Une fois le programme terminé, sortez la cuve de la machine, démouler le pain et laissez-le refroidir sur une grille une heure avant de couper.

Ce pain pourra être servi avec des fromages plutôt

forts : brebis ou chèvre, ou pour une charcuterie de caractère Porc noir de la Bigorre par exemple.

Il existe des farines pré-dosées en levure pour faire le pain en machine.

Pain sans machine

- 500 g de farine type 55
- 275 g d'eau
- 12,5 g de sel
- 7,5 g de levure de boulanger

Mélanger le sel et la farine ; y faire un puits, ajouter au centre l'eau tiède dans laquelle on va dissoudre la levure.

Pétrir et travailler la pâte. La faire pousser une première fois à température ambiante ou devant la porte d'un four.

Pétrir à nouveau la pâte, faire pousser une deuxième fois, pétrir à nouveau la pâte et façonner des petits pains. Laisser pousser et cuire au four ventilé 220 °C pendant 20 mn environ en fonction de la grosseur des pains.

Lors du façonnage des petits pains, on peut leur incorporer des fruits secs, des olives ou de la tomate séchée suivant votre goût.

Il faut savoir que, pour réussir des petits pains faits main, il faut une grande maîtrise de pétrissage et de façonnage ainsi qu'une grande maîtrise du taux d'hygrométrie : l'eau joue un rôle primordial dans la qualité d'un pain (eau du robinet, eau minérale, eau de fontaine).

Il existe des farines pré-dosées en levure pour faire le pain à la main.

Biscuits et viennoiseries diverses

Bien peu de biscuits, viennoiseries et gâteaux industriels répondent à nos critères. Ils sont nombreux en effet à contenir des « arômes » de synthèse, divers additifs, des acides gras trans (p. 53) mentionnés sous forme d'acides gras « hydrogénés ou partiellement hydrogénés ») et des acides gras saturés issus de l'huile de palme ou de coprah (p. 55), ingrédients indésirables pour notre sélection.

On est bien loin des véritables petits-beurre, des biscuits traditionnels des différentes régions de France, de Reims à Nantes, en passant par la Savoie et l'Alsace, et des autres madeleines d'autrefois qui ont fait les délices de quelques générations. La plupart des produits aujourd'hui présentés, notamment les diverses viennoiseries, sont de médiocre qualité sur le plan nutritionnel. Faut-il pour autant les éliminer de notre quotidien et de celui de nos enfants ? Oui, en ce qui concerne ceux contenant trop d'éléments parmi ceux que nous venons de mentionner. Ce sont le plus souvent les publicités et les emballages tapageurs, le packaging qui attirent. Ne vous laissez pas piéger. La biscuiterie industrielle est un secteur important en termes de chiffre d'affaires. Danone a par exemple vendu Lu à Kraft Food pour 5,3 milliards d'euros et les Français consomment en moyenne 9,4 kg de biscuits par an.

Heureusement, nous avons trouvé quelques produits savoureux, à la châtaigne, ou des biscuits pur beurre sans ajout chimique, à ne consommer qu'en quantité limitée compte tenu de leur apport calorique. Mais rien ne remplacera pour le goûter des enfants un bon morceau de pain et de chocolat associé à un yaourt ou à un fruit de saison selon leur goût et leur faim.

Attention aux produits vendus en vrac ou semi-vrac (croissants, brioches non emballés), notamment dans différents points de vente de pain. Ils peuvent être de qualité médiocre et avoir été surgelés sans étiquetage pour vous informer.

Nous avons montré sur France 2, dans une émission de Béatrice Schönberg, comment certains croissants, présentés comme au beurre, sont en réalité fabriqués avec des huiles de palme, puis aromatisés avec un arôme de beurre de synthèse. La journaliste Isabelle Saporta, qui a enquêté récemment sur le sujet des viennoiseries, dénonce, pour sa part, la perte d'un savoir-faire. Combien se contentent de revendre des produits industriels achetés en gros ? Il existe encore, heureusement, de bons artisans boulangers et pâtissiers réalisant des produits de qualité, mais ils auraient besoin d'un label spécifique pour être identifiés.

Au creux de l'oreille

Sur le plan historique, les biscuits étaient destinés aux soldats et marins en remplacement du pain qui se conservait mal. Ces petites galettes déshydratées à base de farine convenaient parfaitement pour les longs voyages. Tardivement, le biscuit est devenu un produit de consommation courante, puis de grignotage. Quant au croissant, même s'il fait partie du petit déjeuner français traditionnel, il est originaire d'Autriche. Sa confection célébrait au XVIIe siècle, par sa forme de croissant, une victoire sur les Turcs. La brioche pour sa part était associée au plaisir des fêtes. Sa consommation s'est depuis peu banalisée et son mode de fabrication dégradé. En abuser conduit à avoir soi-même de la brioche...

Sur le plan nutritionnel, les biscuits, viennoiseries et

autres dérivés réalisés avec de la bonne farine, des œufs et du bon beurre, apportent des éléments nutritifs avec des vitamines du groupe B, des protéines de bonne valeur biologique. La présence d'acides gras saturés, de sucre, et donc de calories en forte concentration, impose d'en limiter la consommation. Évitez ceux ayant des ingrédients inutiles, cités en début de chapitre.

SOLEILS ET COUPS DE CŒUR

SÉLECTION SANTÉ & SAVEUR	
DÉNOMINATION	Sablés à la châtaigne bio BONNETERRE
POIDS / VOLUME	125 g
PRIX MOYEN CONSTATÉ	2,51 euros
SITE INTERNET	www.bonneterre.fr

Un biscuit sablé original à la châtaigne et sans gluten – on absorbe probablement trop de gluten (p. 50) –, composé de farine de châtaigne à 66 %, de beurre de baratte à 21,7 %, de sucre issu de l'agriculture biologique, de jaune d'œuf, de poudre à lever et de sel marin (0,1 g pour 100 g, ce qui est raisonnable). Riche également en fibres (7,5 g pour 100 g). Sur le plan gustatif, le sablé surprend au premier abord pour ceux qui ne sont pas habitués à ce goût de châtaigne, mais on est vite séduit. Les sablés procurent rapidement un bon effet de satiété avec une note un peu farineuse. Un des rares biscuits à conseiller à tout âge, pourquoi pas avec un peu de chocolat pour le goûter des enfants. La marque Bonneterre se trouve assez facilement dans les magasins bio de votre région et se diffuse de plus en plus largement.

SÉLECTION SANTÉ & SAVEUR	
DÉNOMINATION	Les sablés à la pomme MÈRE POULARD
POIDS / VOLUME	125 g
PRIX MOYEN CONSTATÉ	2,32 euros
SITE INTERNET	www.mere-poulard.fr

De sympathiques biscuits au goût naturel de pomme qui familiarisera les enfants à la saveur des fruits. Utile notamment pour ceux qui ne se précipitent pas spontanément vers eux. Une composition qui nous convient avec de la farine de froment, du beurre (24 %), du sucre, des morceaux de pommes déshydratées, des œufs, du sel et des arômes naturels de pomme. Une preuve de la possibilité de réaliser de bons produits sans adjonction outrancière de chimie. Facile à trouver en Bretagne, dans l'ouest de la France et à Paris.

SÉLECTION SANTÉ & SAVEUR	
DÉNOMINATION	Tout petit sablé aux éclats de chocolat et de nougatine MICHEL & AUGUSTIN
POIDS / VOLUME	200 g

PRIX MOYEN CONSTATÉ	2,99 euros
SITE INTERNET	www.micheletaugustin.com

Ces sablés annoncés comme « ronds et bons » – ce qui est vrai – aux éclats de chocolat (14 %) et de nougatine (4 %), contiennent aussi de la farine, du beurre frais, du sucre blond de canne, des œufs entiers et du sel. Pas de conservateurs, pas d'additifs ! Le packaging est recyclable.

D'autres recettes ont été conçues dans la même marque, ils sont à base de miel et de graines de sésame, de sucre caramélisé. Le prix moyen constaté est de 3 euros pour 200 g ou plus exactement de 2,99 euros ! On les trouve assez facilement dans de nombreux super et hypermarchés.

SÉLECTION SANTÉ & SAVEUR	
DÉNOMINATION	Les petits muffins nature BONNE MAMAN
POIDS / VOLUME	235 g
PRIX MOYEN CONSTATÉ	2,29 euros
SITE INTERNET	www.bonne-maman.com

Bonne Maman, la marque spécialiste des confitures, s'est lancée dans la confection réussie de biscuits inspirée de « recettes traditionnelles ». Parmi elles, nous avons opté pour les petits muffins nature, fondants et savoureux. Les ingrédients sont très naturels, avec du blé tendre, du beurre frais (28 %), du sucre de canne, des œufs frais, de la crème fraîche, de la poudre à lever, du sel, des arômes naturels, de la lécithine de soja et du sirop de sucre.

La présence de lécithine de soja ne nous semble pas indispensable, et on espère qu'elle disparaîtra des futures compositions.

Citons aussi les petits sablés pur beurre Cereal Bio au prix de 1,85 euro les 130 g. Ils contiennent plusieurs farines dont essentiellement de la farine de blé blanche et de la farine de soja (2,5 %), ce que nous regrettons (p. 56), bien qu'elle ne soit présente qu'en quantité modérée.

Pour tous ces biscuits, rappelons que le taux de matière grasse élevé n'est pas toujours mentionné avec une charge calorique moyenne de 450 kcal pour 100 g, ce qui est beaucoup. Ne pas en abuser.

Les biscuits issus de marques de super et d'hypermarchés que nous avons analysés sont moins chers, mais sont le plus souvent de médiocre qualité nutritionnelle.

Faites-le vous-même

Voici quelques recettes anciennes glanées dans des ouvrages destinés à la formation des meilleurs pâtissiers de France. Pourquoi ne pas s'y essayer si vous avez un peu de temps et si vous êtes nombreux, car les proportions sont données pour... de grandes familles.

Petit-beurre : 1 kg de farine et 150 g de maïzena, 500 g de sucre glace ; mélanger comme pour faire une bonne pâte brisée. Ajouter de 10 à 15 g de poudre à lever et juste l'eau nécessaire pour obtenir une pâte ferme. Travailler lentement, mais longtemps. Laisser reposer avant de procéder au découpage. Cuire sans dorer.

On peut aussi faire dissoudre à l'avance le sucre dans l'eau. Piquer pour éviter les boursouflures.

Brioches fines : peser 500 g de farine, 300 g de beurre, 30 g de sucre, 15 g de sel, 6 ou 7 œufs et 15 g de levure.

Avec le quart de farine, la levure et un peu d'eau tiède, former le levain qui devra être de consistance moyenne. Le déposer dans un endroit un peu chaud en le couvrant. Former une pâte avec le reste de la farine, les œufs, le beurre et le sel ; bien la travailler. Ajouter le levain quand il aura acquis tout son apprêt et battre le tout jusqu'à ce que la masse ne colle plus aux mains ni à la table. Diviser en morceaux de grosseur désirée et former des boules qu'on placera dans des moules de formes diverses suivant le genre de brioches souhaité. Cuire à four assez chaud.

Croissants : Prendre 1 kg de farine, 300 g de beurre, 30 g de levure, lait et sel. Faire un levain avec le tiers de la farine environ et du lait tiède. Laisser bien lever et l'ajouter à la pâte assez molle faite avec le reste de la farine, du lait, le sel et 100 g de beurre. Laisser pousser doucement, et après deux heures placer 200 g de beurre ramolli divisé en petits morceaux gros comme des noisettes sur la pâte étendue.

Donner trois tours, comme pour une pâte feuilletée. Une heure plus tard, détailler en morceaux réguliers sans les manipuler, ni les rouler pour ne pas détruire le feuilletage ; les aplatir au rouleau et les façonner. Laisser lever, dorer et cuire à bon four.

Le riz

Quelle est la céréale la plus consommée par les hommes à travers le monde ? Celle qui évite des famines mondiales ? Le riz. Il est actuellement la base de l'alimentation de la moitié de la population du globe.

Le riz est une denrée nutritionnellement intéressante. Bien digéré, il ne contient pas le fameux gluten du blé à l'origine de bien des troubles digestifs (p. 61) et est riche en divers vitamines et éléments minéraux.

On peut multiplier les préparations salées à base de riz, mais aussi sucrées comme les gâteaux de riz. Du vinaigre peut être élaboré avec du riz, tout comme de l'alcool, le saké.

Nous avons sélectionné quelques riz pour leur saveur, presque tous ayant le même intérêt nutritionnel, à l'exception des riz « minute » qui, par la multiplicité des traitements, ont une moindre concentration en certaines vitamines.

Les riz bio sont à privilégier, mais nous n'avons pas sélectionné qu'eux, les normes phytosanitaires édictées semblant bien respectées dans les filières non bio. La vigilance des contrôles doit néanmoins s'imposer de la part des pouvoirs publics.

Au creux de l'oreille

Sur le plan historique, les Asiatiques consomment le riz depuis la nuit des temps, les Africains et les Européens s'y sont mis plus tardivement. Le riz est essentiellement un produit d'importation, même s'il a commencé à être cultivé en Europe à partir du XIXe siècle, dans la plaine du Pô en Italie et en Camargue en France.

Le « riz sauvage » d'Amérique du Nord est assez célèbre, mais peu importé en Europe.

Sur le plan nutritionnel, le riz, riche en amidon, assure un bon degré de satiété et contient des vitamines du groupe B (B_1, B_3, B_5 et B_6). Parmi les éléments minéraux, citons la présence de magnésium, sélénium, zinc. Il contient aussi des protéines facilement assimilables. Les riz complets ne ralentissent pas le transit intestinal.

Soleils et coups de cœur

SÉLECTION SANTÉ & SAVEUR	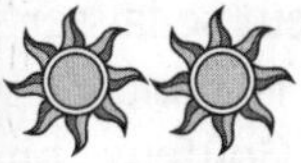
DÉNOMINATION	Riz long complet rouge de Camargue
POIDS / VOLUME	1 kg
PRIX MOYEN CONSTATÉ	3,00 euros
SITE INTERNET	www.domainedebeaujeu.com

Un riz goûteux que vous apprécierez mais qui n'est pas facile à trouver, à moins de faire un petit détour par Arles (Domaine de Beaujeu).

Nous voulons attirer votre attention sur nos riz de Camargue dont la consommation doit être privilégiée car, en limitant le transport du riz du producteur au consommateur, les émissions de CO_2 sont réduites, ce qui est appréciable pour la planète et, sans chauvinisme, les différents riz camarguais français que nous avons goûtés avaient du caractère.

SÉLECTION SANTÉ & SAVEUR	
DÉNOMINATION	Riz basmati du Penjab TAUREAU AILÉ
POIDS / VOLUME	1 kg
PRIX MOYEN CONSTATÉ	2,50 euros
ADRESSE	4, rue Boileau – 69006 Lyon

Pour changer, ou si on a du mal à se fournir en riz de Camargue, on peut se laisser séduire par ce riz parfumé d'Asie. Il cuit en 11 minutes, se consomme tel quel, sans matière grasse. Goûteux, on le trouve facilement en grande surface. Sa valeur énergétique est de 347 kcal pour 100 g de riz sec, ce qui est très raisonnable. L'emballage permet une bonne conservation. Quelques recettes culinaires sont proposées sur l'emballage.

Parmi les multiples riz, nous en avons trouvé de nombreux très corrects, mais les deux présentés ont notre faveur.

Le riz complet Lustucru est également à recommander pour son goût, mais on manque d'information sur les origines du riz et les modes de culture. 1,89 euro pour 450 g.

SÉLECTION SANTÉ & SAVEUR	
DÉNOMINATION	Galette de riz, bio BJORG
POIDS / VOLUME	130 g (17 galettes)

PRIX MOYEN CONSTATÉ	1,52 euro
ADRESSE	69561 Saint-Genis-Laval Cedex

Des galettes de riz à préconiser pour ceux qui ne tolèrent pas le gluten présent dans le blé et le seigle. Un apport calorique de 28 kcal par galette – très modeste – facilite le contrôle du poids, en remplacement du pain. Seul bémol : le goût fade.

FAITES-LE VOUS-MÊME

Pour la cuisson du riz, suivez bien les instructions généralement indiquées sur l'emballage. Inutile d'assaisonner le riz avec des matières grasses, préférer les sauces aqueuses (tomate, sauce aux légumes...) ou le curry.

PÂTES ALIMENTAIRES ET AUTRES DÉRIVÉS DU BLÉ

S'il n'est pas très compliqué de faire des pâtes (farine, œufs et un peu de sel), il y a peu de pâtes industrielles savoureuses. Est-ce à cause des procédés de fabrication qui, par le traitement thermique utilisé, dénaturent le produit, ou de la qualité des ingrédients de base qui n'est pas toujours à la hauteur ? Est-ce lié à notre difficulté, pour nous Français, à les cuire correctement et à les assaisonner judicieusement sans les noyer dans la sauce tomate ou du « râpé » gruyère ou parmesan ? Nous n'avons malheureusement pas culturellement le savoir-faire piémontais et italien pour les confectionner à la maison et bien les préparer.

Il faut aussi remarquer que la plupart des pâtes alimentaires proposées sont composées uniquement de semoule et d'eau. Séchées et déshydratées, elles ont un taux d'humidité inférieur à 12 %, d'où probablement le goût assez médiocre. Cela étant, nous avons trouvé quelques bonnes pâtes alimentaires, même parmi les grandes marques et parfois celles de distributeurs. Nous conseillons de choisir de préférence les « pâtes fraîches aux œufs frais » qui répondent à des critères assez stricts (œufs à raison de 140 g par kilo de semoule), comme celles des marques Lustucru et Fabre. Nous avons aussi été séduits par les pâtes aux légumes ; elles sont souvent originales et goûteuses, mais attention à celles fantaisistes avec divers ajouts d'arômes et colorants.

Des artisans sur les marchés et parfois en boutiques traiteurs proposent des pâtes fraîches. Celles goûtées nous ont pratiquement toujours satisfaits, ce sont des pâtes artisanales produites localement.

Le prix des pâtes est variable et la façon dont il est fixé laisse perplexe. Rappelez-vous, les prix moyens dans les premiers mois de 2008 ont augmenté de 20 %, alors que la matière première, le blé, n'avait lui augmenté que de 4 % !

Au creux de l'oreille

Sur le plan historique, l'Asie tout comme l'Italie revendiquent être à l'origine des pâtes alimentaires, celles d'Asie étant à base de riz.

Sur le plan de la nutrition, les pâtes courantes alimentaires en France sont le plus souvent au blé dur, parfois au blé tendre. Celles au blé dur sont plus considérées que les autres, ce qui, à notre sens, est une erreur. Plus riches en protéines, leur préparation est certes plus aisée et leur cuisson entraîne moins de collage entre elles, pas comme les « nouilles » d'autrefois. Le principal atout du blé est l'amidon allié à une bonne teneur en vitamine B, et non à une forte concentration en protéine, l'excès d'apport en gluten pouvant être préjudiciable (p. 61).

Il ne faut donc consommer que de petites quantités de pâtes au blé dur et sans pain. L'autre alternative est de se tourner vers les pâtes aux légumes et les pâtes asiatiques à base de riz, sans gluten. Les pâtes bio ont notre préférence.

Soleils et coups de cœur

SÉLECTION SANTÉ & SAVEUR	
DÉNOMINATION	Spaghettis quinoa/tomate JARDIN BIO
POIDS / VOLUME	500 g
PRIX MOYEN CONSTATÉ	2,60 euros
SITE INTERNET	www.jardinbio.fr

Ces spaghettis bio quinoa/tomate offrent un supplément de fibres, de magnésium et moins de gluten par rapport aux pâtes classiques. Elles sont fabriquées en effet avec de la semoule de blé dur, du quinoa (10 %), un peu de tomates (2 %). De l'arôme naturel de paprika complète cette recette simple et équilibrée (sans arôme artificiel, ni colorant). Les enfants l'apprécient.

Également dans la marque Jardin Bio des spaghettis quinoa/sarrazin et persil/ail (500 g, 3 euros). Goûteuses, leur apport calorique est de 374 kcal/100 g, 10,9 g en protéines, 78,3 g en glucides et 1,9 g en lipides. On les trouve assez facilement en super et hypermarchés.

SÉLECTION SANTÉ & SAVEUR	
DÉNOMINATION	Torsettes légumes LUSTUCRU
POIDS / VOLUME	500 g
PRIX MOYEN CONSTATÉ	3,16 euros
SITE INTERNET	www.lustucru.fr

Une composition qui combine aussi des pâtes de semoule de blé dur (80 %) avec des légumes (haricots verts, carottes, pommes de terre, poireaux en poudre). Leur apport en calories est de 328 kcal pour 100 g. Ces torsettes ont un bon goût de légumes, et leur cuisson est rapide.

À conseiller aussi, dans la même marque Lustucru, les spaghettis aux œufs frais (1,30 euro les 250 g).

SÉLECTION SANTÉ & SAVEUR	
DÉNOMINATION	Tagliatelles bio nature FABRE
POIDS / VOLUME	250 g
PRIX MOYEN CONSTATÉ	2,75 euros
SITE INTERNET	www.pates-fabre.com

Un plaisir que de consommer ces tagliatelles bio, à la fabrication revendiquée comme artisanale. Leur cuisson est rapide : 2 à 4 minutes. D'autres tagliatelles toutes aussi appétissantes, au quinoa, à l'encre de seiche, aux œufs, aux 5 céréales, ainsi que des pennes élargissent la gamme de cette marque, à recommander, et que vous trouverez dans différents magasins bio et épiceries fines. Un petit mot encore pour souligner le goût affirmé des pâtes de la Maison Cornand, artisans à Saint-Étienne.

Parmi les pâtes alimentaires de riz, signalons les bio de la marque Exquida et Rizopia, présentées sous forme de 9 assortiments d'environ 4,5 kg, vendus 45 euros, une partie étant prise en charge par la Sécurité sociale en cas de maladie cœliaque.

Pour les intolérants au gluten, il y a entre autres les tagliatelles aux œufs sans gluten, à l'amidon de maïs, fécule de pomme de terre, amidon de riz. Un goût agréable, ferme si on ne les cuit pas trop. 3,46 euros les 250 g (www.gerble.fr). Les produits des marques de distributeurs sont aussi très corrects dans cette gamme mais malgré tout assez onéreux.

Faites-le vous-même

Il existe des petites machines pour faire ses pâtes soi-même. Elles sont à des prix abordables (40 euros), mais difficiles à nettoyer après usage. Le célèbre cuisinier Escoffier préconisait pour préparer la pâte les proportions suivantes : 500 g de farine, 4 œufs entiers et 5 jaunes associés à un peu de sel. Bien mélanger (fraiser 2 fois), laisser reposer au frais pendant une heure avant de la découper en rubans.

Pâte à foncer

Préparation pour : 4 personnes

- 500 g de farine
- 375 g de beurre
- 5 cl de lait concentré non sucré
- 5 cl d'eau
- 20 g de jaune d'œuf
- 30 g de sucre semoule
- 1 pincée de sel

Mélanger d'abord la farine avec le beurre, ajouter les jaunes d'œuf, le sucre, le sel, l'eau et le lait concentré. Mélanger jusqu'à l'obtention d'une pâte homogène, sans qu'elle ne devienne élastique.

Réserver au réfrigérateur.

On peut parfumer cette pâte en ajoutant de la cannelle en poudre, du cacao en poudre ou une épice si l'on veut s'en servir en salé.

Pâtes à tarte

Il y a un peu plus d'un an et demi, en préparant mon livre *Impostures et vérités sur les aliments*, il était difficile de trouver une pâte à tarte qui ne contienne pas d'arômes artificiels, parfois des colorants et surtout des acides gras trans (p. 53). Est-ce en partie grâce à ce livre et à l'action de diverses associations de consommateurs, et aussi de certains confrères scientifiques, que la situation s'est améliorée ? Pour autant, bien des pâtes à tarte restent encore avec des ingrédients indésirables, notamment parmi les marques de super et hypermarchés.

Nous avons sélectionné deux pâtes à tarte pur beurre, correctes, mais aucune de celles que nous avons testées n'a pu rivaliser avec celles préparées à la maison de façon traditionnelle.

Au creux de l'oreille

Sur le plan historique, la confection des pâtes à tarte est mentionnée dès les plus anciens traités culinaires. On enrobait alors de nombreux aliments de croûte de pâte, notamment les poissons, les viandes, les légumes. Il nous reste quelques produits comme le pâté en croûte et les tielles de Sète à base de poissons et crustacés.

La consommation de tartes salées est en revanche toujours d'actualité, avec les quiches lorraines, les pissaladières, les pizzas, ainsi que les diverses tartes sucrées.

Sur le plan de la nutrition, soulignons le caractère intrinsèquement gras des pâtes à tarte ; mais étalées en couche mince, l'apport calorique est acceptable, ensuite tout dépend de la nature de la garniture. Une tarte aux pommes avec des pommes cuites finement coupées, associées à un saupoudrage de cannelle, est bien plus à conseiller que la tarte Tatin à la crème Chantilly ! Il en est de même pour les tartes salées. Une pizza maison réalisée avec de bons produits et sans ajout de matière grasse peut être nutritionnellement très correcte.

SÉLECTION SANTÉ & SAVEUR	
DÉNOMINATION	Pâte feuilletée MARIE
POIDS / VOLUME	230 g
PRIX MOYEN CONSTATÉ	1,71 euro
ADRESSE	Marie – 75789 Paris Cedex 16

Cette pâte feuilletée au beurre (22 %) ne contient pas de matières grasses végétales, donc ni huile de palme, ni matières grasses partiellement hydrogénées. Les autres composants de cette pâte feuilletée sont de la farine de blé, de l'eau, du vinaigre, du sel et un agent de traitement de farine (L. cystéine). Sa valeur calorique est de 385 kcal/100 g.

Elle s'adapte bien à des compositions salées ou sucrées. Il existe aussi dans cette marque des pâtes brisées à 1,71 euro (230 g). On les trouve assez facilement en super et hypermarchés.

SÉLECTION SANTÉ & SAVEUR	
DÉNOMINATION	Pâte feuilletée pur beurre PICARD
POIDS / VOLUME	500 g
PRIX MOYEN CONSTATÉ	1,95 euro
SITE INTERNET	www.picard.fr

Un bon goût de beurre pour ces pâtes pré-étalées et surgelées. De la farine de blé, du beurre (32 %), de l'eau et du sel la composent. À un prix raisonnable, certes, mais l'analyse nutritionnelle révèle une charge calorique de 406 kcal, il ne faut donc pas en abuser.

Faites-le vous-même

Quelques idées pour confectionner les pâtes à tarte :

Feuilletée : prendre 600 g de farine, 500 g de beurre et 15 g de sel. Couper le beurre en petits cubes, les mélanger simplement avec de la farine sans les écraser, verser par-dessus l'eau salée et former une pâte sans travailler. Laisser reposer quelques minutes ; dès que la pâte est un peu détendue, la travailler et détailler immédiatement.

Brisée : 500 g de farine, 250 g de beurre, 6 dl d'eau et une très forte pincée de sel. On tamise la farine directement avant son emploi, puis on la mélange très intimement avec le beurre jusqu'à ce qu'on n'aperçoive plus trace de ce dernier. Le sel sera dissous dans l'eau et on amalgamera le tout sans qu'il soit nécessaire de travailler beaucoup.

Sablée : la pâte sablée est une pâte sucrée très fine – qu'on doit travailler le moins possible – dans laquelle on fait entrer une très forte quantité de beurre. On utilise du sucre glace et seulement des blancs d'œufs et un peu de sel finement écrasé [1].

---

1. F.-J. Dégerine, *Pour le pâtissier*, Paris, Dunod, 1941.

Chapitre X

Les produits laitiers

Le lait

Quel lait choisir ? Le « normal » ou le vitaminé, l'enrichi en minéraux, le bio, celui aromatisé, le délactosé, l'écrémé ? Celui des grandes marques, celui des enseignes des magasins de super et hypermarchés ? Comment s'y retrouver ?

Tout d'abord, les produits innovants appelés par les professionnels laits « spécifiques » sont vendus généralement beaucoup plus cher (30 à 40 % de plus). C'est en effet l'occasion pour les fabricants de s'assurer de confortables marges. Mais sont-ils utiles ? L'enrichissement en vitamines et minéraux est d'un intérêt limité, car ils ont peu de chance d'être absorbés par l'organisme. Pour le lait, concernant le calcium par exemple, seuls 30 % de ce qui est ingéré sont assimilés. En cas d'apport insuffisant, il existe des mécanismes physiologiques adaptatifs assurant une augmentation du degré d'assimilation. Et les vitamines ajoutées sont-elles naturelles ou de synthèse ? Viennent-elles de Chine ? Tout cela est rarement mentionné.

Les laits sans lactose, appelés aussi délactosés, ne

contiennent plus de lactose (sucre du lait), qui est l'élément souvent mal toléré. La lactase, enzyme digestive permettant la transformation du lait, est de moins en moins présente chez l'homme lorsqu'il avance en âge, ce qui explique les divers troubles parfois ressentis comme les flatulences, excès de gaz, parfois même des diarrhées. Ces laits délactosés permettent à ceux qui l'avaient éliminé de leur alimentation d'en reconsommer.

Quant aux laits écrémés, ils ne contiennent plus de vitamines D et A. Celles-ci sont dites liposolubles, c'est-à-dire solubles dans les graisses du lait, et s'il n'y a plus de graisse, il n'y a plus ces vitamines. Le lait totalement écrémé ne contient que des protéines, du calcium et des vitamines du groupe B non liées aux graisses. La charge en graisse du lait entier est de 3,5 g pour 100 ml de lait en moyenne (soit l'équivalent d'un peu moins d'une petite cuillère à dessert de matière grasse).

Concernant les laits enrichis en oméga 3, ils sont issus de vaches qui ont consommé des aliments à base d'acides gras oméga 3 (colza, soja, lin). Mieux vaut cependant consommer des sources naturelles d'acides gras oméga 3.

Que penser aussi de certains laits annonçant du 100 % naturel avec des « arômes », sans autre mention et un principe actif qui vous « aide à manger moins », principe à base d'huile végétale de palme et d'avoine dont le mécanisme d'action n'est pas explicite selon l'AFSSA (Agence française de sécurité sanitaire des aliments) ?

Les laits bio ont notre préférence, notamment au niveau du goût. Les grandes marques proposent des laits de qualité, tout comme celles de distributeurs.

On regrette néanmoins que trop d'emballages soient

plastifiés et attendons le retour des bouteilles en verre, pourquoi pas consignées ?

Critères de choix proposés :

– les laits entiers ou 1/2 écrémés et bio de préférence ;

– les laits délactosés comme Matin léger (Lactel), Silhouette Sôa (Candia), assurent un meilleur confort digestif pour ceux qui ne digèrent plus le lait ;

– les laits enrichis en vitamines, minéraux, aromatisés ont un intérêt médiocre à notre sens et sont chers, tout comme les laits enrichis en acides gras oméga 3.

Au creux de l'oreille

Sur le plan historique, lorsque l'homme préhistorique a commencé à élever des animaux, nul doute qu'il l'ait fait en partie pour en extraire le lait des vaches, des chèvres et des brebis. Le problème de leur conservation s'est posé, d'où la confection de fromages. Actuellement la conservation des laits est bien maîtrisée :

– le lait stérilisé a subi un chauffage à 115 °C pendant 15 à 20 minutes. Conservation : 150 jours à température ambiante ;

– le lait stérilisé UHT (Ultra haute température) a subi un chauffage à 150 °C pendant quelques secondes. Conservation : 90 jours à température ambiante ;

– le lait pasteurisé a subi un chauffage à environ 80 °C pendant 20 secondes. Conservation : 7 jours à 4 °C ;

– le lait cru non chauffé est fragile car il y a un risque de développement de bactéries (risque dit microbiologique). Conservation : 72 heures à 4 °C.

Une nouvelle technique se développe avec un lait

également non chauffé : il s'agit du lait microfiltré, où des filtres très fins retiennent les bactéries. Il se conserve 15 jours à 4 °C.

Pour les autres formes, les conditionnements assurent une bonne conservation tant pour le lait en poudre où l'eau est évaporée que pour le lait concentré où l'eau est partiellement évaporée.

Sur le plan de la nutrition, le lait contient des protéines, du calcium, du phosphore, des vitamines A et D (liées aux graisses du lait), des vitamines du groupe B dont B_1, B_2, B_5, B_8, B_{12} (voir annexes), et des lipides ou graisses.

Au-delà des polémiques qui apparaissent régulièrement concernant le lait (voir *Impostures et vérités sur les aliments*), soulignons quelques points. Les laits de chèvre et de brebis ont sensiblement la même composition nutritionnelle que le lait de vache ; ils sont même plus gras, souvent plus allergisants, mais ont un goût différent de plus en plus recherché et une image de naturalité plus forte. Le lait et les produits laitiers ne sont pas la seule source de calcium ; les eaux minérales en contiennent aussi dont Hépar®, Contrex®, Courmayeur® ; leur calcium est également bien assimilé.

L'alimentation du bétail est fondamentale pour la qualité du lait. C'est une évidence, mais il y a une dizaine d'années, on a tout de même donné des farines animales à des herbivores (qui ne sont pas des carnivores) avec les conséquences que l'on connaît (maladie de la vache folle liée aux prions).

Pour ceux que cela intéresse, les matières grasses du lait sont régulièrement sujet à discussions, voire à polémiques, car elles contiennent des acides gras (AG) trans naturels. Ils sont à différencier des acides gras trans issus des matières grasses végétales hydrogénées ou partiellement hydrogénées, transformées industriellement et qui sont peu recommandables. Les AG trans naturels sont essentiellement formés d'acides transvacçéniques (C18 : 1-t11), précurseurs des acides linoléiques conjugués ou CLA, alors que les seconds renferment majoritairement de l'acide élaïdique (C18 : l-t9), qui n'a pas les mêmes propriétés. Quant aux acides gras saturés, on note la présence d'acide myristique qui sera peut-être un jour considéré comme un acide gras essentiel.

Soleils et coups de cœur

SÉLECTION SANTÉ & SAVEUR	
DÉNOMINATION	Lait bio demi-écrémé LACTEL
POIDS / VOLUME	1 l
PRIX MOYEN CONSTATÉ	1,48 euro
SITE INTERNET	www.lactel.com

Demi-écrémé et bio, ce lait est facile à se procurer. Il affiche pour 100 ml 45 kcal, 3,2 g de protéines, 4,8 g de glucides, 1,5 g de lipides et 120 mg de calcium. Facile à digérer, il apporte des protéines, du calcium et des vitamines. Les laits Candia et de marques de super et hypermarchés sont proches au niveau du goût et de la composition.

SÉLECTION SANTÉ & SAVEUR	
DÉNOMINATION	Lait bio frais entier BIOGAM
POIDS / VOLUME	1 l
PRIX MOYEN CONSTATÉ	1,7 euro
SITE INTERNET	www.biogam.fr

Lait fort agréable au goût, il est issu des fermes de Lorraine. À privilégier pour la confection des yaourts maison ; on le trouve en magasin bio.

Le lait fermenté ribot allégé BRIDEL (www.lactalis.international.com) est de texture assez fluide, entre le lait et le yaourt. Il nous a étonnés par son goût légèrement aigrelet. À utiliser par exemple pour le clafoutis ou la pâte à crêpes. Il se trouve facilement dans la région Ouest de la France, mais on peut le trouver aussi ailleurs.

Yaourts et assimilés

Les yaourts au sens strict concernent uniquement les produits laitiers coagulés par deux ferments spécifiques : le *Lactobacillus bulgaricus* et le *Streptococcus thermophilus*. Ils apportent leur lot de protéines, calcium, etc., comme le lait, mais avec le lactose en moins, ce sucre parfois mal toléré.

Depuis quelques années, est apparu un foisonnement de produits lactés avec sucres ajoutés ou édulcorants, colorés, aromatisés avec des arômes de synthèse dont on ne comprend pas l'intérêt pour la santé. Certains sont censés améliorer vos défenses immunitaires, l'état de votre peau... Comment s'y retrouver ? Fidèle à notre démarche, nous vous proposons d'être simples et économes. Évitez tous les produits avec des vitamines, stérols et autres probiotiques ajoutés, ils alourdissent votre budget alimentation sans qu'il n'y ait de consensus scientifique sur leur intérêt, comme le reconnaissent eux-mêmes certains industriels. Un marketing astucieux réussit à les faire vendre, ne vous laissez pas piéger par des mentions santé encore insuffisamment encadrées (p. 81).

Pourquoi aussi ne pas fabriquer vous-même vos yaourts ? C'est si facile (p. 244). Vous ferez des économies et améliorerez votre santé, et l'état de la planète. Le coût de fabrication et de destruction des pots de yaourt en plastique est exorbitant en termes écologiques, mais aussi financiers pour la collectivité. Les pots de verre des yaourtières maison sont réutilisables presque jusqu'à l'infini.

Si vous n'avez vraiment pas le temps ou l'envie de les préparer vous-même, choisissez de préférence les yaourts nature bio, éventuellement aux fruits. Mais attention, de trop nombreux produits proposés sur les étals sont bourrés de divers additifs, colorants, arômes artificiels, etc. ; parmi les yaourts aux fruits, seuls quelques-uns sont dépourvus de tous ces composés chimiques dont ceux de la marque « Les 2 vaches » bio de Danone. Un des meilleurs moyens de consommer des yaourts aux fruits est encore de les ajouter soi-même, ou d'y mettre un peu de confiture ou, mieux, de la compote, maison bien sûr !

Inutile aussi d'acheter des yaourts allégés à 0 % de matière grasse. La variation de calories entre un yaourt normal et un allégé est d'environ 15 kcal. Nos besoins moyens journaliers étant pour les femmes de 1 900 kcal et de 2 400 kcal pour les hommes, la différence d'apport calorique est donc infime. Attention aussi aux nouveaux yaourts mis sur le marché fin 2008 par certains industriels, qui sont moins chers mais dont le contenu est aussi moindre.

Concernant les fromages blancs et les petits-suisses, les choisir nature, les aromatiser soi-même avec par exemple un peu de compote. Pour le goût, nous les avons trouvés, pour ceux que nous avons testés, assez similaires.

AU CREUX DE L'OREILLE

Sur le plan historique, ce sont les fameux yaourts bulgares qui ont fait la réputation de ce type de produits. Les yoghourts, comme on les appelait alors, ne permettaient-ils pas de vivre centenaires ? En fait, ce lait caillé préparé à l'aide de ferments lactiques n'est pas d'une consommation aussi récente qu'on le croit. Selon le Larousse gastronomique, dans son édition des années 1930, il est indiqué que « le roi François Ier, souffrant de troubles intestinaux qui avaient résisté à toute la pharmacopée de l'époque, fit venir un médecin qui préconisait des cures de lait caillé. Il guérit son royal client mais refusa de livrer les secrets de sa fabrication ».

Sur le plan de la nutrition, les yaourts ont les mêmes propriétés nutritionnelles que le lait. C'est un produit qui convient parfaitement à tous. Il ne faut pas hésiter à varier les plaisirs en consommant de temps en temps des yaourts au lait de brebis.

On conseille donc de choisir :

– des yaourts nature normaux, non allégés, de préférence bio ;

– des yaourts aux fruits uniquement bio.

SOLEILS ET COUPS DE CŒUR

SÉLECTION SANTÉ & SAVEUR	
DÉNOMINATION	Les 2 Vaches des fermiers du Bio DANONE Spécialités laitières nature
POIDS / VOLUME	4 x 125 g
PRIX MOYEN CONSTATÉ	1,71 euro
SITE INTERNET	www.danone.com

Un yaourt au lait entier bio qui nous a séduits. Bien brassé, il a vraiment bon goût. Laissons-nous aussi tenter par les autres spécialités laitières de la même marque bio : yaourts à la vanille de Madagascar (1,89 euro), aux fruits bio myrtille (2,65 euros), à la framboise (2,48 euros), avec du sucre de canne. La marque des 2 Vaches se trouve dans la plupart des super et hypermarchés, on regrette le prix un peu élevé.

Dans la même marque Danone, on a été séduit par le goût des « Gervita nature » qui ne nécessite pas l'adjonction de sucre (1,90 euro les 4 pots de 100 g, et absence de suremballage, Danoneetvous.com). Néanmoins, que vient faire la gélatine – sans autre explication, de porc, bovin ? – dans cette composition ? On retrouve aussi ce type d'ingrédient dans de nombreux produits allégés. Le taux de lipide est de 10,3 g pour 100 g, soit l'équivalent d'une cuillère à soupe d'huile dont il faut tenir compte dans la ration calorique globale (100 g = 135 kcal). On espère une évolution des ingrédients avec éventuellement une sorte de gélatine végétale, mais c'est une bonne idée de mettre de la crème fouettée sur du fromage blanc.

On a aussi été très séduits par le yaourt nature brassé de la marque Vrai. Yaourt familial bio de 500 g en pot de verre, au prix de 2,51 euros.

SÉLECTION SANTÉ & SAVEUR	☼☼
DÉNOMINATION	Yaourts nature au lait de brebis LE BERCAIL 6 % MG
POIDS / VOLUME	2 x 125 g
PRIX MOYEN CONSTATÉ	1,64 euro
SITE INTERNET	www.lactalis.fr

Certains, lorsqu'ils l'ont goûté, disent ne plus pouvoir s'en passer ! Il est vrai que ce yaourt au lait de brebis a de bonnes qualités gustatives mais aussi nutritives. On le trouve assez facilement en super et hypermarchés. Pour les gourmands, à aromatiser soi-même avec de la crème de marron bio, mais occasionnellement à cause de la forte charge calorique. Le prix de ces yaourts est malheureusement bien élevé.

Dans les marques de distributeur, nous vous conseillons le délicieux yaourt de brebis nature Bio de Casino. Prix : 1,43 euro les deux pots en verre. Presque le yaourt idéal avec un apport calorique de 85 kcal, www.produits-casino.fr. D'autres marques de distributeurs font confectionner aussi d'excellents yaourts, choisissez-les en fonction des critères que nous avons développés.

N'oublions pas de mentionner ceux de la marque Vrai, yaourt bio au lait de brebis (www.vrai.fr).

SÉLECTION SANTÉ & SAVEUR	
DÉNOMINATION	Yaourts au lait entier LA LAITIÈRE
POIDS / VOLUME	4 x 125 g
PRIX MOYEN CONSTATÉ	1,71 euro
SITE INTERNET	www.nestle.fr

Une bonne idée que de présenter ces yaourts dans des petits pots en verre translucides, la saveur est onctueuse et séduisante. Ce yaourt conventionnel contient 3,3 g de matières grasses pour 100 g ; il est riche en calcium (144 mg).

Faites-le vous-même

Autrefois, il était assez complexe de faire soi-même ses yaourts (il fallait les bons ferments, surveiller la préparation de près), mais, de nos jours, tout s'est simplifié. Voilà notre conseil : prenez un litre de lait entier bio, un yaourt du commerce pour ensemencer la première fois (par exemple un Activia® nature), vous mélangez le tout et le placez dans les pots en verre de votre yaourtière. Une résistance chauffe et maintient à température douce plusieurs heures votre préparation qui va alors petit à petit coaguler. Retirer les pots au bout de 7 h à 8 h – d'où l'intérêt de les préparer le soir pour les sortir le lendemain matin –, les mettre au réfrigérateur et les consommer dans la semaine.

Toujours garder le dernier yaourt pour réensemencer. L'opération peut se renouveler 8 à 10 fois, ensuite il faut racheter un yaourt du commerce pour un nouveau cycle. Pour épaissir le yaourt, on peut ajouter du lait en poudre. Ne pas prendre les laits écrémés, 0 %, ni même demi-écrémé car les yaourts ont alors une consistance moins ferme.

Notre chef vous propose deux recettes.

Yaourt sans yaourtière

Préparation pour : 8 personnes

- 1 litre de lait entier frais
- 2 gousses de vanille
- 50 g de sucre
- 5 cl environ de présure

Faire tiédir le lait avec le sucre et la gousse de vanille préalablement ouverte en deux et grattée (attention si vous montez trop en température, la présure ne pourra pas agir, 50 °C environ). Ajouter la présure, fouetter rapidement avec un fouet manuel. Remplir les pots et laisser prendre à température ambiante. Réserver au réfrigérateur.

Pour plus d'originalité, vous pouvez disposer au fond de vos pots, avant de verser le lait, confiture, purée de fruits frais, caramel, miel...

Yaourt au lait concentré

Préparation pour : 8 personnes
Ustensile de cuisson : yaourtière

- du ferment : un yaourt du commerce ou de la précédente production ou du ferment en poudre
- 1 boîte de lait concentré sucré ou non
- 1 litre de lait à température ambiante
- 1 barquette de framboises

Mixer les framboises ; y mélanger le lait concentré et le lait à température ambiante ; ajouter le ferment. Remplir les pots et les placer sans les couvercles dans la yaourtière ; mettre en marche pendant environ 8 à 12 h.

Les fromages

Les fromages salés et secs font partie du paysage gastronomique et de l'histoire de France. Les Français en sont de grands consommateurs, et même les premiers d'Europe pour les fromages affinés avec, en moyenne, 15 kg absorbés par an et par habitant (pour les fromages blancs, voir yaourts et assimilés p. 239).

Les différents types de fromages

Fromages	Exemples
À pâte molle	Camembert, brie, livarot, munster, reblochon
À pâte pressée	Gruyère, emmenthal, comté, beaufort, parmesan, saint-nectaire
À pâte persillée	Bleus, roquefort

Fondus (issus de fromage pressé avec ajout de matière grasse)	Type crème de gruyère, conditionné en portion

AU CREUX DE L'OREILLE

Sur le plan historique, le fromage, quelle que soit sa forme, a toujours été la meilleure façon de conserver le lait qui est un produit fragile. Dès que la domestication des animaux s'est faite, à la Préhistoire, on trouve des traces de fabrication de fromage par la présence de moules. Le moule est ce qui donne une forme, *formo* en latin, d'où le mot fromage.

Sur le plan nutritionnel, la consommation de fromage assure un bon apport en calcium, en protéines et en certaines vitamines (groupe B), mais du fait de leur teneur en sel et en matière grasse, il est recommandé de ne pas en consommer en excès. Il ne faudrait pas dépasser les 60 g par jour, soit l'équivalent de 2 portions de camembert (chaque portion représentant 1/8 de camembert, soit 30 g). Si vous avez un excès de cholestérol dans le sang, limitez encore plus votre consommation, mais ne supprimez pas pour autant les produits laitiers. Prenez en remplacement des produits ultrafrais : yaourts, fromages blancs, faisselles, qui fournissent aussi des protéines, du calcium et des vitamines comme les fromages secs mais avec gras et sel en moins.

Les fromages au lait cru sont déconseillés aux femmes enceintes, à cause du risque de listérioses (infection par une bactérie, la Listeria, à l'origine d'avortements, de méningites, voire de septicémies). Le risque concerne surtout la consommation de fromage à pâte molle comme les camemberts, bries, coulommiers, même s'il existe aussi pour les fromages pasteurisés.

Le fromage devrait être considéré avant tout comme un aliment plaisir et, en ce sens, il a toute sa place dans l'équilibre nutritionnel et gustatif des Français.

Soleils et coups de cœur

Nous avons fait un choix limité, mais plus de 400 fromages auraient pu figurer dans notre sélection. Si nous favorisons les fromages au lait cru, réputés les meilleurs, la plupart des pasteurisés sont également fort goûteux. Le choix est immense.

La tendance actuelle de proposer sous emballage plastique des produits de plus en plus fades n'est pas judicieuse. Allez chez un bon fromager et vous ne le regretterez pas. M. Puig à Montpellier nous a guidés dans nos choix qui ne sont pas exhaustifs.

Tous les fromages suivants sont des appellations d'origine protégée (AOP).

Camembert

SÉLECTION SANTÉ & SAVEUR	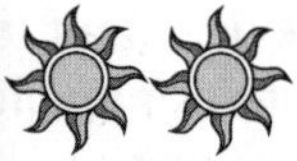
DÉNOMINATION	Camembert Le Gaslonde
POIDS / VOLUME	250 g
PRIX MOYEN CONSTATÉ	4,60 euros
SITE INTERNET	www.reaux.fr

Fabriqué avec du lait cru empressuré, puis moulé à la louche, ce camembert de Normandie a du bouquet, une saveur à la fois relevée et délicate. Son transformateur a été élu meilleur ouvrier de France et a eu la médaille d'or au Concours général agricole des camemberts de Normandie AOC (aujourd'hui AOP) en 2008. Ce fromage est à recommander, mais on ne le trouve pas partout.

Le camembert Lepetit (groupe Lactalis) à maturité nous a également séduits, il est facile à trouver en super et hypermarchés. Ce camembert d'un bon rapport qualité/prix n'est pas au lait cru.

Chèvre

SÉLECTION SANTÉ & SAVEUR	
DÉNOMINATION	Pélardon du pic Saint-Loup
POIDS / VOLUME	60 g
PRIX MOYEN CONSTATÉ	1,60 euro
ADRESSE	E. Pezière. 34380 Mas de Londres

Ce petit fromage rond et plat, fabriqué avec du lait cru et moulé lui aussi à la louche, a des accents de la garrigue. Sa pâte est fine, blanche et compacte. Accompagné d'une goutte d'huile d'olive, il métamorphose une salade verte et ravit votre palais. Plus facile à se procurer est le Petit Billy, médaille d'or au Concours général agricole 2008 (www.petitbilly.com), nous vous le recommandons.

Roquefort

SÉLECTION SANTÉ & SAVEUR	
DÉNOMINATION	« Nouveau Roquefort Papillon »
POIDS / VOLUME	100 g
PRIX MOYEN CONSTATÉ	2,50 euros
SITE INTERNET	www.roquefort-papillon.fr

Issu d'une tradition séculaire, ce roquefort est fabriqué avec le lait entier des brebis de Lacaune. Après le Papillon Noir (2,80 euros les 100 g), ce nouveau Papillon offre aux gastronomes un goût plus doux, que d'aucuns trouveront plus équilibré. Sa texture est fine et fondante. À vraiment recommander pour les amateurs de roquefort, tout comme le roquefort Papillon bio. Citons aussi le roquefort Carles, assez exceptionnel (www.roquefort-carles.com).

Munster

SÉLECTION SANTÉ & SAVEUR	
DÉNOMINATION	Munster « Vallée d'Orbey »
POIDS / VOLUME	100 g
PRIX MOYEN CONSTATÉ	2,15 euros
ADRESSE	J.Haxaire. 68650 Lapoutroie

Fromage à pâte molle, fabriqué à partir du lait de vache, le munster est une des spécialités de l'est de la France avec sa saveur si typée ; de la vallée d'Orbey, ce fromage est un régal qui plaira à tous les gastronomes, même les plus exigeants. À déguster avec du pain au cumin et pourquoi ne pas l'essayer avec des pommes de terre en robe des champs.

Maroilles

SÉLECTION SANTÉ & SAVEUR	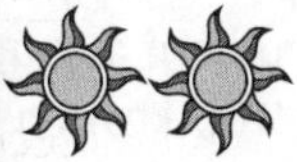
DÉNOMINATION	Maroilles « La Tierrache »
POIDS / VOLUME	1 kg
PRIX MOYEN CONSTATÉ	16,50 euros
ADRESSE	Ferme du Pont des Loups. 59440 Saint-Aubin

Produit entre le Hainaut et les Ardennes, ce fromage au lait de vache a du caractère, du bouquet et de la souplesse. On le dit « le plus fin des fromages forts ». Il se marie bien avec du pain de seigle. À déguster très lentement.

FAITES-LE VOUS-MÊME

Rien de plus simple – en théorie – que de faire du fromage avec un peu de lait, de la présure et/ou divers ferments. Une fois coagulé, le lait caillé est égoutté, moulé, salé, fermenté, affiné pendant une durée variable. En fait, il est fort compliqué pour un amateur de réussir la fabrication du fromage, car il est indispensable de surveiller très minutieusement chaque étape et autant laisser le soin aux artisans et industriels de nous préparer de bons produits.

Le beurre

Quoi de plus gras que le beurre ? Les huiles. 10 g de beurre, soit une petite plaquette restaurant, correspond à 75 kcal ; une cuillère à soupe d'huile, soit également 10 g, équivaut à 100 kcal en moyenne.

Le beurre est issu du barattage de la crème du lait, il est gras et concentré en acides gras dits saturés, qui ne sont pas ceux ayant la meilleure réputation. Il s'agit néanmoins d'un aliment plaisir qui assure une onctuosité aux aliments et sa consommation raisonnable, 20 g par jour, n'est pas préjudiciable pour la santé. Des corps gras sont nécessaires à l'organisme humain en petite quantité et il est judicieux de les consommer sous forme de différents types d'huile (olive, colza, noix, voire tournesol) ou de beurre, mais d'éviter l'huile de palme ou de coprah. Mieux vaut en effet produire du gras à partir du lait de vache que d'arbres plantés à la place des forêts, perturbant l'écosystème (p. 55). Qui plus est, les huiles de palme ou de coprah utilisées par exemple pour la fabrication des viennoiseries industrielles, pâtisseries diverses, pâtes à tartes, sont souvent ensuite aromatisées avec un arôme de beurre de synthèse !

Le beurre classique – le vrai beurre – ne contient ni arôme ni additif, en dehors du sel pour les beurres demi-sel (0,8 à 3 % de sel) et les salés (3 %). Surveiller bien les étiquettes et laissez de côté les produits avec la mention « colorant » et « arôme ».

Inutile de se précipiter sur les beurres allégés, « légers » ou « demi-beurre ». S'ils ne contiennent que 60 à 40 % de matière grasse, le reste est remplacé par de l'air, de l'eau émulsionnée ou d'autres substances... Autant prendre du vrai beurre, en mettre moins, bien l'étaler, que de payer de l'air, de l'eau ou d'autres produits au prix du beurre !

Le beurre résiste mal à la chaleur ; il faut donc éviter de le faire cuire au-delà de 120 °C, appelé point critique : il noircit et présente une certaine toxicité. Certains beurres, récemment mis sur le marché, ont néanmoins un point critique plus élevé (marque Président).

Les critères de choix pour l'achat de vos beurres :

- beurre doux (les moins salés)
- de baratte (meilleur procédé de fabrication)
- bio

Nous avons néanmoins sélectionné des beurres qui n'étaient pas encore bio mais issus de processus de fabrication rigoureux (Isigny...).

Au creux de l'oreille

Sur le plan historique, on n'a pas identifié celui qui, dans la haute Antiquité, s'est mis à agiter suffisamment le lait pour produire le premier beurre. Toutes les civilisations en ont élaboré, de l'Inde aux Vikings en passant par l'Orient, sa présence dans les mets étant déjà mentionnée dans la Bible.

Sur le plan de la nutrition, ne cherchez pas une justification dans la consommation du beurre, même s'il contient des vitamines A, D, B et de l'acide gras myristique.

La couleur du beurre dépend de ce qu'ont consommé les vaches. Plus elles mangent de l'herbe verte, donc du bêta-carotène, plus il est jaune et vitaminé. L'hiver, avec le fourrage, il est plus clair. Les beurres actuellement vendus sont, cependant, assez homogènes quant à leur composition et à leur couleur.

Le beurre est à consommer cru, le matin au petit déjeuner par exemple ou pour assaisonner des légumes cuits à la vapeur.

Soleils et coups de cœur

Le beurre, comme le vin ou le fromage, a son terroir, son histoire, et notre sélection en a tenu compte.

SÉLECTION SANTÉ & SAVEUR	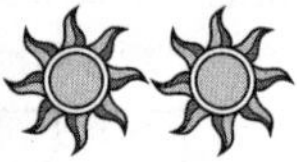
DÉNOMINATION	Beurre doux AOC D'ISIGNY
POIDS / VOLUME	250 g
PRIX MOYEN CONSTATÉ	1,78 euro
SITE INTERNET	www.isigny.aoc.org

Ce beurre d'Isigny AOC est parmi les plus goûteux. Largement reconnu comme terre laitière d'exception dès le XVIe siècle, le terroir d'Isigny continue de s'illustrer par la fabrication d'un beurre de grande qualité, avec différents labels : Appellation d'origine contrôlée (AOC), Label rouge, Agriculture biologique... Ce beurre doux

AOC, d'une texture souple, a une jolie couleur bouton d'or, avec un petit arrière-goût de noisette plaisant.

On trouve aussi ce beurre d'Isigny sous des marques de distributeurs (1,67 euro les 250 g), donc à des prix très raisonnables.

SÉLECTION SANTÉ & SAVEUR	
DÉNOMINATION	Beurre doux Pâturage doux – bio – baratte
POIDS / VOLUME	250 g
PRIX MOYEN CONSTATÉ	2,50 euros
SITE INTERNET	www.intermarche.com

Ce beurre a été acheté sous la marque Sélection Intermarché. Il fait partie de ces beurres agréables à consommer, pour les gastronomes, en petite quantité bien sûr.

Le beurre Charentes-Poitou est issu d'une AOC. Également goûteux, il est revendiqué comme fabriqué à partir de procédés traditionnels. Ce beurre se caractérise par une texture malléable qui lui confère une place de choix pour la confection des pâtisseries.

SÉLECTION SANTÉ & SAVEUR	
DÉNOMINATION	Beurre de baratte doux bio TANTE HÉLÈNE
POIDS / VOLUME	250 g

PRIX MOYEN CONSTATÉ	3 euros
ADRESSE	Les Fromagers de tradition. 35531 Noyal-sur-Vilaine Cedex

Un beurre vraiment exceptionnel, son prix aussi ! On se croirait à la ferme, c'est le meilleur que nous ayons trouvé. Il est annoncé comme lentement baratté à partir de crème sélectionnée issue de l'agriculture biologique. Il aurait mérité deux soleils, mais son prix ainsi que la difficulté à le trouver nous ont freinés. Nous l'avons acheté au rayon alimentation des magasins Botanic.

Outre ces beurres d'exception, les beurres des marques de super et hypermarchés sont généralement de bonne qualité et à des prix raisonnables, aux alentours de 1 euro ; nous vous les conseillons, avec la réserve évoquée en début de chapitre.

Faites-le vous-même

Autrefois, de nombreux foyers réalisaient eux-mêmes leur beurre, avec de petites barattes en bois. Elles étaient soit à manche, et un mouvement de va-et-vient assurait la formation du beurre, soit avec un mécanisme circulaire actionné manuellement. Le procédé de fabrication artisanale est aujourd'hui possible à nouveau, grâce à de petites barattes modernes en verre ou avec un fouetteur manuel, mais il faut 1 litre de lait entier pour faire 50 g de beurre. C'est un peu compliqué mais réalisable, le prix des barattes est d'environ 60 euros. Il est évidemment plus simple d'acheter une plaquette de beurre bien choisie.

Desserts lactés
(hors yaourts et assimilés)

Il existe une multitude de desserts à base de lait comme les flans, les mousses diverses, etc., il n'y a qu'à regarder les étals des supermarchés des rayons ultra-frais. Mais bien peu répondent à nos critères, c'est-à-dire à l'absence d'arômes de synthèse, de colorants et autres additifs chimiques dont les effets sur la santé sont mal connus lorsqu'ils sont associés entre eux. Les desserts proposés sont encore trop rarement dans des pots en verre pourtant facilement recyclables.

Pour tous ces produits, choisissez de préférence, après avoir lu les étiquettes, les produits :

– sans « arôme », ou ceux avec la mention « arôme naturel de » ;

– sans colorant, la plupart de ceux présents dans les desserts sont de synthèse, issus de la chimie ;

– sans édulcorant, dont le E 951 qui est de l'aspartame.

Si vos choix sont bien sûr dépendants de vos goûts, nous avons sélectionné des produits issus d'ingrédients de bonne qualité qui devraient vous convenir. Rien ne remplace néanmoins les préparations maison dont notre chef nous propose une recette ci-après.

Au creux de l'oreille

Sur le plan historique, si les desserts autrefois se composaient de fruits, miel, massepain, compote, l'industrialisation de la production alimentaire a bien modifié la donne. Heureusement, une tendance apparaît avec une amélioration des ingrédients utilisés et moins de chimie ajoutée.

Sur le plan de la nutrition, il n'y a aucune justification santé à consommer ces desserts lactés, bien que contenant des produits laitiers. L'apport en calcium est minime, et ce contrairement à ce qu'ont pu prétendre certaines publicités. Il faut aussi veiller à ne pas prendre l'habitude de consommer ces produits qui sont le plus souvent fort caloriques et qui surtout ont tendance à se substituer aux fruits si indispensables par l'apport en vitamines, minéraux et fibres.

Soleils et coups de cœur

Mousses et crèmes

SÉLECTION SANTÉ & SAVEUR	
DÉNOMINATION	Œufs au lait « Desserts délicieux » BONNE MAMAN
POIDS / VOLUME	Pots (4 x 100 g)
PRIX MOYEN CONSTATÉ	2,00 euros
SITE INTERNET	www.bonne-maman.com

Un goût délicat et une texture fine pour ce dessert se rapprochant de ceux d'une bonne cuisinière. Les ingrédients sont simples du lait, des œufs (16 %), du sucre. Pas de colorant, ni de conservateur, ni d'arôme. D'autres « Desserts délicieux » de Bonne Maman sont tout à fait séduisants comme les petits pots au chocolat (entre 2 et 2,20 euros les 4 petits pots). Des produits généralement faciles à trouver en super et hypermarchés.

SÉLECTION SANTÉ & SAVEUR	
DÉNOMINATION	Flans noix de coco bio ANNIE LAGARRIGUE
POIDS / VOLUME	Pots (2 x 110 g)
PRIX MOYEN CONSTATÉ	2,60 euros
SITE INTERNET	www.triballat.com

Du lait et des œufs entiers, du sucre de canne non raffiné, du caramel, de la noix de coco râpée (3,5 %), du lait écrémé. Un dessert fin et onctueux, présenté dans de petites coupes en verre. Il a aussi l'avantage d'être bio. Dans la même marque, la crème renversée vanille et la crème renversée au lait de brebis sont fort goûteux (2,70 euros les 220 g). Nous avons trouvé ces produits dans les magasins Biocoop et les épiceries bio.

SÉLECTION SANTÉ & SAVEUR	
DÉNOMINATION	Crème brûlée bio GRANDEUR NATURE
POIDS / VOLUME	Petit pot (130 g)
PRIX MOYEN CONSTATÉ	1,95 euro
SITE INTERNET	www.laiterie.legall.com

Des ingrédients issus eux aussi de l'agriculture biologique : crème (45 %), lait entier, œufs, sucre de canne. Très proche d'une crème brûlée maison.

Il existe aussi des crèmes brûlées avec « 100 % de produit naturel » et qui ne sont pas bio, comme celles de la marque Rians. Elles sont onctueuses et fort goûteuses.

FAITES-LE VOUS-MÊME

Notre chef propose une recette aisée à réaliser pour un repas entre amis.

Crème anglaise légère

Préparation pour : 8 personnes
Ustensile de cuisson : batteur

- 25 cl de lait
- 140 g de sucre semoule
- 8 jaunes d'œufs
- 450 g de crème fleurette montée

Battre les jaunes et le sucre jusqu'à ce qu'ils blanchissent, verser le lait chaud dessus et cuire à feu doux jusqu'à ce que l'appareil se lie ; attention de ne pas porter à ébullition sinon vos jaunes vont brousser. Une fois l'appareil tiède, y incorporer la crème fouettée. Débarrasser au réfrigérateur.

On peut parfumer la crème avec une gousse de vanille ou des grains de café torréfiés en faisant infuser dans le lait chaud. S'il advenait que vos jaunes d'œufs broussent, il vous suffira simplement quand l'appareil commencera à refroidir de le mixer un peu avec un mixeur plongeant, cela récupérera votre crème.

Blancs d'œuf à la menthe fraîche

Préparation pour : 10 personnes
Ustensile de cuisson : batteur

- 5 blancs d'œufs
- 1 pincée de sel
- bouquet de menthe

Monter les bancs d'œuf au batteur, y incorporer juste avant d'être serrés une pincée de sel et les feuilles de menthe fraîche ciselées très fin.

Pour cuire ces blancs d'œuf, vous avez trois possibilités :

– les pocher dans du lait frémissant,

– les cuire au micro-ondes (très efficace),

– les cuire à la vapeur pour les garder plus moelleux.

Volontairement, je n'ai pas fait d'ajout de sucre car cela fera un bon contraste si vous les servez avec une crème anglaise, mais vous avez la possibilité de les servir avec un plat salé, carpaccio de saumon. On peut remplacer la menthe par toutes sortes d'herbes.

CHAPITRE XI

Les fruits

LES FRUITS FRAIS, EN SACHETS ET SECS

Les fruits frais

Les fruits frais, sous la forme non conditionnée, apportent incontestablement le plus de vitamines, d'éléments minéraux et de fibres, nécessaires à la santé. Se pose bien sûr la question de leur prix, mais aussi paradoxalement de leurs saveurs.

Les prix sont le plus souvent élevés, à cause des coûts d'exploitation et de cueillette associés aux aléas climatiques, mais il faut relativiser et ne pas finir par croire que le fruit est un produit de luxe. Pour réduire le coût d'achat, il faut choisir les fruits réellement de saison et pas nécessairement se précipiter sur les premières fraises, cerises, melon, etc. (voir p. 268 les moments des récoltes).

En favorisant les achats en circuits courts (p. 25), c'est-à-dire en allant directement chez les producteurs qui parfois livrent aussi à domicile ou vendent sur les marchés, on peut se procurer des fruits à des prix plus raisonnables. Cela permet en plus de les avoir mûrs et goûteux.

Le deuxième problème des fruits frais est leur qualité gustative. Elle n'est pas toujours au rendez-vous, surtout pour ceux achetés dans la plupart des super et hypermarchés car, pour faciliter le transport, ils sont acheminés peu mûrs et ramollissent ensuite. D'où ces pêches, abricots, poires... fades, n'incitant pas à la consommation, notamment pour les enfants.

Autre question, faut-il ne prendre que des fruits bio ? Ils sont plus chers car les rendements sont moins élevés et les politiques agricoles ont insuffisamment, jusqu'à présent, favorisé ce type d'agriculture. La question est néanmoins complexe car certains fruits non bio sont très correctement cultivés avec, par exemple, des filets de protection enveloppant les arbres pour éloigner des insectes, ce qui réduit l'usage des produits phytosanitaires (insecticides). Un vrai problème, ces produits phytosanitaires, quand on sait qu'une vingtaine de traitements sont actuellement utilisés en moyenne pour une simple pomme. Difficile de conseiller, dans de telles conditions, de croquer une pomme avec la peau si elle n'est pas bio !

Dans une telle situation, voici la conduite à tenir conseillée quant au choix des fruits frais :

– en circuit court, en se fournissant chez l'exploitant. Choisir du bio, mais aussi du non-bio après avoir vu comment l'exploitant travaille. Souvent un simple coup d'œil suffit. Regardez si la biodiversité est préservée par la présence de haies, de fossés. Vous pouvez demander à visiter les hangars et voir s'il n'y a pas de multiples bidons de produits phytosanitaires. De plus en plus de maraîchers travaillent pratiquement en bio, mais ils n'ont pas droit à cette appellation, ne respectant pas strictement le cahier des charges du bio ; leurs fruits sont pourtant de bonne qualité.

– Au marché, choisir également du bio et du non-bio. Tout dépend de la confiance que vous accordez à votre marchand de fruits et légumes. Il connaît les producteurs qui sont respectueux de l'environnement et est à même de vous conseiller. Sur les bords des routes, l'été, attention aux arnaques : de nombreux vendeurs proposent souvent des fruits et légumes provenant des mêmes grossistes qui fournissent les super et hypermarchés. La réglementation actuelle ne vous garantit pas qu'il s'agit d'un exploitant qui vend sa production ou d'un vrai marchand de fruits et légumes.

– Au super et hypermarché, choisir de préférence les produits bio mais qui ne sont pas d'importation. Sur un étal de super et hypermarché, comment savoir si le produit n'a pas été arrosé en excès par différents produits phytosanitaires ? Des contrôles existent mais choisir les produits bio en supermarché est plus logique ; encore faut-il bien regarder les étiquettes, les produits pouvant venir parfois de très loin, de l'hémisphère Sud par exemple, ce qui entraîne un coût énergétique qui n'est pas raisonnable. L'idéal est de se fournir dans les magasins supérettes bio comme les Biocoops qui proposent de nombreux fruits et légumes de proximité.

Concernant les fruits exotiques comme les bananes, ils ne peuvent bien sûr que venir de loin ; choisir de préférence les bio, notamment dans le cadre du commerce équitable type Max Havelaar. On peut ainsi mieux aider les agriculteurs. Se pose évidemment le problème de la dépense énergétique lié au transport, mais, déjà, il faudrait ne pas choisir ceux acheminés par avion, mais par bateau. Occasionnellement, les produits exotiques (bananes, mangues, ananas...) égayeront vos tables, orientez vos choix vers les produits provenant des Antilles et d'Afrique.

Les fruits secs

Ce sont des fruits desséchés, provenant de raisins, abricots, pruneaux, figues. Ils n'ont pas le même intérêt nutritionnel que les fruits frais, mais sont une bonne source de potassium et de magnésium qui permettent de lutter contre l'acidité du corps. Ils contiennent des fibres utiles pour améliorer le transit intestinal, c'est-à-dire lutter contre les phénomènes de constipation si présents dans les sociétés occidentales.

Au creux de l'oreille

Sur le plan historique, les premiers hommes étaient des cueilleurs avant d'être des chasseurs. Amateurs de fruits, ils devaient, à n'en pas douter, choisir les plus mûrs...

Sur le plan de la nutrition, les fruits ont la réputation justifiée d'être un trésor de bienfaits avec une forte concentration en vitamine C, bêta-carotène, de multiples flavonoïdes aux vertus protectrices pour les cellules. Ils contiennent aussi du potassium et des fibres nécessaires à une bonne santé.

L'Europe commence à se mobiliser pour favoriser la consommation de fruits frais afin d'aider à combattre l'obésité des 5 millions d'enfants de l'Union européenne – 22 millions souffrant de surpoids. La distribution de fruits dans les écoles avait été proposée en 2008, lors d'une réflexion sur la réforme du mécanisme des subventions au secteur des fruits et légumes.

En France, le programme « Un fruit pour la récré » lancé par le ministère de l'Agriculture concerne, depuis la rentrée 2008, 1 000 écoles de quartiers défavorisés. Espérons que cette expérience sera renouvelée et perdurera avec de bons fruits.

Soleils et coups de cœur

Fruits frais en sachets

SÉLECTION SANTÉ & SAVEUR	
DÉNOMINATION	Ananas et papaye au jus de fruit DOLE
POIDS / VOLUME	198 g
PRIX MOYEN CONSTATÉ	2,50 euros
SITE INTERNET	www.dole.eu

Un bon petit mélange de fruits exotiques à consommer occasionnellement au bureau si on est pressé. Des saveurs naturelles et un apport en calories de 55 kcal pour 100 g, ce qui est fort raisonnable.

Fruits secs

SÉLECTION SANTÉ & SAVEUR	
DÉNOMINATION	Abricot moelleux bio LOU PRUNEL
POIDS / VOLUME	200 g
PRIX MOYEN CONSTATÉ	3,00 euros
ADRESSE	Lou Prunel – 47300 Bias

Des abricots vraiment moelleux, comme annoncé, et à la saveur assez exceptionnelle. De loin les meilleurs que nous ayons trouvés. Diffusion actuelle dans les magasins bio. On regrette le manque d'information nutritionnelle concernant la valeur calorique.

Signalons aussi les produits de la marque « secrets d'énergie » bio – organic fair Trade. Nous ont bien plu les abricots secs de Turquie, 2,50 euros les 250 g et les bananes entières séchées d'Équateur, 3,28 euros les 250 g (info.conso@secrets-denergie.fr).

SÉLECTION SANTÉ & SAVEUR	
DÉNOMINATION	Pruneaux d'Agen FAVOL'S
POIDS / VOLUME	500 g
PRIX MOYEN CONSTATÉ	4,60 euros
ADRESSE	Favols-Bias. 47300 Villeneuve-sur-Lot

La plupart des pruneaux d'Agen que nous avons testés sont assez semblables sur le plan du goût. Il manque cependant, ici aussi, des informations nutritionnelles. Les produits bio sont plus chers comme ceux de la marque les « Accents du Sud » qui affichent en magasin 7 euros pour 500 g de produit et Danival bio – Pruneaux d'Agen très gros à 3,68 euros les 250 g.

Parmi les fruits secs, citons aussi les dattes moelleuses Deglet Nour bio, de la marque Rapunzel (2,20 euros les 250 g).

Vérifiez qu'il n'y ait pas de matière grasse ajoutée lors

de l'achat des fruits secs. Cela est souvent mentionné par « huile végétalisée ». Elles sont utilisées pour éviter que les fruits ne collent entre eux, mais cela est totalement inutile. Surtout n'en achetez pas lorsque la nature de ces matières grasses n'est pas indiquée. Les raisins secs bio de la marque Demeter ont par exemple de l'huile de tournesol ajoutée, ce qui est préférable à l'huile de palme.

FAITES-LE VOUS-MÊME

Oui, il est devenu aisé de préparer soi-même ses fruits secs. De petites machines existent ; il s'agit de séchoirs qui déshydratent tout simplement les fruits et légumes coupés en lamelles. Le coût est assez élevé, aussi est-il préférable de se regrouper entre amis ou voisins pour en acheter s'il s'agit d'usages occasionnels (entre 100 et 200 euros). Le produit que nous recommandons est le déshydrateur séchoir 500 WW, 4 plateaux à 99 euros (www.tompresse.com) ; ceux des marques Excalibur et Nesco semblent convenir à leurs usagers, mais nous ne les avons pas testés.

Récolte des fruits, ce que nos ancêtres récoltaient au XIXe siècle :

Janvier
Pommes ; poires ; raisins ; oranges ; grenades ; nèfles ; noix ; noisettes ; amandes ; marrons.

Février
Pommes ; poires ; raisins ; oranges ; grenades ; noix.

Mars
Pommes ; poires ; oranges ; grenades ; noix ; amandes ; fraises de primeur.

Avril
Pommes ; poires ; oranges ; fraises de primeur.

Mai
Pommes ; poires ; oranges ; fraises ; cerises de primeur ; melons de primeur.

Juin
Pommes ; poires ; oranges ; fraises ; cerises ; guignes ; bigarreaux ; abricots du Midi ; melons ; ananas.

Juillet
Raisins de primeur ; pommes ; poires ; abricots ; prunes ; pêches ; cerises ; fraises ; groseilles ; framboises ; melons ; ananas ; figues ; amandes vertes.

Août
Raisins ; pommes ; poires ; abricots ; prunes ; pêches ; cerises ; fraises ; groseilles ; figues ; framboises ; melons ; ananas ; amandes vertes.

Septembre
Raisins ; pommes ; poires ; abricots ; prunes ; pêches ; figues ; noix vertes ; fraises des quatre saisons ; amandes vertes ; melons ; ananas.

Octobre
Raisins ; pommes ; poires ; prunes et pêches tardives ; noix vertes ; fraises des quatre saisons ; marrons.

Novembre
Raisins ; pommes ; poires ; oranges ; grenades ; nèfles ; noix ; avelines et amandes sèches ; marrons.

Décembre

Pommes ; poires ; oranges ; grenades ; nèfles ; olives ; fruits secs ; marrons.

Les fruits cuits, compotes, confitures

Il existe une grande variété de préparations aux fruits cuits qui vont des compotes aux confitures en passant par les fruits au sirop. Comme souvent, pour les produits industriels, tous ne sont pas de la même qualité.

On trouve quelques bonnes compotes parmi quelques grandes marques. Dans vos choix, il faut veiller à ce qu'il n'y ait pas de sucre ajouté, ni d'édulcorants à type d'aspartame. Regardez bien les étiquettes, la présence d'« arômes » (p. 46) ou de colorants de synthèse doit vous faire reposer sur l'étal ce que vous avez en mains.

En ce qui concerne les confitures, elles sont bien sûr riches en sucre. Celles qui sont dites allégées ont du fructose ajouté (fructose d'origine industrielle issu de céréales). La gamme des prix pour les confitures est éminemment variable. Nous avons pris comme critères de choix des confitures goûteuses, proches des 3 euros les 380 g – le pot standard – et ne contenant pas d'acide citrique (E 330), mais du vrai jus de citron. On commence à trouver des confitures ayant ces caractéristiques, même en super et hypermarchés.

Un des problèmes liés aux confitures et compotes industrielles est leur élaboration à partir de fruits qui ne sont pas toujours de la meilleure qualité ; or une bonne confiture ou compote, même quand vous la préparez vous-même, ne peut être réussie qu'avec des ingrédients de qualité. Nous les préférerons par principe bio (les fruits traditionnels ayant subi de nombreux traitements chimiques), mais comme il n'est pas encore actuellement si facile de s'en procurer, nous avons recherché aussi des produits conventionnels de qualité ; certains sont étonnants comme les confitures du château de Versailles (p. 278).

En ce qui concerne les autres préparations, les fruits au sirop, la concentration en sucre est fortement élevée et ces produits-là ne peuvent en aucun cas se substituer aux frais sur le plan nutritionnel. Si néanmoins vous souhaitez en consommer, ne choisissez que ceux qui sont en bocaux.

Au creux de l'oreille

Sur le plan historique, la consommation de fruits cuits sous diverses formes se fait depuis fort longtemps. Certains fruits frais de nos contrées comme les poires étaient petites et dures au Moyen Âge et n'avaient rien à voir avec les poires juteuses que l'on a actuellement grâce à la sélection d'un certain nombre de variétés. Dès lors, il était plus judicieux de les consommer cuites... et au vin chaud.

Quant à la fabrication des confitures, elle ne vit son essor en Europe qu'à partir du moment où le prix du sucre devint abordable. Les premiers traités culinaires les mentionnent à partir de la Renaissance. À la place du sucre, on utilisait du jus de raisin, voire du vin doux, et parfois du moût. Quelques nouvelles confitures sont élaborées avec du moût de raisin, ce qui limite l'adjonction de sucre.

Sur le plan de la nutrition, les fruits cuits apportent des fibres, un certain nombre de minéraux comme le potassium, le magnésium, mais ils sont souvent pauvres en vitamines, la plupart d'entre elles étant thermosensibles, c'est-à-dire détruites en partie par la chaleur.

Pour les compotes, il faut les proposer aux enfants, notamment lorsque dans la période dite de néophobie alimentaire, entre 4 à 7 ans, ils leur arrivent de refuser la consommation de fruits frais. Cette consommation de compote devrait aussi être encouragée au retour de l'école et dans diverses autres situations pour éviter la prise de friandises industrielles pas toujours très recommandables sur les plans calorique et chimique.

SOLEILS ET COUPS DE CŒUR

Les compotes

SÉLECTION SANTÉ & SAVEUR	
DÉNOMINATION	Compote pomme nature ANDROS
POIDS / VOLUME	8 x 100 g
PRIX MOYEN CONSTATÉ	2,50 euros
SITE INTERNET	www.andros.fr

Avec une teneur en fruits de 93 %, sans colorant, sans conservateur et sans arôme artificiel, la compote pomme nature d'Andros est à conseiller. Les fabricants revendiquent également au moins autant de vitamine C que dans une portion de fruit frais, bien que la vitamine C fasse partie des vitamines en partie détruites par la cuisson.

Ce dessert peu calorique (82 kcal pour 100 g) se consomme avec plaisir et est apprécié de nombreux enfants et adultes. Les compotes pomme-poire en morceaux (400 g, 2,47 euros) ou pomme-vanille (400 g, 1,69 euro) sont également goûteuses. Évidemment, on préférerait que l'emballage soit en verre plutôt qu'en plastique comme pour les petits pots des nourrissons et jeunes enfants. Une proposition à laquelle le fabricant sera, nous l'espérons, sensible.

Cela étant, il existe le pot familial en verre de 750 g « Dessert pomme poire » que nous vous conseillons à un prix très raisonnable : 1,47 euro. On regrette juste que l'origine des fruits ne soit pas mentionnée.

SÉLECTION SANTÉ & SAVEUR	
DÉNOMINATION	Compote pomme-framboise sans sucre ajouté MATERNE
POIDS / VOLUME	4 x 100 g
PRIX MOYEN CONSTATÉ	1,68 euro
SITE INTERNET	www.materne.fr

Cette compote pomme-framboise sans sucre ajouté se caractérise par sa légèreté (53 kcal pour 100 g) et un goût plaisant. Elle apporte aussi la garantie de n'avoir ni conservateur, ni arôme artificiel. Cette pomme-framboise, au goût un peu acidulé, aura peut-être la préférence des plus grands.

Avec les mêmes parfums, nous avons aussi apprécié la marque Hero, produit sans sucre ajouté.

SÉLECTION SANTÉ & SAVEUR	
DÉNOMINATION	Purée de pommes NATURALIA
POIDS / VOLUME	720 ml
PRIX MOYEN CONSTATÉ	1,99 euro
SITE INTERNET	www.naturalia.fr

Une préparation séduisante mais pas toujours facile à se procurer. Présente dans les épiceries vendant les produits Naturalia essentiellement en région parisienne et en Île-de-France.

Les confitures

SÉLECTION SANTÉ & SAVEUR	
DÉNOMINATION	Confiture abricot 100 % fruits bio CONFIT DE PROVENCE Le goût du Vrai
POIDS / VOLUME	290 g
PRIX MOYEN CONSTATÉ	3,00 euros
SITE INTERNET	www.confitdeprovence.com

Une confiture vraiment exceptionnelle par son goût discrètement acidulé qui fait ressortir toute la puissance du fruit. Un vrai coup de cœur. La confiture de myrtille de cette marque est également très plaisante. Malheureusement, elle est actuellement difficile à trouver en dehors des épiceries bio. Dans le domaine du bio, signalons aussi les nouvelles confitures de la marque Andros associées au slogan « le premier geste bio du matin ».

SÉLECTION SANTÉ & SAVEUR	
DÉNOMINATION	Confiture de fraises Baptiste FÉRAUD « confiturier en Provence »
POIDS / VOLUME	450 g
PRIX MOYEN CONSTATÉ	3,95 euros
SITE INTERNET	www.refletsdefrance.com

Des fruits annoncés comme rigoureusement sélectionnés (57 % de fruits pour 100 g) avec du sucre de canne, du jus de citron et de la pectine de fruits. Cette confiture, cuite au chaudron, a su attirer notre attention et flattera vos papilles ! On l'a trouvée dans certains super et hypermarchés.

SÉLECTION SANTÉ & SAVEUR	
DÉNOMINATION	Confiture fruitée intense L'ABRICOT BONNE MAMAN
POIDS / VOLUME	340 g
PRIX MOYEN CONSTATÉ	2,10 euros
SITE INTERNET	www.bonnemaman.com

Une confiture au goût délicatement fruité. À base de fruits pour 60 % et de jus de citron associés à de la pectine de fruit. Un bon rapport qualité/prix. À recommander. Il existe une large gamme de produits dans cette catégorie « Fruitée intense » que nous vous conseillons. Elle est facile à trouver.

SÉLECTION SANTÉ & SAVEUR	
DÉNOMINATION	Confiture artisanale de griottes LES CONFITURIERS DU MORVAN
POIDS / VOLUME	380 g
PRIX MOYEN CONSTATÉ	2,98 euros
ADRESSE	Le Pré Bouché. 71400 – La-Celle-en-Morvan

Une confiture qui contient des fruits, du sucre (60 g pour 100 g), de la pectine de fruits, du jus de citron, comme on les aime. Une fabrication revendiquée artisanale, en bassine de cuivre, avec un goût intense et délicat. Une saveur d'autrefois, qui pour les gastronomes pourra se lier – en plus du petit déjeuner – avec quelques mets salés. On voyage ainsi dans l'histoire de France à travers sa gastronomie. Trouvée en grande surface dans la région de Dijon.

Dans cette optique de confitures régionales à distribution régionale, vous avez de multiples choix, notamment sur les marchés et lors de rencontres écocitoyens. Une mention spéciale pour les confitures corses de « Jean-Paul Vincensini et fils ». Elles ont tous les critères de choix que l'on doit retenir :

- cuite au chaudron
- sans sulfite
- bio

Si vous allez en Corse ou dans la région de Marseille, vous les trouverez (produit par SARL Castagna di Vallerustie. 20244 San Lurenzu. Tél./fax : 04 95 47 15 45 www.vincensini.fr). Goûtez au moins à celle aux arbouses.

SÉLECTION SANTÉ & SAVEUR	
DÉNOMINATION	Confiture orange de Séville. VIVIS fructose
POIDS / VOLUME	400 g
PRIX MOYEN CONSTATÉ	4,03 euros
SITE INTERNET	www.vivis.com

Pour les adeptes du moins calorique, une bonne confiture avec du fructose. Une confiture qui rassure les diabétiques et les déculpabilisent de consommer du sucré, et préférer cela aux édulcorants de synthèse. Le fructose ajouté dans les confitures provient généralement d'une transformation industrielle des céréales de blé ou de maïs.

Terminons notre « sélection » avec quelques confitures qui nous ont beaucoup séduits mais qui sont le plus souvent difficiles à se procurer et chères. Il s'agit de celles des marques comme l'« Épicurien », « Esprit de Camargue » (pomme, poire, caramel) et surtout l'irrésistible, la confiture poire-chocolat associée dans son coffret à la confiture de pomme-cannelle de la marque

« Savoir de France 1678, confitures du Roy ». On peut se la procurer au château de Versailles. Les fruits sont garantis d'origine du verger du château. 10 euros les 2 pots de 125 g, mais on ne le regrette pas, ce peut être aussi un beau cadeau pour une gourmandise d'exception.

Il existe d'autres confitures fort goûteuses, notamment artisanales, élaborées dans les différentes régions de France qui répondent à nos critères de sélection, mais nous ne pouvons malheureusement pas toutes les mentionner et nous ne les avons pas non plus encore toutes goûtées...

Signalons aussi des produits qui ne peuvent pas être appelés confitures sur le plan réglementaire, mais qui sont l'avenir en remplaçant le sucre par du jus de raisin ou du moût de raisin. Parmi les produits que nous avons sélectionnés : le « 100 % issu de fruits myrtilles sauvages » de la marque St Dalfour ou à la figue. Le prix est élevé, en moyenne 1,80 euro pour 284 g (fruits d'Aquitaine international SA, ZI Chemin de Cazeaux, 47200 Marmande) mais ces « desserts de fruits » se marient très bien en petite quantité avec du foie gras et tous ceux qui apprécient d'ajouter une note de sucré à un mets salé.

Les fruits confits

SÉLECTION SANTÉ & SAVEUR	
DÉNOMINATION	Fruits confits orange L'ARTISAN PROVENÇAL
POIDS / VOLUME	200 g

PRIX MOYEN CONSTATÉ	6,90 euros
ADRESSE	L'Artisan provençal. 83610 Collobrières

Des tranches d'orange confites emballées prêtes à utiliser pour les assortiments et pour décorer vos quatre-quarts et autres gâteaux maison. À base d'orange, de sucre et de sirop de glucose, à consommer avec modération compte tenu de la valeur calorique et du prix. Sous cette marque, existent aussi des marrons glacés fort délicieux.

FAITES-LE VOUS-MÊME

Il est assez simple de faire ses compotes et confitures soi-même, avec, comme nous l'avons préconisé, des fruits de bonne qualité. Généralement, on met pour les compotes 300 g de sucre (à choisir par exemple sous forme de sucre cassonade) pour 1 kg de fruits.

Pour les confitures, autrefois, on avait tendance à utiliser un kilo de sucre pour un kilo de fruits. Actuellement, est plutôt conseillé 600-700 g de sucre. Cette concentration en sucre permet d'éviter le développement de micro-organismes (bactéries). Néanmoins, il est tout à fait possible de préparer ses confitures un peu comme les compotes, avec 300-400 g de sucre, puis de les stériliser ou de les mettre au réfrigérateur en les consommant assez rapidement. Il existe aussi des sucres spécifiques pour élaborer vos confitures qui sont garantis 100 % d'origine végétale, notamment la marque le Gelsuc (www.confitures-maison.com).

Compote de pommes vertes

Préparation pour : 10 personnes
Ustensile de cuisson : mixeur

- 480 g de sucre semoule
- 180 g de glucose
- 50 cl d'eau
- 1,6 kg de purée fraîche de pommes vertes
- 10 cl de jus de citron
- 1 cuillère à café de cannelle en poudre
- 10 cl de Calvados

Pour la purée, évider les pommes et les mixer sans les peler pour obtenir une pulpe, ajouter le jus de citron.

Préparer un sirop avec le sucre, le glucose, l'eau et le calvados ; le laisser refroidir complètement, puis l'incorporer à la pulpe de pomme verte avec la cannelle.

Émulsion de pommes

Préparation pour : 3 personnes
Ustensile de cuisson : siphon (1 litre)

- 1,5 kg de pommes (type Granny-Smith) ou 1 l de jus de pomme de bonne qualité
- 4 feuilles de gélatine
- jus de citron

Laver les fruits et les passer à la centrifugeuse, récupérer un litre de jus, réduire à feu doux : aux trois quarts, pendant la réduction, vous pouvez le parfumer au choix (céleri, anis, menthe...).

Faire ramollir les 4 feuilles de gélatine dans l'eau froide, les presser et les mélanger au jus obtenu. Ajouter un filet de citron. Remplir aux trois quarts le siphon, charger avec deux cartouches de gaz et mettre au frais 24 h à l'avance.

Chapitre XII

Œufs

La consommation des œufs est à encourager dans le cadre d'une alimentation équilibrée bien comprise, encore faut-il bien les choisir.

La présence de lipides (graisse) et notamment de cholestérol – environ 250 mg par œuf – a fait la mauvaise réputation des œufs. En fait, l'impact de ce cholestérol d'origine alimentaire est négligeable sur le taux de cholestérol circulant dans le sang pour des consommations raisonnables, les 3/4 du cholestérol présent dans le sang étant en effet fabriqués à partir de l'organisme (le foie). Consommer 5 œufs par semaine participe à une bonne harmonie nutritionnelle. En cas de hausse de cholestérol dans le sang encore imparfaitement stabilisée par le régime et/ou les médicaments, il est préférable de limiter les apports à 3 œufs par semaine. En fait, c'est surtout le mode de préparation des œufs qui apporte de la matière grasse inutile : œufs frits, œufs durs mayonnaise...

Nous vous proposons de choisir vos œufs uniquement en fonction du mode d'élevage des poules, en privilégiant plutôt la consommation des œufs bio, cela est indiqué sur les emballages ou les œufs eux-mêmes.

Mode d'élevage	Code présent sur l'œuf ou l'emballage
Biologique Alimentation des poules à 90 % bio ; les poules sont en parcours herbeux, avec un minimum de 4 m² par poule	0
Plein air Alimentation végétale dont 60 % de céréales ; accès à un parcours herbeux	1
Sol Ajout de différents composés dans l'alimentation ; élevage en bâtiments fermés, mais les poules sont libres	2
Cage Alimentation plus large ; élevage uniquement en cage	3

Il est indispensable de toujours vérifier lors de vos achats la date de consommation recommandée (DCR) et idéalement de regarder aussi le jour de ponte. Les œufs frais le sont jusqu'au 28e jour après la ponte et extra-frais jusqu'au 9e jour.

Veillez aussi à bien conserver les œufs à une température de 8 °C dans la porte du réfrigérateur. Surtout, ne pas consommer des œufs dont la coquille a été fêlée ou cassée involontairement lors des manipulations à cause du risque de contamination par des bactéries.

Le calibre des œufs est variable et classé en 4 catégories : petit (moins de 53 g), moyen (53 à 63 g), gros (63 à 73 g) et très gros (73 g au minimum).

AU CREUX DE L'OREILLE

Sur le plan historique, les œufs sont consommés depuis la nuit des temps par l'homme. Un aliment préhistorique par excellence avec un mystère qui reste entier : qui est apparu le premier, la poule ou l'œuf ?

Sur le plan de la nutrition, l'œuf a l'intérêt de fournir des protéines de bonne valeur biologique assurant le développement et l'entretien des tissus de l'organisme. Des vitamines A, du groupe B (B_2, B_6, B_{12}) et des vitamines D, E garantissent un bon équilibre nutritionnel, tout comme les éléments minéraux présents, notamment l'iode. La lutéine et la zéaxanthine sont des pigments (caroténoïdes) naturellement présents qui participent à la coloration du jaune. Sur le versant santé, ces éléments ont une action protectrice sur l'œil.

Concernant les œufs enrichis en acides gras oméga 3, ils le sont par l'intermédiaire de l'alimentation des poules à base de graines de lin. Les œufs Colombus ont été parmi les premiers à être proposés. Ce sont des œufs ayant un intérêt sur le plan nutritionnel, mais leur prix est plus élevé, ce qui est à prendre en considération, d'autant que l'on peut trouver d'autres sources naturelles d'acides gras oméga 3 (poissons, huiles végétales de colza, noix).

En cas d'allergie aux œufs, il faut savoir décrypter la présence d'un de leurs composés dans les produits industriels transformés : la mention sur l'étiquette « œuf », « blanc d'œuf », « jaune d'œuf », « protéine d'œuf » ou « éléments allergisants des œufs », doit bien sûr vous alerter, mais aussi les suivantes :

- protéine animale (sans autre précision),
- liant protéique,

- ovalbumine,
- ovotransférine,
- ovomucoïde,
- ovomucine,
- lysozyme (E 1105) d'œuf,
- lécithine d'œuf (E 322).

Attention, les aliments vendus en vrac ou semi-vrac, et notamment les produits traiteurs, ne sont pas soumis aux mêmes règles d'étiquetage. Il est nécessaire de bien interroger les vendeurs et, au moindre doute, ne les achetez pas.

Pour les aliments transformés de provenance étrangère, la mention de présence d'œufs ou de ses composés allergisants peut l'être dans la langue d'origine de fabrication du produit.

Concernant les risques sanitaires liés à la consommation d'œufs (toxi-infection par les salmonelles – *Salmonella enteriditis*), ils sont de nos jours limités compte tenu de l'efficience des contrôles sanitaires.

SOLEILS ET COUPS DE CŒUR

SÉLECTION SANTÉ & SAVEUR	
DÉNOMINATION	Œufs bio BIOGALINE Code 0
POIDS / VOLUME	6 œufs moyens
PRIX MOYEN CONSTATÉ	2,20 euros
SITE INTERNET	www.biogaline.com

De très bons œufs, délicieux à la coque, tout comme les œufs bio Matines, un peu chers : 2,99 euros les 6 (www.matines.fr).

Des marques de super et hypermarchés (Carrefour, Auchan, Intermarché) proposent également des œufs bio. Les prix sont variables entre 2 et 3 euros, tous les œufs bio répondent à un cahier des charges précis et ont une valeur nutritive et des goûts à peu près équivalents ; nous vous les recommandons également s'ils proviennent de France.

SÉLECTION SANTÉ & SAVEUR	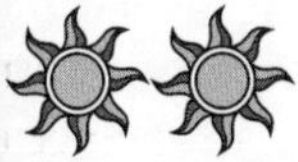
DÉNOMINATION	Œufs Label rouge LOUÉ code 1
POIDS / VOLUME	6 œufs moyens
PRIX MOYEN CONSTATÉ	2,28 euros
SITE INTERNET	www.loue.fr

Le Label rouge est un label officiel qui garantit un produit de qualité supérieur. Il existe pour différentes marques et également pour les marques des super et hypermarchés. Prix moyen : 2,50 euros. Pour le Label rouge, l'alimentation est 100 % végétale dont au minimum 60 % de céréales, le reste est apporté le plus souvent par du soja. Pour la marque Loué notamment, le soja est garanti non OGM avec une bonne traçabilité, et de plus ils sont fort goûteux.

Des œufs Label rouge peuvent aussi porter la mention « œufs fermiers », comme ceux de la société Cocorette (www.cocorette.fr). L'appellation « œufs fermiers » est en train d'évoluer ; elle est actuellement liée à des critères bien précis : élevage en plein air avec un minimum de 10 m^2 par poule, ponte en nids individuels de paille avec couvage, ramassage manuel des œufs.

Pour les œufs de code 2 et 3, l'élevage des poules se faisant en bâtiment fermé, les œufs qui en sont issus, même s'ils offrent de bonnes garanties sanitaires, ont un goût souvent plus médiocre et les risques de maladies des poules en milieu confiné et de traitements médicamenteux (notamment antibiotiques) sont à prendre en considération. La nourriture des poules est différente de celle autorisée pour les premières catégories.

Chapitre XIII

Les produits sucrés

Les sucres

Sucre blanc ou roux ? Spontanément, on est plutôt enclin à consommer le sucre le moins transformé et le moins raffiné possible. Le choix devrait donc se porter vers les sucres roux, mais attention : de nombreux industriels, après avoir raffiné le sucre, le chauffent, le caramélisent, le coupent en morceaux irréguliers, ce qui lui donne un aspect plus « naturel » !

La consommation de sucre est excessive dans les pays occidentaux et est à l'origine de bien des troubles du métabolisme. On est passé d'environ 3,5 kg de sucre consommés par an et par habitant il y a cent cinquante ans à 35 kg de nos jours, mais 75 % de celui-ci est « caché » dans diverses préparations industrielles (nombreux biscuits, pâtisseries et viennoiseries industrielles, barres chocolatées, plats préparés, sauces industrielles), sans oublier les boissons à type de sodas, jus de fruits, etc. Seuls 22 % du sucre est absorbé directement en morceau ou en poudre, d'où l'impression fréquente qu'ont de nombreuses personnes de peu en consommer.

Le sucre est issu soit de la betterave, soit de la canne

à sucre. Un des sucres les plus purs disponibles actuellement est le jus de canne déshydraté qui est vendu sous le nom de Rapadura®. Le sucre roux ou brun peut être issu du jus de canne, la cassonade provenant de la première cristallisation. La vergeoise, surtout utilisée dans le nord de la France, correspond à du sirop de betterave coloré par les cuissons successives. Elle est soit brune, soit blonde en fonction du degré de cuisson. Le sucre blanc caramélisé a un aspect brun, un piège pour les consommateurs qui pensent trouver là un sucre peu raffiné. Le sucre blanc provient du sucre de betterave ou de canne raffiné. Il existe sous de multiples formes : en morceaux, en poudre, sucre glace.

Sur les étiquettes, la présence de sucre est indiquée par la mention glucide, mais celle-ci désigne aussi indistinctement les sucres naturellement présents, dont l'amidon ou le fructose, et les sucres ajoutés. L'information fournie n'est donc que parcellaire et, pour couronner le tout, la mention sans sucre ajouté ne signifie pas que le produit transformé soit sans sucre !

Au creux de l'oreille

Sur le plan historique, l'utilisation du sucre issu de la betterave date du XVIIIe-XIXe siècle. Son essor est historiquement lié à l'époque napoléonienne, lorsque le blocus continental ne permettait plus l'arrivée du sucre de canne en provenance des Antilles. Les betteraves fournissaient alors l'essentiel du sucre consommé en France métropolitaine. De nos jours, le sucre de betterave est toujours fortement utilisé, notamment par les industriels pour diverses préparations alimentaires, même si on produit de plus en plus de sirop de sucre à partir de l'hydrolyse de l'amidon des céréales.

Autrefois, pour nos ancêtres plus lointains, le sucre, rare, était un produit de luxe vendu en pharmacie, chez les apothicaires. Les produits sucrants étaient alors le miel et les fruits, ainsi que certains légumes.

Sur le plan de la nutrition, il existe plusieurs types de sucres, mais tous appartiennent à la catégorie appelée glucides, dont la valeur calorique est de 4 kcal pour 1 gramme.

Schématiquement il existe des glucides :

– simples comme le fructose des fruits, le lactose du lait et le saccharose des morceaux de sucre (et en poudre) provenant des betteraves à sucre ;

– complexes comme l'amidon des pommes de terre, des céréales et des légumes secs.

Tous ces sucres ne se comportent pas de la même manière dans l'organisme. On a défini pour chacun d'eux et les aliments qui en contiennent un index glycémique. Celui-ci correspond à la hausse du sucre dans le sang (glycémie) secondaire à leur ingestion. Ainsi, le fructose des fruits a un index bas, contrairement au pain blanc élaboré à partir d'amidon raffiné ; ce sont bien sûr les aliments à index glycémique le plus bas dont la consommation devrait être privilégiée (voir tableau en annexe p. 378).

Le remplacement du sucre par des substituts, édulcorants, n'est pas la solution (p. 48). Il vaut mieux consommer du sucre de qualité en faible quantité, voici notre sélection.

SOLEILS ET COUPS DE CŒUR

SÉLECTION SANTÉ & SAVEUR	
DÉNOMINATION	Rapadura bio RAPUZEL
POIDS / VOLUME	500 g
PRIX MOYEN CONSTATÉ	5,30 euros
SITE INTERNET	www.rapuzel.de. www.raiponce.fr (distributeur)

Originaire du Brésil, ce sucre est obtenu par pressage des cannes à sucre, le jus étant ensuite déshydraté. De saveur un peu corsée, ce sucre a l'avantage de pouvoir être utilisé en petite quantité grâce à son goût intense. C'est un produit bio essentiellement présent dans les magasins bio.

SÉLECTION SANTÉ & SAVEUR	
DÉNOMINATION	Jardin bio, sucre complet de canne
POIDS / VOLUME	500 g
PRIX MOYEN CONSTATÉ	3,24 euros
SITE INTERNET	www.jardinbio.fr

Un sucre complet de canne – du vrai sucre – qui est issu de l'agriculture biologique et du commerce équitable (Fairtrade/max Havelaar). Délicieux, nous vous le conseillons en quantité raisonnable bien sûr. En termes de rapport qualité/prix/planète, c'est presque notre préféré.

Signalons aussi le sucre Mascobado – Solidar'Monde. Ce sucre de canne complet, originaire des Philippines, est issu d'un processus de fabrication présenté comme artisanal. Il est riche en sels minéraux et vitamines. Son goût est séduisant.

Se trouve dans les boutiques Artisans du monde (voir site).

SÉLECTION SANTÉ & SAVEUR	
DÉNOMINATION	Terres sucrées. SPÉCIAL RAW
POIDS / VOLUME	250 g
PRIX MOYEN CONSTATÉ	4,80 euros
SITE INTERNET	www.comptoirsetcompagnies.com

Le sucre le plus goûteux que nous ayons trouvé – acheté à l'épicerie du Bon Marché à Paris –, mais aussi le plus cher, issu de jus de canne cristallisé. À ce prix, on est sûr de ne pas trop en consommer ! Il provient de l'île Maurice avec un doux arôme naturel capiteux.

SÉLECTION SANTÉ & SAVEUR	
DÉNOMINATION	Cassonade SAINT-LOUIS
POIDS / VOLUME	500 g
PRIX MOYEN CONSTATÉ	1,44 euro
SITE INTERNET	www.saintlouis-sucre.fr

Un bon compromis que ce sucre, facile à trouver. Le sucre cassonade de la marque Saint-Louis est annoncé comme brut de canne.

Signalons enfin le sirop d'agave riche en fructose et apprécié de nombreuses personnes diabétiques. Nous conseillons celui bio distribué par Nature et Progrès et commercialisé par la société Jean Hervé (www.herve-sarl.fr).

Le miel

Le miel a toujours eu une image positive, car il s'agit d'un aliment transformé par la grâce de la nature et paré de nombreuses vertus.

Les miels d'origine France sont de bonne qualité et s'inscrivent dans la réglementation actuelle, où tout ajout d'additifs, de sucres et notamment de sirops industriels, est interdit. Pour produire un miel certifié biologique, il faut en plus respecter un cahier des charges sur le mode de préparation, excluant notamment le chauffage pour extraire le miel des rayons. Les abeilles, quant à elles, vont butiner partout et pas que les fleurs bio ! Le traitement d'un parasite, le varroa, souvent présent dans les ruches, est fait avec des essences de plantes par beaucoup d'apiculteurs travaillant pour le bio. Concernant les miels d'importation, ceux des pays de l'Union européenne présentent les mêmes caractéristiques que le miel français ; il peut néanmoins y avoir dans certains pays un niveau de contrôle un peu moindre et des mélanges avec des miels qui ne sont pas issus de l'Union européenne. Pour ces derniers, notamment ceux en provenance de Chine ou d'autres pays d'Asie, nous sommes beaucoup plus réservés ; on a en effet déjà trouvé dans certains d'entre eux des traces anormales d'antibiotiques et de résidus de pesticides.

Le prix du miel est variable, ceux à petits prix issus de l'importation ne provenant pas de l'Union européenne sont souvent de qualité médiocre ; il arrive même que de l'eau sucrée ou des arômes artificiels soient ajoutés. L'étiquetage précisant « mélange de miels d'importation » doit vous rendre extrêmement prudent.

Ne choisissez que les miels faisant bien apparaître les coordonnées du producteur en France. La consommation de miel français de qualité est possible, profitez-en ! Choisissez de préférence votre miel chez les apiculteurs de proximité, dans votre département. Pour les citadins, notamment de Paris, Lyon et Marseille, nous avons sélectionné quelques miels présents dans divers magasins, mais cette liste n'est pas exhaustive. Les miels Label rouge sont de bonne qualité avec un cahier des charges rigoureux concernant le stockage et la mise en pot. Leur prix moyen constaté est de 7 euros les 500 g.

Selon vos goûts, vous pourrez choisir ceux issus des fleurs d'acacia, de lavande, de châtaignier, de fleurs de montagne, ceux épais ou fluide.

Au creux de l'oreille

Sur le plan historique, le miel est un aliment préhistorique par excellence. Il ne subit aucune transformation par l'homme puisque ce sont les abeilles qui s'en chargent. Jadis, à l'époque où le sucre manquait, il s'agissait d'une des sources de sucré les plus intéressantes avec les fruits. Mais l'intérêt du miel est loin de se résumer à sa teneur en sucre

Sur le plan de la nutrition, le miel est un mélange de plusieurs types de sucres à assimilation à la fois rapide (glucose) et lent (fructose). Il contient aussi de nombreux éléments minéraux, comme le magnésium, le zinc, le manganèse, le silicium, le soufre, mais ces composés sont présents en quantité modeste. L'intérêt principal du miel de nos jours est lié à la présence de substances de type polyphénols, de terpènes et de facteurs antimicrobiens (inhibine), tous ces éléments renforçant l'organisme et assurant une bonne protection des cellules du corps. Son intérêt réside aussi dans le plaisir gustatif.

Soleils et coups de cœur

SÉLECTION SANTÉ & SAVEUR	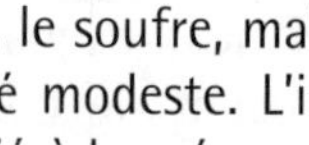
DÉNOMINATION	Miel de lavande fine MATIN D'ABEILLE
POIDS / VOLUME	375 g

PRIX MOYEN CONSTATÉ	2,90 euros
SITE INTERNET	www.matindabeille.com

Ce miel à l'aspect crémeux est agréable en bouche. Il délivre de vrais arômes naturels de lavande. De nombreux types de miel sont proposés sous cette marque, ils sont tous savoureux et parfois d'un goût original comme celui de châtaigne.

SÉLECTION SANTÉ & SAVEUR	
DÉNOMINATION	Miel de sapin d'Alsace Label rouge MARTIN
POIDS / VOLUME	500 g
PRIX MOYEN CONSTATÉ	7,00 euros
SITE INTERNET	www.mielmartin.fr

Un parfum de résine et un arôme boisé prononcé pour ce miel alsacien, long en bouche. Son goût malté balsamique nous a surpris et séduits.

SÉLECTION SANTÉ & SAVEUR	
DÉNOMINATION	Miel des montagnes de Cévennes HERVÉ PARRAIN
POIDS / VOLUME	500 g
PRIX MOYEN CONSTATÉ	6,10 euros
SITE INTERNET	www.terroircevennes.com

De couleur ambrée foncée et d'un goût à la fois corsé et délicat, ce miel des Cévennes est séduisant.

SÉLECTION SANTÉ & SAVEUR	
DÉNOMINATION	Miel de bourdaine des montagnes d'Auvergne ALBERT MENES
POIDS / VOLUME	500 g
PRIX MOYEN CONSTATÉ	10 euros
SITE INTERNET	www.albertmenes.com

La bourdaine est un petit arbuste de 2 à 4 m de hauteur poussant dans les zones sauvages, notamment en Auvergne. Brun roux, ce miel d'une texture liquide a un goût fin.

Tous les miels d'Auvergne que nous avons goûtés nous ont plu, notre fournisseur habituel nous a demandé de ne pas mentionner son adresse car il n'arrive déjà pas à fournir ses clients réguliers.

Signalons aussi le miel du Marais poitevin : Biomiel. Bio. 250 g, 4,50 euros (Didier Auvray, 59234 Fressain). C'est un miel fort goûteux, qui donne un sentiment de naturel en bouche et qui est plus doux que celui de châtaignier ou d'acacia.

Il doit donc plaire à tout le monde et notamment aux enfants. À conseiller pour le petit déjeuner. Le récoltant a des ruches dans différentes régions de France garanti sur miel du Marais poitevin bio car sans culture conventionnelle dans un rayon de 3 kilomètres autour de ses ruches.

La surmortalité des abeilles est un problème à l'échelle planétaire. Les causes de ce déclin (parasites, usage intensif de certains pesticides) sont encore imparfaitement élucidées. Toujours est-il que les abeilles ont un rôle irremplaçable dans l'équilibre de la planète puisque cet insecte pollinisateur, le principal, assure la reproduction de très nombreuses espèces végétales de fruits et de légumes en transportant le pollen, agent mâle de la fécondation, d'une fleur à l'autre. On attribue à Albert Einstein la prophétie selon laquelle l'humanité n'aurait plus que quatre ans à vivre si les abeilles venaient à disparaître.

Le chocolat

Les Français sont 17 millions à consommer tous les jours un produit chocolaté et, en moyenne, ils en absorbent 7,3 kg par an. Quel chocolat choisir ? Difficile de répondre à cette question, tant la tâche n'est pas aisée, chacun ayant une idée assez précise du chocolat qui lui convient. Par ailleurs, il y a une multitude de choix tant aux niveaux des saveurs que des prix. Nous avons sélectionné des chocolats « nature » ou au lait qui nous paraissent les plus corrects nutritionnellement, c'est-à-dire sans trop de sucre, ni trop de gras ajouté, et bien sûr, fort savoureux selon nos papilles...

Concernant les pâtes à tartiner au chocolat, on trouve dans certaines d'entre elles des acides gras trans (p. 53) et/ou saturés, parfois en forte quantité, ce qui n'est pas très recommandable pour la santé. Pour ceux en poudre du petit déjeuner, il y a moins de matière grasse car des efforts ont été réalisés par les fabricants, notamment pour le Banania. On regrette la présence dans plusieurs d'entre eux d'additifs et d'arômes de synthèse.

La réglementation européenne a autorisé il y a quelques années l'adjonction d'un surplus de matières grasses dans les chocolats...

Autant choisir les chocolats les plus authentiques et, si possible, issus du commerce équitable. Lisez les l'étiquettes et reposez ceux contenant divers additifs et arômes de synthèse. Le chocolat, dénommé « traditionnel » selon le code de consommation (L 112-7), garantit la présence des seules graisses issues des fèves de cacaoyer sans adjonction d'autres matières grasses végétales comme l'huile de palme.

De nombreux chocolats industriels contiennent de multiples additifs comme divers épaississants, des colorants, des humectants, des correcteurs d'acidité... et il est surprenant de trouver sous un même nom de marque des chocolats très différents en termes de présence d'additifs.

Nos conseils pour choisir les meilleurs chocolats, à trouver d'ailleurs en supermarché :

Lire la liste des ingrédients sur l'étiquette.
Ils doivent contenir dans l'ordre :
- pâte de cacao
- beurre de cacao ou sucre (de canne de préférence)

puis en option :
- arôme naturel de...
- poudre de lait (pour les chocolats au lait)

Laissez de côté ceux qui contiennent :
- de multiples additifs sous la mention E...

– les orthophosphates...

– matière grasse végétale, il s'agit souvent d'huile de palme

Les meilleurs chocolats ne contiennent pas tous ces produits.

AU CREUX DE L'OREILLE

Sur le plan historique, le cacao provenant d'Amérique du Sud n'a été introduit en France qu'au XVIIe siècle. Sa consommation n'a fait que s'amplifier, surtout lorsque on a compris que l'ajout de sucre chassait son amertume. Paré de nombreuses vertus et même considéré comme un aphrodisiaque, il a gardé cette réputation...

Sur le plan de la nutrition, le chocolat contient du magnésium, du potassium, des vitamines, des polyphénols antioxydants (composés anti-vieillissement) et des éléments psychoactifs (amines), mais toutes ces substances sont présentes en quantités infimes. En revanche, du gras il y en a ! Sa concentration en lipides est en effet équivalente à celle du foie gras, soit environ 500 kcal pour 100 g (l'équivalent d'une plaquette) ! Autant dire qu'il est conseillé de ne pas en abuser. Néanmoins, la consommation de deux petits carrés standard par jour, soit 10 g, est tout à fait raisonnable.

Un chocolat en carré ne se croque pas, il ne s'apprécie que si on le laisse fondre dans la bouche, il faut donc du bon et par cette approche, vous limitez l'apport en calories et pouvez en consommer régulièrement.

Les chocolats, qu'ils soient au lait ou noirs, ont à peu près la même concentration calorique, le chocolat blanc en revanche est plus calorique. Il n'y a pas d'argument santé pour justifier la consommation du chocolat, mais uniquement celui du plaisir pour ceux qui l'apprécient.

SÉLECTION SANTÉ & SAVEUR	
DÉNOMINATION	Jardin bio équitable. Noir dégustation 70 % cacao.
POIDS / VOLUME	100 g
PRIX MOYEN CONSTATÉ	2,41 euros
SITE INTERNET	www.leanature.com

Ce chocolat ne figurait pas dans la première édition, nous l'avons découvert récemment. Il s'agit du meilleur compromis qualité et goût/prix/planète. Pas de processus chimique pour le confectionner, pas de lécithine de soja, pas d'arôme ajouté. Un chocolat qui rivalise avec celui des plus grands chocolatiers, démocratisé par son prix abordable et issu du commerce équitable (Fairtrade/max Havelaar). Laissez-le fondre doucement sur la langue, vous ne le regretterez pas. On le trouve en grande surface et notamment chez Casino.

Dans le même registre d'exception les chocolats de « saveur et nature », également issus de l'agriculture bio et parfaits avec la pâte de cacao et le beurre de cacao 73,9 %, le sucre de canne 26,1 % et des ajouts de citron confit ou d'autres produits naturels. On regrette juste son prix, environ 4,75 euros les 100 g, dans les épiceries fines (www.saveurs_et_nature.com).

Le Nirvana noir praliné, bio rapunzel – un chocolat très plaisant pour ceux qui aiment le goût praliné. Il est composé de sucre de canne roux, de rapadura (p. 287), de pâte de cacao, de noisettes à 19,7 %, de beurre de cacao, de poudre de cacao et de vanille. Un assortiment réellement réussi, la valeur calorique est de 560 kcal avec 47 g de glucides, 39 g de lipides pour 100 g.

On le trouve dans les magasins bio et certaines épiceries fines. Fort riche en sucre comme de nombreux chocolats fourrés.

SÉLECTION SANTÉ & SAVEUR	
DÉNOMINATION	Chocolat noir 70 %, bio POULAIN 1848
POIDS / VOLUME	100 g
PRIX MOYEN CONSTATÉ	2,03 euros
SITE INTERNET	www.cadburyfrance.com

Ce chocolat noir « dégustation » est corsé avec une pointe d'amertume qui en fait son charme ; un raffinement issu de l'agriculture biologique. Pâte et beurre de cacao le composent, tout comme du sucre de canne, du cacao maigre en poudre, de la lécithine de soja – inutile à notre sens – et des arômes naturels. Au niveau nutritionnel, il affiche 41,2 g de lipides ainsi que 32,6 g de glucides et 535 kcal pour 100 g.

On regrette juste le manque d'information sur l'origine des ingrédients. Ce chocolat, d'un bon rapport qualité/prix pour sa catégorie, est facile à trouver dans la plupart des super et hypermarchés.

SÉLECTION SANTÉ & SAVEUR	
DÉNOMINATION	Lait fondant bio « Coopérative El Ceibo » ALTER ECO
POIDS / VOLUME	100 g
PRIX MOYEN CONSTATÉ	2,19 euros
SITE INTERNET	www.altereco.com

Ce chocolat au lait fondant est intense et onctueux. Ses composants sont issus de l'agriculture biologique et du commerce équitable (sucre de canne et poudre de lait entier, beurre, pâte de cacao, noisettes moulues). Le sucre vient des Philippines, le cacao d'Amérique latine. Ce chocolat ne contient ni lécithine de soja, ni arôme artificiel.

SÉLECTION SANTÉ & SAVEUR	
DÉNOMINATION	Chocolat au lait suisse VILLARS
POIDS / VOLUME	100 g
PRIX MOYEN CONSTATÉ	2,95 euros
SITE INTERNET	www.chocolat-villars.com

Ce chocolat pour ceux qui aiment celui au lait, annoncé comme fabriqué « à l'ancienne » en Suisse. Parmi ses ingrédients, on trouve du sucre, des fèves de cacao, du beurre de cacao, du lait entier en poudre, du petit lait en poudre, du beurre fondu, des extraits naturels de vanille, de la cannelle... Le plus doux et agréable en bouche que nous ayons trouvé, mais cela est aussi une affaire subjective. On regrette son prix un peu élevé, qu'il ne soit pas bio et la présence élevée de sucre.

Le chocolat noir et le chocolat blanc de Villars sont tout aussi délicieux. On les trouve assez facilement dans les bonnes épiceries, parfois dans les grandes surfaces comme Casino.

Il existe aussi des chocolats peu sucrés avec du maltilol, un édulcorant pour lequel il n'y a pas d'étude particulièrement négative. Annoncé avec 2 % de sucre de la marque ligne gourmande. La valeur calorique est à peu près similaire aux autres. Le goût est correct. Les diabétiques peuvent être tentés par ce chocolat.

FAITES-LE VOUS-MÊME

Mousse au chocolat

Préparation pour : 10 personnes
Ustensile de cuisson : batteur

- 100 g de jaune d'œuf
- 650 g de chocolat noir
- 1,8 l de crème fleurette
- 100 g de blanc d'œuf
- 150 g d'huile d'olive

Faire fondre le chocolat noir au bain-marie, cuire le sirop jusqu'à 121 °C et le verser en filet sur les jaunes d'œuf au batteur jusqu'à ce que l'appareil double de volume et refroidisse. Monter la crème au batteur pas trop serré, incorporer la moitié aux jaunes d'œuf et l'autre moitié au chocolat (chocolat pas trop chaud, voire tiède moins). Terminer en incorporant les deux appareils et débarrasser au réfrigérateur.

Cette mousse peut être dégustée telle quelle ou utilisée pour confectionner des entremets.

Sorbets, glaces et bonbons

À la fin de l'été 2008, on apprenait que les Français avaient moins consommé de glaces et sorbets qu'en 2007, probablement à cause de leur prix élevé. Par ce biais, ils avaient aussi absorbé moins de colorants chimiques, d'arômes artificiels, de gélifiants, d'épaississants et divers autres additifs de synthèse.

Nous avions exprimé notre surprise de cette présence chimique dans les sorbets et glaces dès l'introduction du livre *Impostures et vérités sur les aliments*. Depuis, heureusement, divers fabricants commencent à modifier leurs procédés de fabrication dans un sens plus sain pour le consommateur.

Méfiez-vous quand même des étiquetages qui peuvent induire une certaine confusion, les termes « sans conservateur » et « sans colorant » ne signifiant pas, dans cette catégorie de produits aussi, sans arôme artificiel ou sans additifs. Regardez également sur l'étiquette le pourcentage de fruits. Chez Berthillon, le célèbre glacier parisien, il est de plus de 60 %. Pourquoi les autres fabricants n'en font-ils pas de même ? Attention aussi à la bataille marketing qui va faire rage l'été prochain entre les grands groupes industriels, mais aussi avec les marques de super et hypermarchés. « Le marché français recèle un très fort potentiel de développement », annonçait dans *Les Échos* Christophe Loison, président du syndicat des glaces en 2008 et chargé de cette division dans le groupe Unilever, d'où de vastes campagnes publicitaires à venir.

Pourquoi ne pas envisager de faire tout simplement vous-même vos sorbets, avec de vrais bons fruits et un peu de sucre de qualité (p. 308) ? Essayez aussi de percer les mystères des meilleures glaces du monde, italiennes bien sûr, celles du groupe Grom (www.grom.it).

Au creux de l'oreille

Sur le plan historique, on a cherché depuis fort longtemps à consommer des fruits à température fraîche. Il arrivait qu'ils soient mélangés à du miel et du vin, l'ensemble étant entreposé dans des fosses fraîches.

Au XVIIIe siècle, Louis XIV, qui appréciait les glaces confectionnées à partir de pains de glace (ceux-ci étaient conservés à Versailles avec un système complexe pour éviter leur fonte), mit ces produits à la mode et les limonadiers commencèrent à en proposer à la population. Cependant, le modèle de consommation effrénée des produits glacés bourrés d'additifs et aromatisés – *ice cream* – vient d'Amérique du Nord et date de peu. Il est lié en grande partie aux nouvelles technologies de conservation du froid, apparues dans le courant du XXe siècle.

Sur le plan de la nutrition strict, il n'y a pas de justification à consommer des sorbets ou des glaces qui sont le plus souvent fort sucrés. En revanche, une consommation occasionnelle n'a pas de conséquence fâcheuse, surtout s'il s'agit de sorbets maison avec beaucoup de fruits et peu de sucre.

Pour les bonbons, 2,5 kg sont consommés par an et par habitant en France. Un phénomène à ne pas négliger et pour cette nouvelle édition, il nous a paru opportun de vous aider à guider vos choix.

Beaucoup trop de bonbons sont bourrés de colorants pas toujours très recommandables, de gélatine, souvent de porc, et divers additifs, notamment d'édulcorants... Nous avons trouvé des bonbons de qualité – peu – en sachant que la modération de consommation doit être de mise. Le sucre ne doit pas être consommé en excès et, à notre sens, certains édulcorants à éviter notamment en association avec d'autres additifs car insuffisamment étudiés en terme d'impact sur la santé.

SOLEILS ET COUPS DE CŒUR

SÉLECTION SANTÉ & SAVEUR	
DÉNOMINATION	Sorbet myrtille cassis FRANÇOIS THERON
POIDS / VOLUME	500 ml
PRIX MOYEN CONSTATÉ	4,50 euros
SITE INTERNET	www.picard.fr

Une alliance entre myrtille et cassis et une valeur calorique de 320 kcal pour 16 g de glucide et 100 g de produits, soit l'équivalent de 3 morceaux de sucre. Ces sorbets riches en fruits (55,7 % de purée de myrtille et 6,6 % cassis) sont savoureux. Quelques additifs naturels et sans danger (pectine, gomme de guar, farine de graine de caroube) donnent une agréable texture au produit. Sous cette marque distribuée par les magasins Picard, on trouve d'autres parfums comme pêche-abricot ou mangue-passion.

SÉLECTION SANTÉ & SAVEUR	
DÉNOMINATION	Sorbet au melon MONOPRIX GOURMET
POIDS / VOLUME	500 ml
PRIX MOYEN CONSTATÉ	3,95 euros
SITE INTERNET	www.monoprix.fr

Parmi les glaces plus faciles à se procurer, les sorbets de « Monoprix Gourmet » sont particulièrement savoureux. Celui au melon est plébiscité par différents internautes, il contient 60 % de fruits – ce qui est appréciable –, de l'eau, du sirop de glucose, du jus de citron, de l'épaississant naturel, du type farine de caroube.

SÉLECTION SANTÉ & SAVEUR	
DÉNOMINATION	Vanille bourbon de Madagascar PHILIPPE FAUR
POIDS / VOLUME	750 ml
PRIX MOYEN CONSTATÉ	11,90 euros
SITE INTERNET	www.philippefaur.com

Du lait de brebis, de chèvre et de vache pour cette glace annoncée sans colorant, sans arôme artificiel, sans exhausteur de goût et onéreuse. L'artisan glacier qui confectionne ces nombreux sorbets et glaces indique sur son site leurs caractéristiques.

SÉLECTION SANTÉ & SAVEUR	
DÉNOMINATION	Crème glacée à la vanille bio Gildo Rachelli DEMETER
POIDS / VOLUME	125 ml
PRIX MOYEN CONSTATÉ	1,75 euro
SITE INTERNET	www.info@rachelli.it

Une glace bio trouvée en magasin bio (Biocoop), sans gluten, sans œuf, avec du véritable bourbon de vanille et de la crème fraîche, et raisonnablement calorique (196 kcal pour 100 g).

Sorbet sans sorbetière

Préparation pour : 10 personnes
Ustensile de cuisson : mixeur

- 200 g de framboises congelées
- 1/4 de litre de sirop (125 g de sucre et 125 g d'eau)
- 1 yaourt brassé nature
- 2 gousses de vanille
- 1/2 jus de citron vert

Prendre un bol mixeur blendeur, y mettre le yaourt, les deux gousses de vanille râpées et un demi-jus de citron ; mixer avec la moitié du sirop, ajouter les fruits encore congelés, mixer et servir aussitôt. Les fruits congelés permettront de donner cette texture sorbet. Attention, le sirop sert de liant, ne pas tout utiliser si vous trouvez l'appareil trop liquide.

Ce sorbet sera facile à réaliser pour des enfants, il

vous suffira de le servir rapidement dans un verre avec un peu de fromage frais ou tout simplement nature.

SÉLECTION SANTÉ & SAVEUR	
DÉNOMINATION	Les Bêtises de Cambrai tradition menthe AFCHAIN
POIDS / VOLUME	250 g
PRIX MOYEN CONSTATÉ	5,50 euros
SITE INTERNET	www.comptoirdesflandres.com bêtises-de-cambrai@wanadoo.fr

Voilà un bonbon dans la plus pure tradition de nos anciens. Des ingrédients qui nous conviennent avec du sucre, sirop de glucose, arôme naturel de menthe et sans colorant. Fabriquée en France, cette spécialité du nord de la France est classée au Patrimoine national.

Les bonbons au miel trouvés dans toute la France sont aussi souvent naturels. Regardez bien les étiquettes et inutile de donner à vos enfants les produits bourrés d'additifs chimiques, prudence notamment avec certains colorants (partie I) même si ceux-ci sont autorisés.

Les anis de Flavigny, à base de sucre, d'arômes naturels, de graine d'anis vert, sont issus de la marque « Anis de l'Abbaye de Flavigny » (www.anisdeflavigny.com). Ils ont un goût agréable. Ronds et durs, ce sont des bonbons à sucer.

Chapitre XIV

Condiments

Le sel et gomasio

Exhausteur du goût le plus connu et recherché par les hommes depuis la nuit des temps, le sel, ou chlorure de sodium, a la formule chimique suivante : $Na^{+}Cl^{-}$. L'excès de sa consommation est responsable dans les sociétés occidentales contemporaines de nombreux maux dont l'augmentation des maladies du cœur et des vaisseaux.

Les besoins humains sont estimés à environ 5 à 6 g par jour ; or les Occidentaux en consomment en moyenne deux fois plus, sans parler des amateurs de frites et plats industriels qui peuvent en absorber jusqu'à 25 g par jour ! Soulignons une fois de plus que la mention de la concentration en sel n'est pas obligatoire sur l'étiquetage des produits alimentaires, ce qui est anormal.

Comme pour les arômes de synthèse, le sel est le cache-misère d'une certaine forme d'alimentation industrielle fadasse, d'où l'absence de surprise à la lecture du journal *60 millions de consommateurs* de novembre 2008 qui titrait en couverture « Encore trop de sel dans notre assiette », et proposait des analyses détaillées par catégorie de produits.

Évidemment, étant donné qu'individuellement il est impossible de faire une expertise comptable des apports quotidiens en sel, la règle est donc d'en limiter la consommation : absence de salière sur la table, adjonction de faibles quantités de sel pour la cuisson des légumes, des pâtes et de divers végétaux. Inutile de saler les viandes, poissons, œufs. Faites le test sur quelques semaines. Vous verrez qu'il est possible de changer ses habitudes.

Pour consommer moins de sel, il est aussi recommandé d'éviter de nombreux produits industriels et, *a fortiori*, ceux dont la concentration en sel n'est pas mentionnée sur l'étiquette. Pensez aussi à prendre du gomasio, un mélange de graines de sésame grillé et de sel. Vous le trouvez dans certains magasins comme les épiceries fines, mais il est aussi possible de le faire soi-même (p. 315). Le gomasio assaisonne avantageusement de nombreux plats dont les poissons, les purées, légumes divers ; une tendance à développer. Il y a aussi la possibilité d'utiliser du sel associé à des légumes en poudre et du poivre, dont ceux de la marque A. Vogel que l'on trouve assez facilement maintenant. Une fois l'habitude prise, difficile de s'en passer.

Pour les adeptes du pur sel, lequel choisir ? Le sel marin bien sûr, obtenu par évaporation de l'eau de mer. Le sel iodé est celui à recommander. Il faut aussi choisir un sel sans anti-agglomérant (E 535, p. 37), sans additif. Pourtant, de nombreux sels fins de table contiennent cet anti-agglomérant qui empêche les grains de coller entre eux ; mais cela est inutile, la preuve, nos sels sélectionnés n'en contiennent pas.

AU CREUX DE L'OREILLE

Sur le plan historique, le sel était autrefois un produit rare et recherché. La gabelle était un impôt sur le sel perçu pendant des siècles, une taxe qui fut abolie en 1790, puis rétablie en 1806 avant de ne disparaître définitivement qu'en 1946 !

Quant au sésame du gomasio, il semble être une des plus anciennes épices utilisées par l'homme. On le trouve en Mésopotamie, trois mille ans avant Jésus-Christ. Sa graine est issue d'une plante herbacée, le *Sesamum indicum*, qui provoque parfois chez certaines personnes des réactions allergiques. Elle a un doux goût de noisette.

Sur le plan de la nutrition, l'excès de consommation de sel, outre des effets négatifs bien identifiés sur le cœur et les vaisseaux, favoriserait l'ostéoporose et de nombreux autres troubles au niveau des cellules. Si vous avez des connaissances en biologie, lisez la suite, sinon vous pouvez passer. Le sodium qui forme le sel est un ion (Na^+) présent essentiellement dans le milieu extracellulaire, c'est-à-dire en dehors des cellules ; c'est pourquoi le sang a un goût salé. Le potassium (K^+) est, pour sa part, en forte concentration à l'intérieur des cellules. Des échanges permanents ont lieu entre l'intérieur et l'extérieur des cellules. Dans les sociétés occidentales, l'excès de consommation de sel modifie l'équilibre des échanges. Le rapport sodium/potassium alimentaire pour lesquels nos gènes sont programmés et adaptés ne devrait pas dépasser 0,5 ; or il est actuellement de 1,5 à 2,5. Les conséquences de ce déséquilibre sont multiples pour la santé et probablement pas encore toutes identifiées.

Soleils et coups de cœur

Sel fin

SÉLECTION SANTÉ & SAVEUR	☼
DÉNOMINATION	Sel fin gris du Paludier. Sel marin naturel de GUÉRANDE
POIDS / VOLUME	250 g
PRIX MOYEN CONSTATÉ	2,49 euros
ADRESSE	Diffusion. 14, rue Gambetta 78600 Maisons-Laffitte

Un sel tendance, annoncé comme ni lavé, ni raffiné. Il est bien soluble et contient de nombreux éléments minéraux. Il ne s'utilise, bien sûr, qu'en petites quantités.

SÉLECTION SANTÉ & SAVEUR	☼
DÉNOMINATION	Sel marin de l'île de NOIRMOUTIER Sel fin
POIDS / VOLUME	250 g
PRIX MOYEN CONSTATÉ	1,85 euro
SITE INTERNET	www.aquasel.fr

Un sel de base, fin, récolté d'après le fabricant selon des méthodes traditionnelles des sauniers de l'île de

Noirmoutier. Il contient aussi des éléments minéraux comme le magnésium.

Gomasio

SÉLECTION SANTÉ & SAVEUR	
DÉNOMINATION	Gomasio JEAN HERVÉ
POIDS / VOLUME	150 g
PRIX MOYEN CONSTATÉ	2,05 euros
SITE INTERNET	www.herve-sarl.fr

Broyé à la meule, grillé au feu de bois, ce gomasio est un produit qui devrait vous séduire, sauf en cas d'allergie au sésame. D'autres marques existent comme celles d'Émile Noël bio qui adhère au commerce équitable ; le prix est de 1,85 euro les 120 g.

Ces gomasios sont présents dans les magasins bio notamment les Biocoop.

Sel aux herbes

SÉLECTION SANTÉ & SAVEUR	
DÉNOMINATION	Herbamare Spicy A. VOGEL
POIDS / VOLUME	125 g
PRIX MOYEN CONSTATÉ	2,15 euros
SITE INTERNET	www.avogel.fr

Du sel, des légumes, des épices avec du céleri, poireau, cresson, oignon, ciboulette, poivre, ail, romarin, thym... voilà une judicieuse association de plantes goûteuses. Il en existe aussi sans poivre, ce que les enfants préfèrent généralement. Ce produit, en fort petite quantité, relève bien les plats. À conseiller, sauf pour ceux qui n'aiment pas le céleri.

Gros sel

SÉLECTION SANTÉ & SAVEUR	
DÉNOMINATION	Sel de mer iodé. LA BALEINE Gros sel
POIDS / VOLUME	1 kg
PRIX MOYEN CONSTATÉ	1,25 euro
SITE INTERNET	www.labaleine.com

Il s'agit d'un gros sel, naturellement blanc, iodé, qui convient à diverses préparations. Insistons encore une fois sur le fait que point trop n'en faut.

FAITES-LE VOUS-MÊME

Pour faire du gomasio, il suffit de faire griller des graines de sésame dans une poêle. Quand les graines deviennent brunes, laissez refroidir. Mélanger les graines de sésame grillées avec du gros sel de mer et moudre l'ensemble au moulin à poivre. Mettez-le ensuite dans un petit récipient, à conserver de préférence au réfrigérateur. Pour les proportions, tout dépend de votre goût, essayez de mettre 2/3 de graines de sésame pour 1/3 de sel en substitut du 100 % sel.

Les huiles

Toutes les huiles végétales de table apportent beaucoup de calories (environ 100 kcal pour 1 cuillerée à soupe) et sont donc très énergétiques.

Les huiles que nous recommandons dans ce chapitre sont essentiellement l'huile d'olive, riche en acide gras oméga 9, l'huile de colza et l'huile de noix qui ont toutes deux de fortes concentrations en acides gras oméga 3, aux nombreuses vertus santé. Actuellement, dans l'ensemble de la population, il y a un déficit d'apport en ces acides gras oméga 3 et un excès de consommation d'acides gras oméga 6 fortement présents dans les huiles de tournesol. Peu goûteuses, ces dernières sont pourtant les plus consommées en France, notamment à cause de leur faible coût ; nous n'en avons pas sélectionné car elles sont toutes à peu près équivalentes.

Les marques d'huiles de super et hypermarchés (Casino, Système U, Carrefour, Leclerc, Intermarché...) sont proposées généralement à un prix inférieur à celles des grandes marques. Elles sont dans l'ensemble toutes correctes et représentent environ la moitié des achats des Français en huiles végétales de table. Elles ont l'inconvénient, comme de nombreuses grandes marques, d'être le plus souvent dans des bouteilles en plastique. Il est plus judicieux de choisir les huiles contenues dans des bouteilles en verre, plus facilement recyclables et plus neutres, c'est-à-dire dont les interactions entre le contenant et le contenu sont moindres.

AU CREUX DE L'OREILLE

Sur le plan historique, les huiles et notamment celles d'olive ont eu de multiples usages, pour cuisiner bien sûr mais aussi pour s'éclairer. Elles furent et sont toujours utilisées pour la confection des cosmétiques. Si l'huile d'olive est une spécificité méditerranéenne, l'huile de noix est présente dans les campagnes françaises depuis le Moyen Âge alors que les huiles de tournesol et d'arachide nous viennent d'Amérique. Elles ont donc été introduites vers le XVIIe siècle en Europe.

Sur le plan de la nutrition, l'huile d'olive est la deuxième huile la plus consommée en France. Elle a l'avantage de pouvoir servir pour l'assaisonnement et pour la cuisson. Cette huile riche en acides gras appelés oléiques (oméga 9) apporte des polyphénols et de la vitamine E utiles pour la santé. Les huiles d'olive doivent être achetées vierges extra, première pression à froid, obtenues uniquement par des procédés mécaniques. Les oliviers, sur le plan agricole, subissent peu de traitements ; aussi la recherche de produits bio n'est-elle pas indispensable. Les huiles de colza et de noix, pour leur part, sont des huiles d'assaisonnement, cela en raison de la présence relativement concentrée d'acides gras oméga 3 résistant mal à la chaleur. Néanmoins, grâce à de nouvelles variétés, différentes huiles de colza peuvent être maintenant également utilisées en cuisson. Les huiles de tournesol et d'arachide résistent bien à la chaleur, d'où leur emploi dans les fritures. Quant aux huiles de palme et de coprah, elles sont solides à température ambiante et sont concentrées en acides gras saturés dont l'excès de consommation a des effets néfastes pour les vaisseaux sanguins du cœur et du cerveau. Évitez-les.

Enfin, si vous vous intéressez aux aspects biochimiques, vous devez savoir qu'il existe schématiquement deux grands types de corps gras :

– insaturés, ils composent la majorité des huiles végétales de table avec des pourcentages variables en acides gras oméga 9, 6 et 3. Ces derniers sont les meilleurs car assurant une bonne protection pour les vaisseaux sanguins, avec une action anti-inflammatoire et des effets positifs sur le cerveau ;

– saturés, ils composent la majorité des corps gras d'origine animale et sont présents dans le règne végétal surtout dans les huiles de palme et de coprah.

Quant aux acides gras trans, ils proviennent de la transformation des corps gras insaturés en corps gras saturés de façon partielle ou complète.

Soleils et coups de cœur

Huiles d'olive

SÉLECTION SANTÉ & SAVEUR	
DÉNOMINATION	Huile de Nyons AOC HUILERIE RICHARD
POIDS / VOLUME	1 l
PRIX MOYEN CONSTATÉ	20,50 euros
SITE INTERNET	www.huilerie.com

Cette huile, comme toutes les huiles d'olive AOC de Provence et du Languedoc-Roussillon, est particulièrement soignée grâce à la nature des sols et à une récolte des olives réalisée à maturité.

Ces huiles AOC au prix élevé sont à réserver à des mets spécifiques ou par exemple pour les carpaccio ou pour assaisonner des légumes cuits à la vapeur et ajouter ainsi une touche savoureuse...

Chaque région de France possède sa culture spécifique des olives : la Salonenque aux Baux de Provence, la Lucques dans l'Hérault, la Tanche à Nyons, la Picholine dans le Gard. Pour sa part, notre chef se fournit au domaine de l'Olivier (Mas de Fourgues à Combaillaux, 34480 : www.olivie.eu).

SÉLECTION SANTÉ & SAVEUR	
DÉNOMINATION	Huile d'olive douce PUGET fruitée, olives mûres
POIDS / VOLUME	75 cl
PRIX MOYEN CONSTATÉ	5,90 euros
SITE INTERNET	www.puget.fr

Le meilleur rapport qualité/prix à notre sens pour cette huile d'olive de qualité dans un flacon en verre, comme nous le préconisons. Un goût suffisamment relevé juste comme il faut.

SÉLECTION SANTÉ & SAVEUR	
DÉNOMINATION	Huile d'olive vierge extra BIO PLANÈTE
POIDS / VOLUME	50 cl
PRIX MOYEN CONSTATÉ	8,70 euros
SITE INTERNET	www.bioplanete.com

Une huile bio de qualité et agréablement parfumée.

Parmi les huiles bio qui nous ont séduits, citons celles de Carapelli 7,15 euros, jardin bio 8,60 euros et Émile Noël 7,5 euros pour les 75 cl.

L'huile d'olive extra-vierge des marques de super et hypermarchés (marques Casino, Carrefour, Auchan...) se valent. Leur prix en moyenne varie de 4 à 6 euros pour 75 cl, elles sont tout à fait utilisables de façon courante.

Huiles de noix

SÉLECTION SANTÉ & SAVEUR	
DÉNOMINATION	Huile de noix bio ÉMILE NOËL
POIDS / VOLUME	25 cl
PRIX MOYEN CONSTATÉ	8,20 euros
SITE INTERNET	www.emilenoel.com

Une huile délicatement fruitée qui a de l'ampleur. Si elle est à recommander, on regrette son prix. Elle est présente dans les magasins bio.

Les huiles de noix de marque de super et hypermarchés sont à des prix plus raisonnables et sont dans l'ensemble correctes. L'huile de noix Lesieur a été achetée à 3,70 euros pour 50 cl.

Huiles de colza

SÉLECTION SANTÉ & SAVEUR	
DÉNOMINATION	Huile de colza bio ÉMILE NOËL
POIDS / VOLUME	25 cl
PRIX MOYEN CONSTATÉ	4,60 euros
SITE INTERNET	www.emilenoel.com

SÉLECTION SANTÉ & SAVEUR	
DÉNOMINATION	Huile de colza JARDIN BIO
POIDS / VOLUME	50 cl
PRIX MOYEN CONSTATÉ	6,95 euros
SITE INTERNET	www.jardinbio.fr

Des huiles bonnes pour la santé grâce à leur teneur en acides gras oméga 3. Moins goûteuses que les huiles de noix, elles peuvent être mélangées à de l'huile d'olive. Les bio nous paraissent plus recommandables.

De nombreuses marques de distributeurs proposent

aussi des huiles de colza bio de bonne qualité, à des prix inférieurs et dans des bouteilles en verre, comme celle de la marque bio Monoprix.

Il devrait être d'usage d'avoir plusieurs huiles dans sa cuisine pour un meilleur bénéfice santé. Le mélange pour la salade, pour moitié d'huile d'olive et d'huile de colza, permet d'assurer un bon équilibre nutritionnel. Il existe aussi des mélanges de composés d'huiles prêts à l'emploi mais tous ne sont pas nécessairement suffisamment bien équilibrés et sont généralement à des prix élevés. Pour les fritures, qui devraient être exceptionnelles, choisir les huiles d'olive ou de tournesol qui résistent bien à la chaleur ; la composée Frial® est annoncée comme permettant d'obtenir des fritures sans mauvaises odeurs. Notons que les fabricants de robots ménagers proposent maintenant des friteuses qui utilisent très peu de matière grasse, parmi elles citons les marques Seb, Kenwood ou Moulinex.

Vinaigre et verjus

Si Pasteur, au XIXe siècle, a montré comment le vin pouvait se transformer en vinaigre grâce à une bactérie (*Acetobacter aceti*), cela faisait fort longtemps, depuis l'Antiquité, qu'on utilisait le vinaigre, notamment pour conserver les aliments. C'est pourquoi il est surprenant que, dans de nombreux vinaigres industriels, on rajoute des sulfites (sulfite : E 224, E 228) pour conserver un conservateur ! Certains renferment même des arômes de synthèse, voire des colorants ! Si vous fabriquez vous-même votre vinaigre – ce qui n'est pas très compliqué –, rien de plus simple que de l'aromatiser naturellement en y mettant quelques herbes de Provence. Tous les vinaigres de base, qu'ils soient de vin ou de cidre, sont finalement assez proches, car c'est l'acide acétique qui donne au vinaigre sa saveur si caractéristique.

Le verjus est, quant à lui, issu de petits grains de raisin non encore mûrs lui donnant une saveur aigre-douce. Il a été fort apprécié jusqu'au XVIIIe siècle où il était très présent dans les mets. L'évolution des goûts, l'influence du sucré mais aussi la recherche d'autres saveurs « acides » par le biais des citrons et des oranges amères qui vont devenir à la mode, vont le faire petit à petit tomber dans l'oubli, sauf pour les moutardes. Il revient timidement à l'honneur de nos jours lorsque l'on souhaite préparer des sauces moins grasses et originales. Il est un peu difficile à trouver, néanmoins nous en avons sélectionné un de qualité que vous pouvez vous procurer par Internet.

Au creux de l'oreille

Sur le plan historique, on a fabriqué du vinaigre grâce à la fermentation du cidre, du vin bien sûr, mais aussi de divers produits sucrés comme le miel.

Un des vinaigres les plus célèbres est le vinaigre balsamique de Modène, en Italie, mais difficile à trouver et fort cher ; la plupart de ceux présents sur les étals sont en fait des ersatz, vinaigres caramélisés au goût adouci. Le vinaigre de Xérès, tout comme en France le vinaigre d'Orléans, a eu historiquement fort bonne réputation.

Sur le plan de la nutrition, si les vinaigres peuvent irriter quelques estomacs sensibles, ils ont pour intérêt de pouvoir se substituer à bien des matières grasses pour confectionner des sauces. Un peu de vinaigre ou de verjus relève ainsi de nombreux mets en évitant un apport de calories important.

SOLEILS ET COUP DE CŒUR

Vinaigre

SÉLECTION SANTÉ & SAVEUR	
DÉNOMINATION	Vinaigre de cidre bio PRIMÉAL
POIDS / VOLUME	75 cl
PRIX MOYEN CONSTATÉ	3,60 euros
SITE INTERNET	www.euro-nat-com

Ce vinaigre bio breton accompagnera à merveille toutes vos salades. Un rapport qualité/prix convenable pour un vinaigre de cette nature. Disponible essentiellement dans les magasins bio ou par Internet.

De nombreuses marques, notamment de super et hypermarchés, proposent divers vinaigres. Nous avons apprécié celui de système U, vinaigre de cidre qui existe aussi sous d'autres noms de marque.

SÉLECTION SANTÉ & SAVEUR	
DÉNOMINATION	Vinaigre de vin aromatisé framboise, Philippe VIGEAN
POIDS / VOLUME	50 cl
PRIX MOYEN CONSTATÉ	4,65 euros
SITE INTERNET	www.huilerievigean.com

Un vinaigre de vin rouge original associé à un arôme naturel de framboise. À essayer et à acheter dans les magasins Biocoop.

SÉLECTION SANTÉ & SAVEUR	
DÉNOMINATION	Vinaigre à l'estragon LE MOULIN DES COSTIÈRES
POIDS / VOLUME	50 cl
PRIX MOYEN CONSTATÉ	6,00 euros
SITE INTERNET	www.moulin-des-costieres.com

Une cuillerée de ce vinaigre aux feuilles d'estragon apportera à vos diverses sauces ainsi que, par exemple, à vos potages à la tomate, une note agréable. Il se compose de vinaigre d'alcool à 6 degrés, d'estragon et des baies de rose. On regrette son prix élevé, mais il ravira plus d'une cuisinière et d'un cuisinier. Il est présent dans certaines épiceries, il est aussi possible de le commander par Internet.

Verjus

SÉLECTION SANTÉ & SAVEUR	
DÉNOMINATION	Verjus du Périgord bio OH ! LÉGUMES OUBLIÉS
POIDS / VOLUME	210 ml

PRIX MOYEN CONSTATÉ	3,40 euros
SITE INTERNET	www.ohlegumesoublies.com

Fabriqué à partir de jus de raisins originaires du Périgord et cultivé en agriculture biologique, ce verjus plaira aux cordons-bleus à la recherche d'une cuisine subtile et créative. Il n'est pas très facile à se procurer, mais vous avez, comme pour le précédent, la possibilité de le commander par Internet.

Faites-le vous-même

Rien de plus simple en théorie que de faire soi-même son vinaigre, d'ailleurs la plupart des ménages français, autrefois, avaient un vinaigrier. Il suffisait de récolter la « mère » qui n'est autre que le voile qui se forme, correspondant à une forte concentration localisée de bactéries acétiques, et de la mettre dans du vin. Le vinaigre qui en résultait se conservait fort bien dans des petits fûts, le vinaigrier domestique. Vous pouvez vous en procurer assez facilement, la plupart sont en pots de grès.

Moutarde

Quoi de plus banal que d'utiliser de la moutarde pour assaisonner et relever des plats de viandes, confectionner des sauces, accompagner diverses grillades et préparer des marinades, et bien d'autres mets... Pourtant, à y regarder de plus près, on est surpris de trouver dans nombre d'entre elles divers additifs, dont des sulfites ajoutés E 224 (présents pour la conservation), mais aussi trop souvent des arômes de synthèse. Alors que vous pouvez faire vous-même votre moutarde sans additifs, pourquoi les industriels ne procèdent-ils pas de la même manière ? Nous avons sélectionné des moutardes ne contenant – ni sulfite (sulfite ajouté) – ni arôme de synthèse.

Il existe actuellement sur le marché de multiples moutardes avec des saveurs aromatiques variées ou mélangées à divers éléments comme des champignons (forestière), du piment d'Espelette, de l'ail... Jetez un rapide coup d'œil sur l'étiquette : s'il n'y a pas d'autres additifs que l'acide citrique, vous pouvez l'acheter.

Au creux de l'oreille

Sur le plan historique, la moutarde est un condiment que les Romains utilisaient déjà. Dans ses écrits, Pline narre l'activité des esclaves occupés à piler des graines de moutarde dans des mortiers... Au Moyen Âge, on en consommait de grandes quantités dans les festins princiers, puis cet accompagnement se démocratisa petit à petit et, au XVIIIe siècle, de nouvelles méthodes de fabrication firent la renommée de la ville de Dijon avec comme devise « moult me tarde » !

Sur le plan de la nutrition, la graine de moutarde est issue d'une plante de la famille des crucifères (choux) ; elle relève les mets et permet de limiter l'adjonction de sel (la moutarde contient du sel mais en petite quantité). Elle devrait être plus largement utilisée pour parfumer, sous forme de sauce, des plats aussi divers que les pâtes, le riz, les purées, à la place des corps gras, et permettre ainsi d'en limiter l'usage. Elle se marie aussi avec les poissons et crevettes grillées, essayez !

Les soleils et coups de cœur

SÉLECTION SANTÉ & SAVEUR	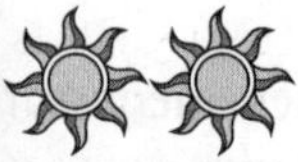
DÉNOMINATION	Moutarde nature en grains MEAUX-POMMERY
POIDS / VOLUME	250 g
PRIX MOYEN CONSTATÉ	6,60 euros
SITE INTERNET	www.moutarde-de-meaux.com

Beaucoup de goût et de force pour cette moutarde préparée à la meule de pierre et composée d'ingrédients classiques. Les graines de moutarde, les épices, le vinaigre fin, le sel sont annoncés comme soigneusement sélectionnés par le fabricant.

Cette moutarde est conditionnée dans un pot en grès, fermé par un bouchon numéroté, gravé et scellé à la cire. Son coût freine un peu son achat, mais il s'agit d'un condiment de qualité.

SÉLECTION SANTÉ & SAVEUR	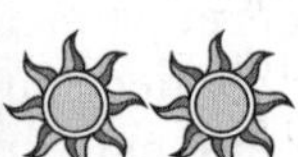
DÉNOMINATION	Moutarde à l'ancienne bio MONOPRIX
POIDS / VOLUME	200 g
PRIX MOYEN CONSTATÉ	2,19 euros
SITE INTERNET	www.monoprix.fr

Voilà une petite moutarde bio qui a des atouts par son goût et sa texture agréables, son prix est modéré. Elle est aussi sans sulfite ajouté. Sa composition : graines et téguments de moutarde, eau, sel marin non raffiné.

Nous avons été aussi très séduits par ces merveilleuses « moutardes au miel » bio ; celle que nous avons testée est à l'estragon, il en existe toute une gamme avec divers condiments. Elle est sans autre additif que du sel de mer non raffiné, avec du vinaigre et du miel. Son prix : 2,65 euros en magasin spécialisé bio (adresse : Apidis SAS - 2, rue de l'Écluse – 21000 Dijon).

SÉLECTION SANTÉ & SAVEUR	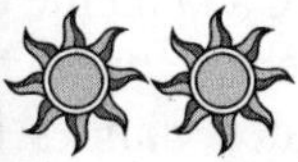
DÉNOMINATION	Moutarde bio à l'ancienne ABBAYE DE SEPTFONS
POIDS / VOLUME	210 g
PRIX MOYEN CONSTATÉ	4,95 euros
SITE INTERNET	www.septfons.com

Un vrai plaisir que de déguster cette moutarde fabriquée par les moines trappistes de Novy-Dvûr. Dans sa composition on trouve du vinaigre, des graines de moutarde, du miel, du sel, du vin blanc de raisins de Moravie, des épices. Nous avons interrogé le Frère Alexis à propos de la présence éventuelle de sulfites : « Il y en a dans le vin, en quantité permise par les normes bio. Et c'est peut-être pour cela que ce n'est pas le vin qui est certifié bio, mais seulement les raisins. » Pas de sulfite ajouté, la moutarde coup de cœur à recommander. Elle n'est pas aisée à se procurer, mais vous pouvez la commander.

SÉLECTION SANTÉ & SAVEUR	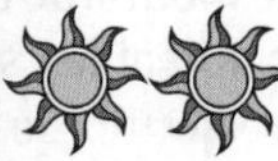
DÉNOMINATION	Moutarde au pain d'épices de Dijon FALLOT
POIDS / VOLUME	205 g
PRIX MOYEN CONSTATÉ	2,20 euros
SITE INTERNET	www.fallot.com

Une moutarde originale avec du miel, annoncée comme fabriquée à la meule de pierre. Grâce à son goût de pain d'épice, elle se marie très bien avec diverses préparations dont des viandes blanches comme le lapin. Contenant de la farine de froment et des œufs, c'est la seule moutarde de cette marque que nous ayons trouvée sans sulfite ajouté.

De nombreuses grandes marques non-bio contiennent ces fameux sulfites qu'il est inutile de consommer en excès.

Faites-le vous-même

Prenez des graines de moutarde que vous ferez macérer dans du vinaigre d'alcool ou de cidre pendant 24 heures (recouvrir dans un récipient les graines par le vinaigre en fonction de la quantité que vous souhaitez préparer). Mixer l'ensemble qui est liquide, ajouter de la farine bio pour épaissir. Laisser reposer 48 heures et compléter la préparation avec du miel (la quantité à mettre dépend des goûts de chacun). S'il est amusant de préparer soi-même sa moutarde, l'opération n'est pas toujours aisée car les graines de moutarde ne se trouvent pas de façon courante – vous pouvez les commander sur Internet ou les trouver dans quelques magasins bio. La réussir n'est pas si facile du premier coup, il peut exister une amertume résiduelle, mais vous prendrez sûrement vite le coup de main.

Sauces et épices

Si la consommation de sauces non grasses est, bien sûr, à privilégier, l'adjonction d'un peu de crème fraîche dans les plats n'est pas illicite sur le plan nutritionnel, tout dépendant des proportions utilisées. En revanche, les mets baignant dans l'huile ou la friture sont à proscrire. Nous avons sélectionné dans ce chapitre des sauces à l'eau, c'est-à-dire essentiellement des sauces tomate. Nous les avons toutes choisies bio car la provenance des tomates est rarement indiquée, il est plus judicieux d'être prudent.

Nous avons aussi sélectionné une sauce prisée des Antillais, la sauce Colombo. Elle contient notamment du curry aux vertus santé démontrées, de l'oignon, du vinaigre et un peu d'huile de tournesol.

L'usage des épices et piments est à promouvoir : ils assaisonnent avantageusement différents plats, et ce, de façon allégée.

Au creux de l'oreille

Sur le plan historique, l'apparition de sauces grasses pour accompagner les différents mets est tardive, vers le XVIIIe-XIXe siècle. Avant, notamment au Moyen Âge, on utilisait du verjus (p. 322) et de nombreuses épices, du moins dans les couches sociales les plus aisées. Pourquoi ne pas retourner aux sources d'une alimentation plus saine et moins riche en calories ?

Sur le plan de la nutrition, les tomates cuites fournissent des éléments protecteurs pour les cellules et bien assimilés : le lycopène, des anti-oxydants... Le curry, quant à lui, a de réelles vertus santé, démontrées par différentes études. Il protège le cœur et les vaisseaux en diminuant le taux de cholestérol sanguin grâce au curcuma. Il aurait également des effets protecteurs contre les cancers. Le curcuma seul est mal assimilé par l'organisme, ce qui n'est pas le cas lorsqu'il est présent dans le curry.

Les herbes de Provence bio que nous avons testées conviennent. Nous avons aussi sélectionné du piment d'Espelette du Pays basque qui relève les plats de façon savoureuse.

SOLEILS ET COUPS DE CŒUR

Sauces tomates

SÉLECTION SANTÉ & SAVEUR	
DÉNOMINATION	Sauce tomate provençale JARDIN BIO
POIDS / VOLUME	200 g
PRIX MOYEN CONSTATÉ	2,35 euros
SITE INTERNET	www.jardinbio.fr

Une sauce tomate au vrai goût de tomates ! Elle est pauvre en matières grasses, moins de 1 g pour 100 g et n'apporte que 45 kcal. Elle est composée de purée de tomates (82 %), d'oignons, d'huile de tournesol et d'olive ainsi que de plantes aromatiques. À recommander. Une des plus faciles à trouver.

SÉLECTION SANTÉ & SAVEUR	
DÉNOMINATION	Sauce tomate basilic bio SAVEURS ATTITUDES
POIDS / VOLUME	200 g
PRIX MOYEN CONSTATÉ	2,80 euros
SITE INTERNET	www.naturgie.com

Encore une sympathique sauce tomate à base de concentré de tomate, d'aubergine et de basilic à la valeur calorique de 64 kcal pour 100 g. Goûteuse, elle convient parfaitement pour divers plats.

SÉLECTION SANTÉ & SAVEUR	
DÉNOMINATION	Sauce tomate, parmesan, ricotta BJORG BIO
POIDS / VOLUME	200 g
PRIX MOYEN CONSTATÉ	4 euros
SITE INTERNET	www.bjorg.fr

À base bien sûr de tomates, mais aussi d'oignons, de parmesan, de ricotta, de poivre et d'un peu de sel, cette sauce tomate, très délicate, a un goût original et savoureux. On regrette son prix presque prohibitif, d'où l'intérêt de préparer soi-même ses sauces.

Colombo

SÉLECTION SANTÉ & SAVEUR	☼☼
DÉNOMINATION	Sauce Colombo LE COQ NOIR
POIDS / VOLUME	350 g
PRIX MOYEN CONSTATÉ	3,80 euros
SITE INTERNET	www.lecoqnoir-cuisine.com

Une sauce en tout point séduisante, issue d'une recette au curry des Antilles avec du curcuma, différentes épices dont des graines de moutarde, de l'oignon et un peu d'huile de tournesol. La valeur calorique est d'environ 120 kcal pour 100 g. À utiliser pour accompagner et relever les différentes viandes, poulet, porc, mais aussi bœuf et agneau. Un petit parfum des îles, exquis.

La marque Le Coq noir présente aussi toute une gamme de produits exotiques très attractifs, ce qui permet de mettre de la diversité dans votre assiette.

Piment

SÉLECTION SANTÉ & SAVEUR	☼☼
DÉNOMINATION	Piment d'Espelette EZPELETAKO – BIPEKKA

POIDS / VOLUME	50 g
PRIX MOYEN CONSTATÉ	7 euros
ADRESSE	Earl Ezpela, 64250 Espelette

Du vrai piment pour assaisonner vos plats ; ça pique, mais il relève les mets de viandes ainsi que les légumes. Un produit basque qui mériterait d'être mieux connu.

Il existe aussi des épices bio, comme celles de la marque Masalchi (www.masalchi.fr).

Pour le poivre, le « must » est certainement le mélange de 3 poivres, blanc, noir et vert fournis entiers avec une capsule broyeuse, dans un flacon en verre. Des arômes extraordinaires, le tout dans le cadre du commerce équitable. La marque « Ethiquable, 3 poivres du Kerala » (www.éthiquable.com/impacts). Prix : 3,58 euros, élevé mais c'est un condiment qui se conserve des semaines.

Enfin, pour clore ce chapitre, n'oublions pas le confit extra d'oignons de la marque Relais Gourmet, 4,10 euros pour 150 g.

Un confit d'oignons comme on les aime pour accompagner de temps en temps une tranche de jambon ou un fromage à pâte molle. On a alors l'impression d'être dans un restaurant étoilé chez soi. Une composition de 65 % d'oignons, de sucre de canne (50 g pour 100 g), de vin blanc, vinaigre, sel et de pectine comme gélifiant, le tout cuit au chaudron. Le produit est garanti sans conservateur ni colorant.

Dans la même marque, à signaler le confit de figues, conseillé par le fabricant pour accompagner le foie gras. Notez que nous ne conseillons aucun foie gras dans ce livre, compte tenu des modes d'élevage actuels et du traumatisme du gavage engendré chez l'animal.

Le confit de cerises noires, original, à 4,10 euros les 150 g, est aussi à recommander chez ce sympathique fabricant basque, www.relaisgourmet.com.

Faites-le vous-même

Rien de plus simple que d'aller soi-même ramasser les plantes sauvages aromatiques pendant les vacances. On peut ensuite les faire sécher à l'abri du soleil pour qu'elles ne brûlent pas, idéalement dans un garde-manger grillagé. Il faut, comme pour la cueillette des champignons, bien les reconnaître ; au moindre doute, demandez conseil à un pharmacien ou abstenez-vous de les ramasser.

Pour la sauce tomate, la préparer soi-même n'est pas très compliqué. Prenez un peu de temps et laissez votre imagination concocter un accompagnement délicat et original.

Les margarines

Y a-t-il un intérêt nutritionnel à consommer des margarines ? Concernant celles composées de stérols ajoutés proposées en cas d'excès de cholestérol dans le sang, nous avons déjà souligné les réserves que nous avions sur ces produits (p. 15). Il est avant tout nécessaire, en cas de taux élevé de cholestérol dans le sang, d'avoir une alimentation pauvre en cholestérol, c'est-à-dire fortement limitée en charcuteries, fromages gras, biscuits, viennoiseries... Pourquoi dès lors s'orienter vers ces margarines enrichies en stérol et fort chères ?

Ne vaut-il pas mieux garder votre argent pour l'achat de fruits et légumes ?

Pour les margarines enrichies en acides gras oméga 3, allez plutôt chercher ces éléments utiles à votre cœur et vos vaisseaux sanguins à la source, dans les huiles de noix, de colza, le saumon, les sardines.

Les margarines n'auraient-elles donc aucun intérêt ? Si. C'est une matière grasse qui s'étale facilement sur les tartines. Et si vous devez limiter les apports en graisses saturées et en cholestérol, donc notamment en beurre, vous avez deux solutions : soit prendre très peu de beurre dans la journée, soit consommer de la margarine végétale normale. Dans ce cas, il faut bien choisir car nombreuses sont celles ayant des arômes de synthèse ajoutés et des conservateurs. Certaines contiennent aussi trop d'acides gras trans (p. 53), dont les taux ne sont pas nécessairement mentionnés.

Finalement, nous avons eu beaucoup de mal à trouver des margarines qui répondent à nos critères, sans ajout de chimie de synthèse, non inutilement enrichies en tel ou tel élément, avec très peu d'acides gras trans et à un prix raisonnable. Nous n'en n'avons trouvé qu'une seule début 2009 lors de nos investigations dans des magasins facilement accessibles : Pur végétal de St Hubert. Depuis les mentions se sont affinées et la composition a peut-être changé. Toujours est-il que l'on observe la présence d'huile de palme et à des quantités non précisées.

Au creux de l'oreille

Sur le plan historique, les premières margarines étaient élaborées avec du saindoux pour remplacer le beurre quand celui-ci faisait défaut au XIXe siècle et qu'il était difficile pour certains d'en acheter compte tenu de son prix.

Sur le plan de la nutrition, les margarines contemporaines sont élaborées essentiellement avec des matières grasses végétales, mais certaines contiennent également des produits laitiers. La valeur calorique moyenne des margarines est de 570 kcal pour 100 g – ce qui n'est pas négligeable –, mais elle est moindre que celle des corps gras comme le beurre et surtout les huiles.

Plus de soleil et de coup de cœur dans cette nouvelle édition.

La margarine idéale n'existe pas encore, les fabricants pourraient pourtant la réaliser. Voilà ce qu'elle devrait être, et choisissez-en une qui se rapproche le plus possible de ces critères.

– Huile de colza donc riche en acides gras oméga 3 et sans huile de palme ni d'excès d'huile de tournesol
– Acides gras trans inf. à 0,5 g pour 100 g
– Arôme naturel
– Éviter celle dont la concentration des différentes matières grasses est insuffisamment explicite... ce qui est malheureusement souvent le cas.

Sinon il est tout à fait licite de prendre un vrai bon beurre (voir chapitre correspondant) mais en petite quantité !

Quant aux margarines bio, celles que nous avons analysées ne donnaient pas d'informations suffisantes sur la nature des matières grasses utilisées et étaient presque deux fois plus chères !

Chapitre XV

Produits salés

Pizzas et crêpes salées

Vous allez peut-être trouver ce qui va suivre paradoxal, mais les pizzas et les crêpes salées peuvent être consommées, même en cas de contrôle du poids, tout dépendant de la nature de la garniture utilisée pour leur confection.

L'excès de fromage, d'huile ou de gras augmente la charge calorique et, malheureusement, il n'est pas rare d'en trouver en quantité dans les pizzas et crêpes industrielles avec en plus des colorants, des arômes de synthèse, bref de la chimie dont on ne veut pas... Voilà, par exemple, ce qu'il y a dans l'une d'entre elles, présente en super et hypermarchés : des « acidifiants E 325 », des « protéines de sang », des « arômes » – de synthèse –, des « conservateurs E 250, E 252, E 30 », pour ne présenter qu'un échantillon ! Mettez-vous tout cela dans vos pizzas faites maison ?

Il est plus judicieux de les confectionner soi-même avec de bonnes tomates, des poivrons et du fromage de qualité sur une pâte mince. Il en est de même pour les crêpes salées ou sucrées réalisées avec des ingrédients de qualité. Néanmoins, le manque de temps peut vous amener à rechercher des produits tout prêts à consommer. Nous avons donc prospecté pour vous, en choisissant comme toujours les produits les moins chimiques, les plus corrects au niveau nutritionnel et du meilleur rapport qualité/prix. Comme souvent, il y a peu d'élus parmi les produits analysés.

Au creux de l'oreille

Sur le plan historique, il existait déjà au temps médiéval, et notamment en Italie, des galettes sur lesquelles on disposait des légumes et ce, avant même que les tomates ne fassent leur apparition en Europe. À la fin du XIXe siècle, on étala sur des galettes les couleurs du drapeau italien, rouge pour les tomates, blanc pour la mozzarella et vert pour le basilic ! Aujourd'hui, la pizza est un produit alimentaire très populaire et planétaire.

Quant à la crêpe, on lui trouve aussi des origines fort lointaines. Faite d'une pâte d'œuf et de farine, elle est soit à base de froment (blé), il s'agit de la vraie crêpe, soit à base de sarrasin, elle est alors salée et s'appelle galette. De multiples accompagnements peuvent y être ajoutés.

Sur le plan de la nutrition, les pizzas traditionnelles font consommer des tomates, des poivrons, des olives, des anchois concentrés en acides gras oméga 3 aux vertus santé, et des herbes de Provence – de l'origan notamment – améliorant la digestion. La pizza traditionnelle, avec une pâte fine et cuite au feu de bois, s'intègre parfaitement dans une alimentation équilibrée. L'ajout de matières grasses dans de nombreux produits industriels en a limité l'intérêt nutritionnel.

Les crêpes contiennent, quant à elles, rarement des légumes, parfois des épinards, et peuvent être assez riches en calories (supérieur à 350 kcal pour 100 g). Elles s'intègrent dans un repas équilibré comprenant par exemple de la soupe de légumes ou de poisson, avec un fruit de saison en dessert. C'est aussi une bonne alternative aux hamburgers lorsqu'on est pressé, choisissez-les avec du jambon et un peu de gruyère.

Soleils et coups de cœur

Crêpes

SÉLECTION SANTÉ & SAVEUR	
DÉNOMINATION	La crêpe bretonne bio KELTIA NÉVEZ
POIDS / VOLUME	12 crêpes
PRIX MOYEN CONSTATÉ	2,75 euros
SITE INTERNET	www.la-crepe-bretonne.com

Voici des crêpes élaborées uniquement avec des ingrédients bio : farine de froment (blé), lait, œuf, sucre et beurre. Moelleuses, elles se conservent bien. Il existe d'autres marques qui fabriquent des crêpes sans une multitudes d'additifs, comme celles de Roc'helou (www.biorochelou.com). Il est évidemment difficile d'égaler les crêpes faites à la maison.

Pizzas

SÉLECTION SANTÉ & SAVEUR	
DÉNOMINATION	Pizza bio PICARD
POIDS / VOLUME	400 g
PRIX MOYEN CONSTATÉ	4,15 euros
SITE INTERNET	www.picard.fr

Une pizza surgelée garnie de purée de tomates parfumée à l'huile d'olive vierge extra et de 3 fromages fondants biologiques (mozzarella, emmenthal et bleu de Geix). L'analyse nutritionnelle indique 281 kcal pour 100 g, 14 g de lipides et 0,6 g de sodium. Un bon rapport qualité/prix pour cette pizza goûteuse, à décongeler correctement et à réchauffer au four.

SÉLECTION SANTÉ & SAVEUR	
DÉNOMINATION	Pizza royale bio LA BORIE
POIDS / VOLUME	300 g
PRIX MOYEN CONSTATÉ	6,65 euros
ADRESSE	La Borie – 04150 Revest des Brousses

Une pizza annoncée comme réalisée avec de la farine de blé type 65, de la levure naturelle, du sel marin non raffiné et de l'huile de tournesol. Un coulis de tomates, des champignons, de l'emmenthal, du persil, de l'huile d'olive, des olives noires sont les accompagnements. On la trouve dans les magasins bio notamment dans les Biocoops.

SÉLECTION SANTÉ & SAVEUR	
DÉNOMINATION	Pizza forestière CYRIL PINABEL
POIDS / VOLUME	450 g
PRIX MOYEN CONSTATÉ	5,20 euros
SITE INTERNET	Info.pinabel@orange.fr

Une pizza proche de la précédente quant à sa composition.

Apéritifs salés

Évidemment, ne croyez pas que cette partie a été écrite pour vous pousser à consommer des biscuits apéritifs. Évitez-les et offrez à vos invités des fruits secs et des petits légumes crus avec une sauce maison, faite par exemple de yaourt, d'un peu de moutarde, de ciboulette et d'oignon. Mais soyons pragmatiques, si des amis débarquent à l'improviste, il est bien pratique d'avoir de quoi les recevoir en commençant par l'apéritif. Inutile de leur servir d'infâmes petits biscuits, chips bourrés de divers additifs et arômes de synthèse et de gras. Nous avons sélectionné pour vous quelques produits qui sortent du lot et des olives goûteuses.

Au creux de l'oreille

Sur le plan historique, les plantes dites « apéritives » avaient la vertu d'améliorer la digestion et stimulaient l'appétit. Parmi elles, l'ache, le fenouil, le petit houx. De nos jours, on est bien éloigné de toutes ces préoccupations, on chercherait plutôt à ne pas majorer ses apports caloriques.

Sur le plan de la nutrition, l'apéritif est un moment de convivialité à ne pas négliger. Tous les produits apéritifs apportent beaucoup de calories, en dehors des légumes crus, alors consommez-en avec modération. Attention, l'apport en sel est généralement important et la concentration rarement mentionnée.

Soleils et coups de cœur

Biscuits salés

SÉLECTION SANTÉ & SAVEUR	
DÉNOMINATION	Croquets de Provence au pistou BISCUITERIE DE PROVENCE
POIDS / VOLUME	75 g
PRIX MOYEN CONSTATÉ	2,90 euros
SITE INTERNET	www.biscuiterie-de-provence.com

Sous forme de toutes petites tranches de pain grillé, ces petits « amuse-gueules » sont à la fois relevés et délicats. Craquants, ils sont confectionnés à base de basilic de Provence, de parmesan, d'amandes, d'ail, de jus de citron, de pignons de pin, de farine de blé, d'œuf et de levure. Dans la même marque, vous trouverez des produits à base d'olive de Nyons. Nous les avons achetés dans les boutiques Nicolas, la chaîne qui vend des vins et des spiritueux.

La marque « Artisanat monastique de Provence » propose un produit proche : « Croqu'olive ». Plus difficile à se procurer, vous en trouverez lors de vos visites d'abbayes du Sud de la France, dans les boutiques attenantes. Vous pouvez aussi écrire à : Abbaye de Sainte-Madeleine, 84330 Le Barroux, lieu de production.

SÉLECTION SANTÉ & SAVEUR	
DÉNOMINATION	Tout petits salés au parmesan et aux graines de moutarde MICHEL & AUGUSTIN
POIDS / VOLUME	120 g
PRIX MOYEN CONSTATÉ	1,99 euro
SITE INTERNET	www.micheletaugustin.com

Ces tout petits salés ont, comme ingrédients, de la farine de blé dur, du beurre, du lait entier, du parmesan (3,6 %), des graines de moutarde (1,5 g) et du sel marin. Il n'y a pas de matières grasses végétales hydrogénées ou partiellement hydrogénées (p. 53), comme trop souvent rencontrées dans de nombreux produits de ce type.

Chez le même fabricant, nous avons aussi été séduits par les tout petits salés avec une pointe de piment, et ceux au thym et aux baies roses (120 g, 1,99 euro).

Olives en apéritif

SÉLECTION SANTÉ & SAVEUR	
DÉNOMINATION	Picholine du Moulin (olives vertes de Nîmes AOC) LE MOULIN DES COSTIÈRES
POIDS / VOLUME	200 g
PRIX MOYEN CONSTATÉ	3,50 euros
SITE INTERNET	www.moulindescostieres.com

La Picholine est célèbre à Nîmes et dans le sud de la France. Elle laisse en bouche une note de noisette. On trouve des olives de cette marque dans diverses épiceries.

Nous recommandons aussi la Grossane du Moulin, qui est une olive noire du même producteur récoltée à mi-maturité (même marque). Elle a une chair douce et juteuse. Son arôme est intense et relevé.

La médaille d'or 2010 du concours général agricole a été donnée à « L'oulibo-coopérative oléicole » pour une picholine. Cette distinction est justifiée. Ferme, goûteuse, agréable en bouche, à recommander. (Coopérative l'Oulibo ; 11120 Bize Minervois, tél. : 04 68 41 88 88).

Fruits secs

SÉLECTION SANTÉ & SAVEUR	
DÉNOMINATION	Amandes émondées bio LES ACCENTS DU SOLEIL
POIDS / VOLUME	125 g
PRIX MOYEN CONSTATÉ	2,80 euros
ADRESSE MAIL	e-mail@accent-bio.fr

Un accompagnement apéritif non salé ! Un produit à privilégier, donc. Ces amandes bio d'origine espagnole se trouvent en magasin bio.

Des raisins secs sont aussi à conseiller, nous avons apprécié ceux, bio, de la marque Rapunzel, 250 g pour 2,5 euros : que des raisins bio et un peu d'huile de tournesol (heureusement pas d'huile de palme) pour éviter qu'ils ne collent entre eux.

FAITES-LE VOUS-MÊME

Deux recettes très originales proposées par notre chef, de la guimauve à l'huile d'olive et des escargots en tempura.

Guimauve à l'huile d'olive

Préparation pour : 30 personnes

- 275 g de sucre

- 150 g d'eau
- 1/2 cuillère à soupe de glucose
- 12 feuilles de gélatine
- 100 g de blanc d'œuf
- 150 g d'huile d'olive

Chauffer le sucre, le glucose et l'eau ensemble jusqu'à atteindre la température de 125 °C.

Hors du feu, incorporer les feuilles de gélatine préalablement ramollies dans l'eau froide, et bien mélanger le tout.

Monter les blancs en neige dans un batteur mélangeur (type Kitchenaid), ajouter délicatement le mélange sucré ; laisser tourner le batteur jusqu'à ce que le mélange commence à monter, ajouter l'huile d'olive, finir de bien faire monter l'appareil ; débarrasser sur une plaque et laisser reposer au réfrigérateur au minimum 3 h.

Il est préférable d'utiliser un mélange moitié sucre glace moitié fécule de pommes de terre pour travailler la guimauve afin de la découper sans qu'elle ne colle. On peut légèrement augmenter la quantité d'huile d'olive si on veut un goût un peu plus prononcé. Il faut savoir qu'à la dégustation, il faudra remettre en température la guimauve en bouche pour bien apprécier les arômes et la subtilité de l'huile d'olive qui se dégagera à ce moment-là.

Escargots en tempura

Préparation pour : 10 personnes

Marinade

- 30 escargots de Bourgogne cuisinés nature
- 1 jus de citron

- 12 cl d'huile d'olive
- 5 cl de soja
- sel, poivre
- 5 cl d'huile de sésame grillé

Tempura

- 1 jaune d'œuf
- 125 g de farine
- 10 g d'ail haché fin
- botte d'aneth
- 12 cl d'eau glacée environ

Pour la friture : 3 litres d'huile à frire

Pour la marinade : mélanger tous les ingrédients de la marinade et recouvrir de celle-ci tous les escargots ; on peut utiliser un mixeur plongeant pour mélanger les ingrédients de la marinade.

Pour la tempura : mélanger la farine avec l'eau glacée, ajouter le jaune d'œuf, l'ail haché et l'aneth ciselé ; le mélange doit avoir une consistance homogène et moyennement épaisse. On peut ajouter à cet appareil un peu de levure chimique si l'on veut que le beignet soit plus aéré.

Égoutter les escargots de la marinade, les piquer d'un cure-dent, les plonger dans la tempura et les faire frire.

À déguster chaud à l'apéritif.

Vous pouvez remplacer l'escargot par des moules, crevettes, huîtres, aiguillettes de canard...

Chapitre XVI

Boissons

Cafés et décaféinés

Vous serez peut-être plus enclin à changer vos habitudes d'achat de café après avoir lu ce chapitre. Il est en effet nécessaire pour la planète, donc pour tous, que les agriculteurs puissent fabriquer un produit de qualité tout en respectant l'environnement. Est-ce possible avec les multinationales qui leur achètent le café à trop bas prix ? Elles ont ensuite tendance à le torréfier à 380° (selon G. Cheminot, cité par *Consom'action*), mais cela pourrait favoriser la production en excès d'acrylamide et de benzopyrène indésirables. Le commerce équitable avec des structures comme Max Havelaar garantit une autre approche. Les agriculteurs, mieux payés, cultivent les sols de façon plus adaptée. Grâce à un prix d'achat plus juste, l'éducation de leurs enfants s'améliore aussi.

Nous préférons les produits issus de l'agriculture biologique. Les magasins bio, les Biocoops notamment, offrent un large choix de ces cafés issus du commerce équitable.

Concernant les cafés décaféinés, n'achetez que du

bio ou des cafés conventionnels mais spécifiés décaféinés à l'eau. Il existe deux méthodes pour décaféiner, soit à l'eau, soit avec des solvants chimiques dont le plus couramment utilisé est le dichlorure de méthane. Le bio n'utilise que la première méthode évidemment. En non-bio, les décaféinés en principe ne comportent plus de traces des substances chimiques employées lors de la transformation, mais ne vaut-il pas mieux rester prudent et l'usage de solvants chlorés n'est-il pas très discutable en terme de déchet pour la planète ?

Le conseil est donc de choisir du café issu du commerce équitable et, pour les décaféinés, de préférer les bio.

Nous n'avons sélectionné aucun café en forme de capsule, non pas à cause de la qualité de ceux-ci, mais par un souci de ne pas submerger la planète de déchets inutiles, et imparfaitement recyclés. De nouvelles capsules viennent d'apparaître sur le marché annoncées comme biodégradables. Un vrai progrès, mais le sont-elles complètement et le café ainsi stocké, conserve-t-il toutes ses propriétés aromatiques ? Attendons d'en savoir un peu plus pour vous les recommander vraiment.

Au creux de l'oreille

Sur le plan historique, le café provenant des régions tropicales fut introduit en Europe au XVIIe siècle. Deux espèces de café existent : l'Arabica et le Robusta avec de multiples sous-espèces ou variétés. L'Arabica est plus fin et moins caféiné que le Robusta, il est plus apprécié. Il fut torréfié à partir du XIVe siècle par les Arabes.

Sur le plan de la nutrition, il n'y a pas d'argument santé à consommer du café mais des arguments plaisir, évitez juste d'en surconsommer. Une à trois tasses par jour suffisent amplement. Une surconsommation de café, en raison de la présence de caféine, pourrait augmenter le risque d'infarctus ; elle augmente le rythme du cœur, agite, ne stimule pas un organisme fatigué mais excite. Chez la femme enceinte, dès la consommation de 2 tasses par jour, il y a un risque de fausse couche. La caféine interfère aussi avec de nombreux médicaments comme les benzodiazépines, le kétoprofène, la théophylline, les neuroleptiques et les barbituriques. Avec tout ce qui vient d'être énoncé, consommer du café à petite dose ou décaféiné – à l'eau – paraît le plus pertinent.

Soleils et coups de cœur

Cafés avec caféine

SÉLECTION SANTÉ & SAVEUR	
DÉNOMINATION	Café moulu LOBODIS 100 % Arabica – Bolivie « Villa Oriente » – bio
POIDS / VOLUME	250 g
PRIX MOYEN CONSTATÉ	3,45 euros
SITE INTERNET	www.lobodis.com

Villa Oriente, nom d'une coopérative, est un pur Arabica cultivé par des Indiens Aymaras aux confins des Andes boliviennes. Produit de manière biologique, il est fin en bouche et présente un arôme séduisant de café. On le trouve assez facilement, il est présent notamment dans de nombreux super et hypermarchés.

Il existe toute une gamme de cafés provenant d'Éthiopie, du Pérou, du Guatemala dans cette marque. Leurs prix varient entre 3,20 et 3,67 euros.

SÉLECTION SANTÉ & SAVEUR	
DÉNOMINATION	Café Malongo MAX HALEVAAR
POIDS / VOLUME	250 g
PRIX MOYEN CONSTATÉ	2,81 euros
SITE INTERNET	www.maxhalevaar.be

Ce café labellisé Max Halevaar est d'un bon rapport qualité/prix. Nous le recommandons, il est fin et riche en arôme. Il est présent en magasins bio, en super et hypermarchés.

SÉLECTION SANTÉ & SAVEUR	
DÉNOMINATION	Café d'Éthiopie pur Arabica moka Sidamo CAFÉ MICHEL bio
POIDS / VOLUME	250 g
PRIX MOYEN CONSTATÉ	3,70 euros
SITE INTERNET	www.scopcafemichel.com

Ce moka sidamo, l'un des trois cafés rois des hauts plateaux éthiopiens, est corsé, avec une pointe d'acidité.

Il est cultivé dans le respect des normes de l'agriculture biologique. On le trouve essentiellement dans les magasins Biocoop. À partager avec des amis.

Cafés décaféinés

SÉLECTION SANTÉ & SAVEUR	
DÉNOMINATION	Pur Arabica (Mexique) décaféiné bio SOLIDAR'MONDE
POIDS / VOLUME	250 g
PRIX MOYEN CONSTATÉ	4,30 euros
SITE INTERNET	www.artisansdumonde.com

SÉLECTION SANTÉ & SAVEUR	
DÉNOMINATION	Pur Arabica (Pérou) décaféiné bio CAFÉ MICHEL
POIDS / VOLUME	250 g
PRIX MOYEN CONSTATÉ	4,15 euros
SITE INTERNET	www.scopcafemichel.com

Ne choisir de préférence que du « déca » bio. N'hésitez pas à en demander au restaurant ou au café, même si cette demande est parfois difficile à satisfaire. Tous les décaféinés contiennent quand même un peu de caféine, mais très peu. À noter que Malongo existe aussi depuis peu en décaféiné – Malongo Deca Aqua –, il a gardé toute sa puissance d'origine. Et n'oublions pas de citer un café également très séduisant qui est le café biologique gourmet de la marque « Destination ».

Thés

Aussi incroyable que cela puisse paraître, de multiples thés vendus en super et hypermarchés sont aromatisés de façon artificielle. Regardez bien les étiquettes. La mention « arôme menthe, arôme agrumes... » signifie dans la grande majorité des cas qu'il s'agit tout simplement d'arômes de synthèse ; lorsqu'il y a uniquement des arômes naturels, cela est généralement précisé. Ces thés aromatisés se trouvent surtout dans les grandes marques et les marques de super et hypermarchés.

Nous avons mené notre enquête et avons réussi à trouver des thés de qualité. Vous pourrez suivre notre choix qui s'oriente préférentiellement comme pour le café vers des thés issus du commerce équitable.

Avant tout, quelques précisions sur les différents types de thés : le thé noir est un thé oxydé qui a subi une fermentation, contrairement aux thés verts ; les deux types de thé sont issus d'une même plante, et c'est leur transformation qui est différente. Il existe aussi des thés intermédiaires « semi-oxydés », appelés Oolong, qui sont tout à fait savoureux.

Comment choisir son thé ? Le Darjeeling est certainement parmi les plus subtils, d'ailleurs il se murmure que c'est le thé favori de la reine d'Angleterre, et inutile de mettre en doute la sûreté de son goût en la matière. Il y a aussi le jugement avisé de J.-P. Géné, chroniqueur du journal *Le Monde* 2, qui voit dans le Darjeeling un thé capable d'« enchanter nos palais ». Le Darjeeling est une région se situant entre 1 000 m et 2 000 m d'altitude sur les contreforts de l'Himalaya et les premiers thés y furent plantés vers les années 1830 par les Anglais. Pour ce thé recherché, « de grâce ni nuage de lait ni citron », précise le journaliste, juste une pointe de sucre pour « civiliser ces arômes d'écorce qui le distinguent de tous ». Vous l'avez compris, notre préférence va vers le Darjeeling – une affaire de goût –, mais nous vous proposons aussi de savoureux thés de Ceylan. Les thés sont à notre sens à choisir de préférence bio dans le cadre du commerce équitable.

Au creux de l'oreille

Sur le plan historique, le thé, originaire de Chine et du Japon, fut introduit en Inde et à Ceylan par les Anglais. Les Français se tinrent pendant longtemps à l'écart de cette boisson en partie peut-être parce qu'ils lui préférèrent le café – symbolisant la force du travailleur – qui se prenait après le repas comprenant du vin rouge et du camembert... ; peut-être aussi ne fallait-il pas imiter nos chers voisins britanniques contre qui nous avons guerroyé pendant si longtemps.

Sur le plan de la nutrition, le thé vert est considéré comme un bon protecteur des cellules de l'organisme par sa richesse en éléments appelés polyphénols. On en trouve dans tous les végétaux mais à des concentrations variables, et le thé vert en est riche.

Dès les premiers écrits sur le thé en Asie, il fut présenté comme « un élixir d'immortalité » par diverses études scientifiques, propriété confirmée par la suite, avec quelques nuances.

Soleils et coups de cœur

SÉLECTION SANTÉ & SAVEUR	
DÉNOMINATION	Thé bio « Jardin d'Azur » Darjeeling Simon LEVELT
POIDS / VOLUME	20 g
PRIX MOYEN CONSTATÉ	1,45 euro
SITE INTERNET	www.simonlevelt.nl

C'est dans les jardins d'Ambootia, au pied de l'Himalaya, que se cultive ce thé. Ses petites feuilles ont des parfums intenses. Le « Jardin d'Azur » (ou Blue moutain) de Simon Lévelt, issu aussi de l'agriculture biologique, est séduisant par son goût et, en plus, il est bon pour votre santé. On le trouve dans de nombreux magasins bio.

Le thé vert Darjeeling et le thé noir citron bio de la marque « Destination » nous semblent pouvoir figurer ici mais le mensuel *Que choisir* (juin 2010 n° 482) épingle la marque avec un autre produit, en l'occurrence le jus d'orange qui ne répond pas aux critères annoncés. Erreur ponctuelle ou problème de fiabilité ?

SÉLECTION SANTÉ & SAVEUR	
DÉNOMINATION	Thé bio vert, orange-bergamote « Plantation Venture » JARDIN BIO
POIDS / VOLUME	30 g
PRIX MOYEN CONSTATÉ	3,05 euros
SITE INTERNET	www.jardinbio.fr

À 1 000 m d'altitude, dans la région de Dimbulla au Sri Lanka, les petits producteurs de la plantation Venture cueillent ce thé vert de Ceylan, produit selon des méthodes de l'agriculture biologique. Les arômes naturels d'orange, de cannelle et de bergamote lui donnent un goût fruité et délicat. Ce thé est vendu dans de nombreux magasins, notamment super et hypermarchés.

SÉLECTION SANTÉ & SAVEUR	
DÉNOMINATION	Thé bio de Ceylan Earl Grey ALTER ECO
POIDS / VOLUME	40 g
PRIX MOYEN CONSTATÉ	2,81 euros
SITE INTERNET	www.altereco.com

Encore un thé séduisant pour ceux qui préfèrent le thé noir, il est issu d'Inde et du Sri Lanka. Son goût est intense et légèrement acidulé. Vous le trouverez aux rayons bio de nombreux super et hypermarchés, et bien sûr dans les magasins bio et liés au commerce équitable.

À signaler aussi l'existence d'un thé sans théine (équivalent de la caféine) qui est un « thé » rouge ou Roïbos produit en Afrique du Sud. Son goût naturellement suave permet d'éviter l'adjonction de sucre.

Boissons sans alcool

Boissons rafraîchissantes sans alcool (BRSA), c'est ainsi que l'on nomme les boissons de type sodas, jus de fruit, thés froids... en dehors des cafés, thés et eaux embouteillées.

Nous sommes extrêmement réservés sur la consommation de ces boissons, en particulier pour les enfants. Elles participent au développement du surpoids et de l'obésité dans nos sociétés occidentales, car favorisent – entre autres – les troubles du comportement alimentaire, secondaires à une confusion entre le boire et le manger. L'homme n'est absolument pas programmé pour prendre autant de boissons sucrées ou avec des édulcorants (nous avons vu les interrogations concernant leur innocuité en fonction des doses, p. 48). Aucun soda ne trouve grâce à nos yeux, en revanche quelques jus de fruits peuvent être consommés occasionnellement, par exemple lors d'apéritifs ou d'anniversaires. Insistons sur le fait qu'ils ne doivent pas être pris de façon régulière. Quant au petit déjeuner, rien ne vaut un fruit frais ou un jus de fruit frais préparé soi-même contenant des vitamines naturelles et sans vitamines ajoutées d'origine parfois douteuse.

Il existe une multitude de boissons aux fruits, des

simples jus aux nectars, en passant par les « purs jus » (pur jus obtenus par simple pressage) qui sont à préférer, idéalement dans des bouteilles en verre, plus facilement recyclables et évitant les interactions entre le contenant et le contenu.

Les multiples dénominations des boissons et sodas entraînent de réelles confusions de compréhension dans l'esprit des consommateurs, le principe est donc de se contenter de l'achat des « purs jus ».

Nous avons sélectionné quelques jus de fruits ; pour les bio, le risque de présence de résidus, de pesticides ou d'insecticides est plus fortement réduit que pour les jus conventionnels non bio.

Au creux de l'oreille

Sur le plan historique, si les jus ont été extraits depuis fort longtemps des aliments, il s'agissait surtout de jus d'herbes, de viandes, de bouillons. On pressait aussi à la main certains fruits pour les utiliser en pâtisserie. Depuis la Seconde Guerre mondiale, petit à petit, les sodas et jus de fruits ont envahi les linéaires des super et hypermarchés. Cette mode venue d'outre-Atlantique, sans intérêt sur le plan nutritionnel, a participé – insistons sur ce point – au développement de l'obésité dans les pays occidentaux.

Sur le plan de la nutrition, rien ne peut remplacer le fruit frais pressé qui donne toute sa concentration en vitamines, minéraux et fibres. L'adjonction d'eau permet d'avoir une boisson agréable et peu calorique. Dans les jus habituellement rencontrés dans le commerce, la teneur en sucre est de 10 g pour 100 ml, soit l'équivalent de 2 morceaux de sucre pour 100 ml, 20 morceaux pour 1 litre ! De trop nombreux sodas et thés glacés sont également bourrés d'additifs et/ou d'arômes de synthèse dont l'association est bien suspecte ; pour les colas on ne connaît même pas la totalité des ingrédients utilisés (p. 38) !

SOLEILS ET COUPS DE CŒUR

SÉLECTION SANTÉ & SAVEUR	
DÉNOMINATION	Multifruits 100 % pur jus bio CASINO
POIDS / VOLUME	1 l
PRIX MOYEN CONSTATÉ	2,06 euros
SITE INTERNET	www.produits-casino.fr

Un cocktail de fruits bio séduisant dans une bouteille en verre. Il est à base d'orange, de pomme, d'ananas, de pamplemousse, de raisin blanc, de purée de banane, d'abricot et de pêche issus de l'agriculture biologique. D'autres marques, notamment de super et d'hypermarchés, proposent des jus de fruits similaires.

Le 100 % jus d'orange bio d'Andros pasteurisé est aussi parfait, on regrette son prix presque prohibitif : 2,46 euros pour 50 cl.

À noter que de multiples producteurs locaux vous proposent sur les marchés des produits souvent fort goûteux. Parmi eux, citons les jus de pomme, poire... mélanges de fruits de la ferme biomargerie à Portes-lès-Valence (04 75 57 49 98). Une mention spéciale pour le pétillant de sureau brut à partir de fleur de sureau sauvage de Nadine et Gilles Fachesato à Cublize 69550

(04 74 67 40 30). Nous avons trouvé partout en France, du Vigan au sud dans les Cévennes, à Cambrai dans le Nord, lors de salons, marchés, manifestations festives, des produits d'exception, notamment pour la consommation de ces produits sous forme apéritive.

SÉLECTION SANTÉ & SAVEUR	
DÉNOMINATION	Volvic citron
POIDS / VOLUME	1,5 l
PRIX MOYEN CONSTATÉ	1,35 euro
SITE INTERNET	Danoneetvous.com

Voilà une boisson sans colorant artificiel, sans arôme artificiel, sans conservateur et sans édulcorant, franchement à conseiller avec un concentré de fruits (citron, raisin, pomme) et très peu de sucre. Pour ceux qui veulent changer une peu de l'habituelle eau du robinet, voilà un produit qui nous convient. On regrette juste l'emballage en plastique pour la planète. Le plastifiant est à base de phtalates mais le contrôle effectué dans un laboratoire n'a pas montré sa présence dans le liquide. Vivement néanmoins les bouteilles en verre consignées comme en Allemagne.

On apprécie la bouteille en verre verte qui aide à mieux conserver les vitamines.

Parmi les boissons de ce type, soulignons l'intérêt des boissons de la marque Organic Fanatic à partir de fruits bio dans un flacon en verre bien sûr, avec un bouchon à vis. De sympathiques petites bouteilles de 375 ml mangue-orange, pomme-framboise, et citron-citron vert. Idéal en apéritif entre amis. Dans les épiceries fines et certains super et hypermarchés (Monoprix), un peu cher (2,95 euros).

SÉLECTION SANTÉ & SAVEUR	
DÉNOMINATION	Sirop Organic Bigallet
POIDS / VOLUME	500 ml
PRIX MOYEN CONSTATÉ	3,90 euros
ADRESSE	Bigallet – 38730 Virieu

Un sirop bio à base de sucre de canne et d'arômes naturels pour aromatiser occasionnellement un verre d'eau. Sans produit chimique, cette boisson s'appréciera fraîche mais ne remplacera pas votre fruit pressé maison.

Boissons alcoolisées

Bien sûr, en tant que médecin, on ne peut conseiller aucune boisson alcoolisée, que ce soit du vin ou des alcools « forts ». Mais, comme le font remarquer de nombreux vignerons, il faut peut-être mieux éduquer les jeunes à la culture du vin afin d'éviter qu'ils ne se tournent vers des alcools « durs ». Il est bien évident qu'il faut faire le distinguo entre les vins, cidres... et les alcools comme le whisky ou la vodka.

Les journalistes D. Saverot et B. Simmat font remarquer pour leur part, dans leur livre *In vino satanas !*, que « la France, longtemps pays de l'insouciance et de la joie de vivre, est devenu le premier pays consommateur d'antidépresseurs dans le monde. Entre 1960 et 2007, la consommation française d'anxiolytiques est passée de 0 à 60 millions de boîtes vendues ». Et, dans un raccourci amusant, ils poursuivent : « Il est intéressant de rapprocher ce chiffre d'une autre statistique, celle de l'effondrement de la consommation de vins. » Puis ils proposent le rétablissement de la consommation de vin qui est, selon eux, « un subtil anxiolytique » ; ils ajoutent, fort justement, « à dose raisonnable, bien entendu » [1]. Victor Hugo pour sa part avait affirmé que « Dieu a inventé l'eau mais l'homme a fait le vin ». Nous vous proposons donc quelques vins à consommer, insistons bien, avec modération. Certains sont issus de raisins cultivés de façon biologique, n'oublions pas que jusqu'à présent la viticulture utilise 20 % de l'ensemble des pesticides déversés sur nos terres agricoles. Par ailleurs, l'ajout de sulfites est beaucoup plus modéré dans les vins bio que dans les vins conventionnels. On se demande d'ailleurs pourquoi, alors que certains arrivent à faire du vin avec moins de sulfites, les autres n'agissent pas de la même manière. Il en est de même pour l'usage des insecticides et des pesticides. De nombreux viticulteurs ont heureusement commencé à réduire de façon très significative l'utilisation d'adjuvants chimiques, d'autres souhaitent passer au bio, mais la réglementation impose un délai de trois ans pour passer d'un mode de production conventionnel au bio.

1. Denis Saverot et Benoist Simmat, *In vino satanas !*, Paris, Albin Michel, 2008.

Nous n'avons pas voulu faire une évaluation exhaustive de tous les vins, mais nous vous proposons, dans chaque catégorie, un vin facile à se procurer qui, par son prix, moins de 7 euros sauf pour le champagne, et son goût, est digne de bénéficier de notre sélection. La plupart ont été achetés en super et hypermarchés. Évidemment, si vous connaissez un bon caviste, laissez-vous guider.

Au creux de l'oreille

Sur le plan historique, dès la préhistoire, l'homme a fait fermenter des raisins. Dans l'Antiquité, le vin était une boisson courante, mais il fallait le couper avec de l'eau – le « mouiller » – tant il était âpre.

Sur le plan de la nutrition, malgré la présence de polyphénols, le vin ou les boissons alcoolisées ne peuvent être considérés comme recommandables pour la santé. Il n'y a aucune justification santé à consommer des boissons alcoolisées, et l'on pourrait dresser une longue liste de leurs méfaits.

En revanche, prendre un repas avec du vin – en quantité raisonnable – a l'intérêt de permettre, d'une part, de manger plus lentement, ce qui est essentiel de nos jours et, d'autre part, d'assurer une convivialité et un plaisir qui se perdent trop souvent. Le vin est aussi associé à la notion de terroir, d'identité, et ne peut être dissocié des arts culinaires.

SOLEILS ET COUPS DE CŒUR

Vin rouge

SÉLECTION SANTÉ & SAVEUR	
DÉNOMINATION	Bourgogne hautes-côtes-de-Nuits « Les Colombières » bio DOMAINE PATRICK HUDELOT
POIDS / VOLUME	75 cl
PRIX MOYEN CONSTATÉ	6,50 euros pour l'année 2005
ADRESSE	Vilar-Fontaines, Côte-d'Or

Un vin rouge qui se marie avec de nombreuses viandes et fromages, également remarqué par l'équipe de Cyril Lignac. Laissons-la en parler : « Nez fraise des bois ; bouche ronde et fine ; couleur cerise des bois ». Un avis que vous devriez partager. Un excellent rapport qualité/prix aussi pour le Graves 2008 du club des Sommeliers, mis en bouteille par Maison Delor A – 33290 Parempuyre.

Le Languedoc-Roussillon est pour sa part devenu la première région viticole pour les vins rouges bio.

Vin rosé

SÉLECTION SANTÉ & SAVEUR	
DÉNOMINATION	Côtes de Provence Bio ROC DE CANDELON
POIDS / VOLUME	75 cl
PRIX MOYEN CONSTATÉ	3,50 euros pour l'année 2007
ADRESSE	Vignerons de Correns – Var

Un petit vin léger et agréable. En côtes-de-Provence, signalons entre autres le vin de Château Thouar (Le Muy 83490), plus intense en bouche mais aussi à un prix deux fois plus élevé. Tous les deux ont été trouvés dans les magasins Monoprix.

Vin blanc

SÉLECTION SANTÉ & SAVEUR	
DÉNOMINATION	Riesling CLUB DES SOMMELIERS
POIDS / VOLUME	75 cl
PRIX MOYEN CONSTATÉ	4,65 euros pour l'année 2007
ADRESSE	La cave d'Obernai – 67210

Un vin revendiqué comme fin, au nez fruité et à la robe dorée. À boire entre 7 et 8 °C, en accompagnement des poissons et fruits de mer. Une saveur d'Alsace.

Champagnes

SÉLECTION SANTÉ & SAVEUR	
DÉNOMINATION	Champagne RÉMY MASSIN
POIDS / VOLUME	75 cl
PRIX MOYEN CONSTATÉ	14,65 euros
SITE INTERNET	www.champagne-massin.fr

Nous avons ici suivi les conseils de la « cuisine by Lignac » car il n'est pas aisé de trouver un bon champagne à petit prix. Celui-ci assure avec ses fines bulles une « vraie générosité ». Dans les champagnes plus connus, nos préférences personnelles vont vers la gamme des Laurent Perrier et le Piper-Heidsieck brut (www.piper-heidsieck.com).

Cidre

SÉLECTION SANTÉ & SAVEUR	
DÉNOMINATION	ÉCUSSON, grand cidre Cuvée spéciale brut
POIDS / VOLUME	75 cl
PRIX MOYEN CONSTATÉ	2,27 euros
SITE INTERNET	www.cidre-ecusson.com

Un cidre qui a de la tenue et un bon arôme de pomme. Existe aussi en bio, mais curieusement il est un peu dépouillé en arôme. Évidemment, si vous avez la chance d'habiter en Normandie, Bretagne, Loire-Atlantique ou au Pays basque, vous trouverez des cidres artisanaux vraiment merveilleux. À recommander également la plupart des cidres bio présents dans les Biocoop.

Bière

SÉLECTION SANTÉ & SAVEUR	
DÉNOMINATION	LEFFE Triple
POIDS / VOLUME	25 cl x 6
PRIX MOYEN CONSTATÉ	4,49 euros
SITE INTERNET	contact@inbev.com

Une bière belge bien classique avec une triple fermentation que vous apprécierez, douce et puissante, une sophistication juste comme il faut. N'oublions pas que la bière peut contenir de fortes doses d'acrylamide (p. 36).

Vin apéritif

SÉLECTION SANTÉ & SAVEUR	☼
DÉNOMINATION	Hypocras des PAYS D'OC
POIDS / VOLUME	75 cl
PRIX MOYEN CONSTATÉ	11 euros
ADRESSE	Cussac-sur-Loire 43370

Nous n'avons pu résister à l'envie de mentionner cette boisson médiévale extraordinaire avec sa composition de vin, cannelle, cardamome, gingembre, muscade, miel... Malheureusement, elle est insuffisamment distribuée et assez difficile à se procurer.

Il y a aussi des fruits rouges fermentés alcoolisés (15 %) ; « Fraise, framboise, groseille Folie douce ». Un apéritif vraiment original qui nous a beaucoup séduits. La « Cuvée de la forêt » est légère et délicatement acidulée. On en consomme peu, on s'en souvient et on le propose à ses amis. Cet apéritif est conçu dans l'Aisne (Thiérache) au nord-est de Soisson et Laon. Les récoltants transformateurs vous attendent dans leur ferme et expédient dans toute la France.

75 cl, 12,5 euros, www.saveur-et-terroir.com ; folie-douce4@wanadoo.fr.

ANNEXES

Principaux additifs autorisés pour la filière « biologique »	
E 153*	Charbon végétal médicinal
E 160b*	Rocou, bixine, norbixine
E 170	Carbonates de calcium
E 172*	Oxyde et hydroxyde de fer
E 249, 250*	Nitrite de potassium, de sodium
E 251, 252	Nitrate de sodium, de potassium
E 270	Acide lactique
E 290	Dioxyde de carbone
E 296	Acide malique
E 297	Acide fumarique
E 300	Acide ascorbique
E 306	Extrait riche en tocophérols
E 322	Lécithines
E 330	Acide citrique
E 333	Citrate de calcium
E 334	Acide tartrique
E 335	Tartrate de sodium
E 336	Tartrate de potassium
E 400	Acide alginique
E 401	Alginate de sodium
E 402	Alginate de potassium
E 406	Agar-agar
E 407	Carraghénanes
E 410	Farine de graine de caroube
E 412	Gomme de guar
E 413	Gomme adragante

E 414	Gomme arabique
E 415	Gomme xanthane
E 416	Gomme karaya
E 422	Glycérol
E 440	Pectine
E 471	Mono et diglycéride d'acides gras
E 500	Carbonates de sodium
E 501	Carbonates de potassium
E 503	Carbonates d'ammonium
E 504	Carbonates de magnésium
E 508*	Chlorure de potassium
E 509*	Chlorure de calcium
E 511*	Chlorure de magnésium
E 516	Sulfate de calcium
E 524, 526	Hydroxyde de sodium, de calcium
E 551	Dioxyde de silicium
E 553b	Talc
E 558, 559	Bentonite, silicate d'aluminium (kaolin)
E 901	Cire d'abeille blanche et jaune
E 903	Cire de Carnauba
E 938, 941, 942*	Argon, azote, protoxide d'azote
E 1505	Citrate de triéthyle

*Autorisé pour certains produits (animaux, élevage certifié bio)

Liste des additifs pouvant être considérés comme les moins nocifs dans l'état actuel de nos connaissances dans les produits alimentaires non biologiques	
E 100	Curcumine
E 101	Riboflavine
	Phosphate-5 de riboflavine
E 140	Chlorophylle / Chlorophyllines
E 160c	Extrait de paprika, capsanthéine, capsorubine
E 160e	Apocaroténol-8'
E 160f	Ester éthylique
E 161b	Lutéine
E 162	Rouge de betterave, bétanine
E 163	Anthocyanes
E 170	Carbonate de calcium
E 172	Oxydes et hydroxydes de fer
E 263	Acétate de calcium
E 297	Acide fumarique
E 300	Acide ascorbique
E 301	Ascorbate de sodium
E 302	Ascorbate de calcium
E 304	Esters d'acide gras de l'acide ascorbique
E 306	Extraits riches en tocophérols
E 307	Alpha-tocophérol
E 308	Gamma-tocophérol
E 309	Delta-tocophérol
E 322	Lécithines
E 330	Acide citrique
E 331	Citrates de sodium

E 334	Acide tartrique
E 335	Tartrates de sodium, mono, di et trisodique
E 336	Tartrates de potassium
E 337	Tartrates double de potassium et de sodium
E 350	Malates de sodium
E 351	Malates de potassium
E 352	Malates de calcium
E 353	Acide métatartrique
E 354	Tartrate de calcium
E 356	Adipate de sodium
E 357	Adipate de potassium
E 400	Acide alginique
E 401	Alginate de sodium
E 402	Alginate de potassium
E 403	Alginate d'ammonium
E 404	Alginate de calcium
E 417	Gomme tara
E 440a	Pectines
E 440b	Pectines amidées
E 445	Esters glycériques de résines de bois
E 470a	Sels de sodium, de potassium et de calcium, d'acides gras
E 470b	Sel de magnésium d'acides gras
E 481	Stéaroyl-2-lactylate de sodium
E 482	Stéaroyl-2-lactylate de calcium
E 483	Tartrate de stéaryle
E 500	Carbonates de sodium
E 501	Carbonate de potassium

E 503	Carbonate d'ammonium
E 504	Carbonate de magnésium
E 528	Hydroxyde de magnésium
E 551	Dioxyde de silicium
E 558	Bentonite
E 570	Acides gras
E 574	Acide gluconique
E 575	Glucono-delta-lactone
E 576	Gluconate de sodium
E 577	Gluconate de potassium
E 578	Gluconate de calcium
E 579	Gluconate ferreux
E 585	Lactate ferreux ou lactate de fer
E 901	Cire d'abeille blanche et jaune
E 902	Cire de candelilla
E 903	Cire de carnauba
E 920	L-cystéine
E 927b	Carbamide
E 938	Argon
E 939	Hélium
E 941	Azote
E 942	Protoxyde d'azote
E 948	Oxygène
E 949	Hydrogène
E 959	Néohespéridine DC
E 1103	Invertase

Principales classes d'additifs alimentaires

- E 100 à E 180 : colorants ; colorent comme leur nom l'indique.
- E 200 à E 297 : conservateurs ; inhibent le développement de certains micro-organismes. On compte parmi eux les sulfites, nitrites, propionates.
- E 300 à E 321 : antioxygènes ; retardent l'oxydation, notamment des matières grasses et évitent ainsi leur rancissement.
- E 325 à E 380 : acidifiants et correcteurs d'acidité ; agissent sur le degré d'acidité du produit.
- E 400 à E 495 : émulsifiants, gélifiants, épaississants, texturants ; agents permettant une stabilisation physique.
- E 500 à E 585 : additifs pour des usages divers ; l'acide chlorhydrique (E 507), l'acide sulfurique (E 513), le sulfate d'aluminium (E 520), des phosphates (E 541), le talc (E 553b).
- E 620 à E 650 : exhausteurs de goût ; renforcent le goût et sont à distinguer des arômes ; parmi eux, les glutamates.
- E 900 à E 914 : agents d'enrobage ; sont applicables à la surface des aliments pour leur donner un aspect brillant ou former une couche protectrice.
- E 938 à E 949 : gaz propulseurs : argon (E 938), hélium (E 939), azote (E 941), protoxyde d'azote (E 942), butane (E 943a), propane (E 944), oxygène (E 948), hydrogène (E 949).
- E 950 à E 967 : édulcorants.

Principaux rôles des vitamines

Vitamines	Rôles	Principaux aliments
A	Améliore la vision et l'immunité	Fruits colorés, légumes verts, œufs
B	Améliore le métabolisme	Légumes secs, céréales entières, viandes, poissons, œufs (avec B_{12} en plus), légumes verts, notamment la salade (B_9)
C	Antioxydant, lutte contre le vieillissement	Fruits et légumes frais
D	Améliore l'absorption du calcium pour les os	Poisson, œuf
E	Antioxydant	Huiles végétales de table
K	Améliore la coagulation sanguine et la solidité des os	Choux, légumes à feuilles (épinard...)

Aliments à forte concentration d'acrylamide

Aliments	Concentration maximale d'acrymalide observée
Frites	12 000
Chips de pomme de terre	3 700
Biscuits – crackers	3 200
Bière, malt, orge	3 070
Céréales du petit déjeuner	1 346

Index glycémique d'aliments courants par ordre décroissant

• Glucose • Miel • Soda • Barre chocolatée • Confiserie fantaisie • Pain blanc • Céréales raffinées sucrées (type corn flakes) • Biscuits, pâtisseries, viennoiseries	IG > 70
• Riz blanc • « Sucre » ou saccharose • Fruits secs • Pommes de terre cuites dans la peau (en purée l'IG > 70) • Betteraves • Banane, ananas, pastèque, mangue, raisin • Choux de Bruxelles, céleri • Pâtes cuites • Pain complet ou pain au son • Riz complet • Semoule • Pain de seigle complet	40 < IG < 70
• Laitages • Carottes crues (cuites, IG > 70) • Lentilles • Haricots secs • Pois chiches • Fruits frais (fructose) • Soja • Légumes verts frais • Champignons	IG < 40

Table

Deuxième partie
Sélection « Santé et Saveur »

Du même auteur :

MES ORDONNANCES ALIMENTAIRES, Brignon, Les liens qui libèrent, 2010.

51 ORDONNANCES ALIMENTAIRES, Issy-les-Moulineaux, Elsevier Masson, 2009.

IMPOSTURES ET VÉRITÉS SUR LES ALIMENTS, Paris, Fayard, 2007.

VIVE LES PLANTES, Paris, Fayard, 2006.

L'ALIMENTATION DES P'TITS LOUPS, Paris, J'ai lu, 2006.

VOTRE ASSIETTE SANTÉ, Paris, J'ai lu, 2005.

NUTRITION, PRINCIPES ET CONSEILS, Paris, Masson, 2005.

MÉDICAMENTS À BASE DE PLANTES (en collaboration avec C. Crouzet-Segarra), Paris, Masson, 2004.

SOIGNER L'ARTHROSE PAR LES PLANTES, LA NUTRITION... (en collaboration avec D. Verdié-Petibon), Paris, Fayard, 2004.

QUE VOTRE ALIMENTATION SOIT VOTRE PREMIÈRE MÉDECINE, Paris, Fayard, 2001.

Composition réalisée par NORD COMPO

Achevé d'imprimer en août 2010 en Espagne par
LITOGRAFIA ROSÉS S.A.
Gava (08850)
Dépôt légal 1re publication : septembre 2010
LIBRAIRIE GÉNÉRALE FRANÇAISE – 31, rue de Fleurus – 75278 Paris Cedex 06

30/1858/7